D1697476

Müller
Die Farbe als Mittel zur Simillimumfindung
in der Homöopathie
Bd. III

Die Farbe als Mittel zur Simillimumfindung in der Homöopathie

Band III

Von Dr. med. Hugbald Volker Müller

Karl F. Haug Verlag · Heidelberg

Die Deutsche Bibliothek – CIP-Einheitsaufnahme

Müller, Hugbald V.:
Die Farbe als Mittel zur Simillimumfindung in der
Homöopathie / von Hugbald Volker Müller. – Heidelberg:
Haug.

Bd. 3 (1995)
ISBN 3-7760-1469-5

© 1995 Karl F. Haug Verlag GmbH & Co., Heidelberg

Alle Rechte, insbesondere die der Übersetzung in fremde Sprachen, vorbehalten.
Kein Teil dieses Buches darf ohne schriftliche Genehmigung des Verlages in irgendeiner
Form – durch Photokopie, Mikrofilm oder irgendein anderes Verfahren – reproduziert
oder in eine von Maschinen, insbesondere von Datenverarbeitungsmaschinen,
verwendbare Sprache übertragen oder übersetzt werden.
All rights reserved (including those of translation into foreign languages). No part
of this book may be reproduced in any form – by photoprint, microfilm or any other
means – nor transmitted or translated into a machine language without written
permission from the publishers.

Titel-Nr. 2469 · ISBN 3-7760-1469-5

Satz: Satzzeichen Gund, 69214 Eppelheim

Herstellung: Progressdruck GmbH, 67346 Speyer

Inhalt

			Farbe*	Seite
Einleitung				7
Die Psychosen				9
Die homöopathische Therapie				15
Die Farbenwahl der Psychotiker				16
Fall	1:	Aethusa cynapium	Schwarz	18
Fall	2:	Apocynum cannabinum	Weiß	39
Fall	3:	Aqua marina	18 C/D 8	52
Fall	4:	Argentum nitricum	Schwarz	72
Fall	5:	Aurum sulfuratum	26 F 7	81
Fall	6:	Baryta phosphorica	10 A 8	92
Fall	7:	Bryonia alba aut dioica	2 E 8	106
Fall	8:	Camphora	13 A 8	117
Fall	9:	Causticum Hahnemanni	7 E 8	127
Fall	10:	Cicuta virosa	Schwarz	136
Fall	11:	Croton tiglium	Weiß	147
Fall	12:	Cuprum cyanatum	21 A 8	156
Fall	13:	Daphne indica	26 A 6	170
Fall	14:	Equisetum hiemale	25 A 4	179
Fall	15:	Ferrum aceticum	10 A 4	190
Fall	16:	Gambogia	10 A 8	202
Fall	17:	Jodum purum	10 A 8	215
Fall	18:	Kalium bromatum	23 A 5	223

* Eine genaue Einteilung der Farben ist nicht mit der Farbenbezeichnung möglich, sondern nur anhand der Rubriken, die jeder dann nachschlagen kann. Als Beispiel möchte ich Lila und Violett angeben. Beide sind nicht dasselbe, denn Violett hat in dem von mir benutzten Farbenbuch die Rubrik 17A8, während Lila ein helles Violett ist, wobei aber wieder eine andere Farbnuance auftritt. Es hat nämlich die Rubrik 15B4. Sicherer ist also auf jeden Fall die Angabe der Rubrik in dem Farbenbuch.

Wenn ich dabei aber für ein bestimmtes Mittel eine bestimmte Farbe (= Rubrik) angebe, so besagt das nicht, daß diese Rubrik in jedem Falle übereinstimmt. Als Beispiel möchte ich Hyoscyamus nennen. Der eine Patient sagt heute 1A8, beim nächsten Mal 1A6, ein anderer Patient sagt 2A8. Sicher, es ist jedes Mal ein „giftiges" Zitronengelb, bei der feinen Graduierung der Rubriken aber jedes Mal eine andere. Seien Sie hier also variabel, aber nicht zu variabel. 10A8 ist nicht gleich 10C8. Man muß Feingefühl dafür bekommen. Die Farbeneinteilung ist eben kompliziert, aber es lohnt sich, sich damit zu befassen.

Bei der Repertorisation wird das „Synthetische Repertorium" von Barthel und Klunker [1] (abgekürzt mit SR) und „Kents Repertorium" [3] (abgekürzt mit K) benutzt.

Fall	19:	Mezereum	30 A 8	234
Fall	20:	Nux vomica	4 A 8	245
Fall	21:	Picricum acidum	21 A 8	257
Fall	22:	Rauwolfia serpentina	25 A 6	271
Fall	23:	Senecio aureus	4 A 8	284
Fall	24:	Stramonium	11 E 8	296
Fall	25:	Strychninum purum	29 A 7	304
Fall	26:	Veratrum album	4 A 4	316

Zugehörigkeit der Farbe zum jeweiligen Mittel   324

Literatur   329

Einleitung

Ich hatte vor, in diesem dritten Band die Schriftzüge eines jeden einzelnen als Hilfe für die Medikamentensuche, dem wichtigsten Problem der Homöopathie überhaupt, herauszubringen, und zwar natürlich in Verbindung mit seiner Krankengeschichte.

Das ist nicht möglich. Die Schriftzüge würden denselben exakten Hinweis auf die Person geben wie ein Photo, würden also die Integrität eines jeden verletzen. Das muß ich umgehen und habe mich deshalb entschlossen, einen besonderen Band herauszugeben, der die Beziehung der Schriftzüge zu einem jeden Mittel beinhaltet, ohne jedoch dazu die Krankengeschichte zu bringen.

Das ist natürlich sehr zu bedauern, denn nichts würde einen eindeutigeren Hinweis auf das jeweilige Medikament geben als eine Zusammenstellung von Farbe und Schriftbild und Krankengeschichte, das ist jedoch aus der erwähnten Schwierigkeit heraus nur selten möglich. Ich werde mich deshalb in dem vorliegenden Band mit etwas anderem befassen. Ich habe mir u.a. eine hochaktuelle und als unheilbar geltende Gruppe herausgesucht, und zwar die der psychotischen Krankheiten, von denen ich einige berichte.

Ich muß mich, wie schon gesagt, im großen und ganzen auf die Anamnese und die Farbenwahl beschränken, wobei ich bei der Anamnese den psychischen Symptomen immer schon die größte Bedeutung beimaß, weshalb ich von der „Psychoanamnese" sprach. Bei psychisch Kranken haben die Gemütssymptome natürlich einen noch höheren Stellenwert, weil gerade hierbei Wert darauf gelegt werden muß, alles für die Entwicklung der psychischen Störungen wichtig Erscheinende zu erfahren. Da der Patient nicht eindeutig zwischen dem Bedeutsamen und Unwichtigen unterscheiden kann, bedeutet der Begriff **Psychoanamnese** die uneingeschränkte Wiedergabe von allem Erinnerlichen, wobei besonderer Wert auf die jeweilige psychische Verhaltensweise des Erzählenden zu legen ist.

Die homöopathische Therapie erlebt einen Aufschwung und steigt in der Anerkennung nicht nur durch die Therapiesuchenden, sondern immer mehr auch durch die Ärzteschaft, je mehr die Schul- oder orthodoxe (= starr oder unnachgiebig) Medizin in die Talfahrt gerät. Anders können wir es nicht nennen, seitdem wir wissen, daß viele Krankheiten wie vorrangig AIDS sich erst ausbreiten können, nachdem die körpereigene Abwehr durch die Antibiotikaära immer mehr Schaden erleidet.

Durch die Auffindung und Anwendung des passenden homöopathischen Mittels wird in jedem Fachgebiet (mit Ausnahme der Chirurgie) mehr erreicht, was eben damit zusammenhängt, daß die Homöopathie den Begriff „Fachgebiet" nicht kennt. Hier besteht also nicht die Gefahr, daß der Therapeut sich nur mit seinem Fachgebiet befaßt und sich mit Problemen und Fragen aus anderen Bereichen nicht auseinandersetzt. Er ist also kein „Fachidiot".

Beispiele dafür gibt es genug. So ist es dem Orthopäden egal, ob seine starken Medikamente die Leber schädigen, dem Dermatologen, der eine einfache Akne jahrelang mit den stärksten Antibiotika behandelt, ist es gleichgültig, daß dadurch die Abwehr zusammenbricht, und die Augenärzte behandeln Augenentzündungen mit Cortisonsalben, ohne sich dessen bewußt zu werden, daß die Infektion fast immer von den Siebbeinzellen, die ja zu den Nasennebenhöhlen gehören, ausgelöst wird.

In der orthodoxen Medizin gibt es noch eine zweite schwere Fehlerquelle: Sie sieht den Erreger als die Ursache für Infekte und versucht, ihn durch Antibiotika auszuschalten, erreicht aber genau das Gegenteil. Nicht der Erreger ist die Ursache, sondern das defekte Immunsystem, die schlechte Abwehr, die ja durch die Verordnung der Antibiotika nicht gerade besser wird. Wer über ein gesundes Abwehrsystem verfügt, wird schließlich mit jedem Infekt fertig, und das alte Sprichwort „Die Kinder, die im Dreck aufwachsen, sind die gesündesten Kinder" ist gar nicht so abwegig. Die Homöopathie betreibt also keine Einzeltherapie und geht auch nicht gegen den Erreger vor, sondern behandelt die Ganzheit des Organismus, sie bringt das Immunsystem in Ordnung. Sie muß den Patienten also durch eine aufwendige Anamnese kennenlernen, sie muß das für ihn und damit für seine Symptome ähnliche Mittel finden, das Simile.

Wer sich schon länger mit der Homöopathie befaßt hat, dem genügt nicht mehr das Simile, sondern er will das Simillimum, das „ähnlichste" Mittel finden, denn nur dieses dringt in die tiefste Ebene des Organismus vor, in das Nervensystem und die Psyche, also dorthin, wo die Ursache für die schweren psychischen Krankheiten liegt. Um diese Aufgabe zu lösen, habe ich die Farbe und die Schrift eingeführt. Zum Beweis, daß es möglich ist, durch das Simillimum schwerste psychische Krankheiten zu heilen, habe ich in diesem Band eine Reihe von Beispielen angeführt.

Ich unterteile die Psychosen in drei Hauptgruppen, in die **Phobien**, die **Depressionen** und die **Schizophrenien**.

Die Psychosen

Die Phobien

Es gibt eine ganze Reihe von Phobien wie die Thanatophobie, die Melanophobie, Agoraphobie, Klaustrophobie, Nyktophobie und schließlich auch die Phobophobie, die Angst vor Angstanfällen. Die schlimmste Phobie ist aber die Anthropophobie, die Angst vor anderen Menschen.

Es gibt praktisch nichts, wovor der Mensch nicht Angst haben kann, und am sichersten fühlt er sich meist im eigenen Heim. Aber auch dort können Ängste auftreten, so die Angst vor Einbrechern und, besonders wenn er alleine ist, Angst vor Herzanfällen.

Jeder Fall ist hier anders.

So hilft oft die Haltung eines Hundes über die größten Ängste hinweg. In einem Fall teilte mir die Patientin mit, daß sie sich vom Haus nur so weit entfernen konnte, daß sie es mit ihrem Auto innerhalb von 10 Minuten wieder erreichen konnte.

In einem anderen Fall fühlte sich der Patient einigermaßen sicher, wenn er die Kirchturmspitze des Dorfes noch sehen konnte.

Hierher gehört auch die Angst, mit dem Zug oder gar mit einem Flugzeug unterwegs zu sein. Bei einem Anfall würden sie in Not geraten, weil keine Hilfe zur Stelle sein würde. Da war es schon besser, mit dem Auto zu fahren. Hiermit könnte man jederzeit zum nächsten Krankenhaus fahren.

Aber auch bei der Angst vor anderen Menschen gibt es Varianten. Es kann sein, daß der Betreffende Angst hat, einem einzelnen anderen Menschen gegenüberzutreten, oder auch nur in der Menge Mensch. Hier hat er Angst, ohnmächtig zu werden und nicht mehr kontrollieren zu können, was mit ihm geschieht, weshalb er vor allem nicht in Kaufhäuser geht. Bei Vorführungen stellt er sich in die hinterste Reihe, um so einigermaßen sicher vor den anderen zu sein, oder er setzt sich an den Ausgang, um einen Fluchtweg zu haben.

Am schlimmsten ist die Angst vor Einzelpersonen, und auch hier gibt es Unterschiede. Der eine hat nur Angst vor Fremden, und zwar davor, was diese von ihm denken und ihm tun könnten, der andere wiederum nur vor Bekannten, denn was die Fremden von ihm denken, ist ihm egal. Er sieht sie sowieso nicht mehr.

Noch schlimmer ist aber die Angst vor **jedem** anderen Menschen. Das sind die Leute, die nicht mehr auf die Straße und auch nicht in ein Geschäft gehen können. Sie können niemandem mehr gegenübertreten, weil sie vor Scham und Minderwertigkeitsgefühl nicht mehr in der Lage dazu sind. Man müßte annehmen, daß sie ohne Hemmungen telefonieren können, aber auch hierbei kann es Schwierigkeiten geben. So sagte mit ein Patient, daß er nur ungern telefonieren würde, weil er dann nicht die Reaktion auf das von ihm Gesagte im Gesicht seines Partners ablesen könnte.

Diese Flucht vor jedem anderen Menschen ist tragisch, und ich lernte Fälle kennen, die schon jahrelang bestanden und wobei die Patienten sich immer mehr in ihre Isolierung zurückgezogen haben.

Welchen Erfolg hat die Psychiatrie bei der Behebung der vielfältigen Phobien? Der Psychiater Brasch, Bonn, der sich gerade mit den Phobien befaßt und durch dessen Hände über 200 dieser Kranken gegangen sind (viele Veröffentlichungen und Vorträge), sagte mir in einem Gespräch, daß diese relevanten phobischen Neurosen, charakterisiert durch die graduell verschiedene Behinderung der Bewegungsfreiheit, zu den schwierigsten und langwierigsten psychotherapeutischen Aufgaben gehören würden. Eine eindeutige Heilung gehöre zu den seltensten Therapieerfolgen.

In einem Dilemma sind einzelne Fachrichtungen, da sie nicht wissen, ob die Beschwerden organisch oder neurotisch verursacht sind. So sagte Prof. Bernhard Kubanek in seinem selbstkritischen Referat auf dem Deutschen Kongreß für ärztliche Fortbildung 1988: „Der Internist ist rein naturwissenschaftlich ausgebildet und hat dadurch Schwierigkeiten, die Methodik und Sprache der Psychosomatiker zu verstehen."

Natürlich hat der Homöopath dieselben Schwierigkeiten, wenn er in die neue Heilmethode einsteigt. Doch bald erkennt er das Ganzheitsprinzip als grundlegendes Wesen des homöopathischen Denkens und hier wiederum gerade die Psyche als ergiebigsten Bestandteil.

Besonders schlimme Folgen hatte die Psychotherapie der Schule für einen jungen Elektroingenieur, der sehr früh seine Meisterprüfung und dann noch sein Abitur gemacht hatte, weil er eben sehr ehrgeizig war. Dabei hatte sich schon seine Empfindlichkeit für die Äußerungen anderer gezeigt, was sich allmählich in phobische Ängste steigerte. Das verschlimmerte sich immer mehr, als er der Reihe nach zu verschiedenen Psychiatern ging und schließlich in psychiatrische Kliniken eingewiesen wurde. Er wurde dort zu einem Gemütskranken gestempelt und ihm wurde gesagt, daß es sich um eine schwere und kaum beeinflußbare Gemütskrankheit handeln würde. Verschlimmernd wirkte auch seine Konfrontation mit den anderen Gemütskranken.

Als er zu mir kam, hatte er gerade einen Suizidversuch hinter sich. Er war seit einiger Zeit nicht mehr arbeitsfähig. Zunächst hatte sich seine Krankheit so gezeigt, daß er sich immer von den anderen beobachtet fühlte, weshalb er auch keinen Bissen mehr in Anwesenheit anderer hinunterbringen konnte.

Dann aber war es ständig schlimmer geworden und schließlich geschah es, daß er zwar in seinem Wagen vor der Firma vorfuhr, aber nicht mehr aussteigen konnte, weshalb er voller Wut zurückfahren mußte.

Als ich ihm unsere Auffassung seiner Krankheit ausführte, schaute er mich zunächst ungläubig an, war aber doch sehr froh darüber, daß es noch eine andere Auslegung seiner Krankheit gab als die ihm bekannte.

Wir sehen in den Phobien keine unheilbare psychische Krankheit, sondern lediglich die Verharrung in einem Urinstinkt. Hierdurch kann man die Bindung an die Wohnung verstehen und auch die Betrachtung der Umwelt als einer Gefahr. Kein Jungtier verläßt sein Nest, wenn es sich dieser Gefahr noch nicht gewachsen fühlt.

Ähnlich liegt es bei der Offenhaltung eines „Fluchtwegs". Es gab immer Schwierigkeiten, Tiere an die Gefangenschaft zu gewöhnen, und der Phobiker sieht in dem engen Haus, im geschlossenen Eisenbahnabteil und auch in dem ihn beängstigenden Blick anderer eine Gefangenschaft und damit eine Gefahr, der er nicht entgehen kann.

Es gibt hier jeden Übergang. Wo ist da eine Grenze? Kann man den, der schon Angst bekommt, wenn er auf der Autobahn in einem Stau stehen bleiben muß, oder den, der sich nicht im Klo einschließen kann, oder gar den, der nicht an den auf ihn in einem Lokal gerichteten Blicken vorbeigehen kann, schon als gemütskrank bezeichnen?

Die depressive Verstimmung

Die Schulmedizin hat eine Reihe von Unterteilungen, so vor allem in die endogene, die reaktive, die agitierte und die larvierte Depression.

Für die Homöopathie ist wichtig, ob es sich dabei um eine ausgesprochen endogene Form handelt, bei der man sich mit dem Patienten nicht unterhalten kann, oder um eine solche, bei der der Patient mehr aufgeschlossen ist. Die Therapie der ersten Form ist natürlich schwieriger, weil man hierbei kaum Symptome erhält, auf die man die Mittelsuche aufbauen kann. Aber gerade hierbei hilft uns die Lieblingsfarbe und die Schrift (natürlich von früher) sehr viel weiter.

Handelt es sich um eine Zyklophrenie, nämlich um die manisch-depressive Form der endogenen Depression, so ist man oft dazu verurteilt, die manische Phase abzuwarten. Das ergiebigste Gespräch ergibt sich aber ohne Zweifel, wenn es gelingt, die relativ kurze Übergangszeit zu erwischen.

Die Schizophrenie

Diese endogene Psychose nimmt eine Sonderstellung ein, einmal, weil mit ihr die am tiefsten greifende Änderung der Persönlichkeit verbunden ist, weshalb sie auch als unheilbar gilt, zum anderen aber, weil sie, so sonderbar es klingt, die geringsten Beschwerden hervorruft. Es kann sein, daß der Kranke sich für ein höheres und oft sogar für ein göttliches Wesen hält, und diese Überzeugung macht ihn natürlich nicht unglücklich oder leidend, besonders, weil er sich selbst für gesund und die anderen für krank hält.

In vielen Fällen hört er aber auch Stimmen und fühlt sich von allen möglichen Individuen oder Mächten verfolgt, aber auch dieser Zustand ist für ihn nicht so schlimm wie der bei einer ausgeprägten Phobie oder Depression, die ja bis zum Selbstmord führen kann.

Die Heilungsmöglichkeit

der Psychosen von seiten der orthodoxen Medizin bestehen nur begrenzt und meist überhaupt nicht, besonders bei der Schizophrenie. Schon seit Sigmund Freud gilt die Schizophrenie als nicht heilbar. Die aus dieser Sichtweite resultierende Therapie beschränkt sich auf die Gabe von Psychopharmaka, die den Patienten lediglich sedieren. Aber gerade dadurch sind die Kranken schließlich zu keinem zwischenmenschlichen Kontakt mehr fähig, wodurch es zur sogenannten sekundären Hospitalisation kommen muß.

Auch die sog. dynamische Psychotherapie, die Günter Ammon, Präsident der World Association for Dynamic Psychiatry (WADP) aufgebaut hat und die bei Verzicht auf Psychopharmaka die verbale Therapie auch durch non-verbale Methoden wie Tanz-, Mal- und Reittherapie ergänzt, brachte bisher keinen überzeugenden Erfolg.

Hier hat sich die Homöopathie, wenn sie jeweils mit dem Simillimum arbeitet, als erfolgreichere Therapie bewiesen, wie ich durch eine Reihe von Fällen belegen kann:

Fälle aus Band I:

Phobien

Fall 4	S. 52	Aqua marina
Fall 5	S. 68	Argentum nitricum
Fall 7	S. 84	Belladonna
Fall 11	S. 127	Cyclamen
Fall 12	S. 139	Ipecacuanha
Fall 15	S. 168	Lyssinum
Fall 20	S. 222	Platinum
Fall 21	S. 232	Pulsatilla
Fall 22	S. 241	Sanicula
Fall 23	S. 249	Staphisagria

Depressionen

Fall 5	S. 68	Argentum nitricum
Fall 14	S. 157	Lycopodium

Schizophrenie

Fall 18	S. 196	Opium

Fälle aus Band II:

Phobien
Fall 1	S. 19	Alumina
Fall 2	S. 27	Anhalonium
Fall 3	S. 39	Aqua marina
Fall 6	S. 70	Arsenicum album
Fall 11	S. 113	Drosera
Fall 16	S. 171	Lyssinum
Fall 21	S. 222	Psorinum
Fall 24	S. 248	Staphisagria
Fall 26	S. 266	Veratrum album

Depressionen
Fall 21	S. 222	Psorinum
Fall 23	S. 244	Sepia
Fall 26	S. 266	Veratrum album

Fälle aus Band III:

Phobien
Fall 24	S. 296	Stramonium

Depressionen
Fall 5	S. 81	Aurum sulfuratum
Fall 8	S. 117	Camphora
Fall 14	S. 179	Equisetum hiemale
Fall 15	S. 190	Ferrum aceticum
Fall 19	S. 234	Mezereum
Fall 22	S. 271	Rauwolfia serpentina
Fall 26	S. 316	Veratrum album

Schizophrenien
Fall 3	S. 52	Aqua marina
Fall 12	S. 156	Cuprum cyanatum
Fall 14	S. 179	Equisetum hiemale
Fall 18	S. 223	Kalium bromatum

Die homöopathische Therapie

der Gemütskrankheiten, die unter starken Psychopharmaka oder Antidepressiva stehen, wie die Schizophrenie und die endogene Depression, ist deshalb schwierig, weil die Aktivität dadurch dezimiert oder ausgeschaltet wird. Voraussetzung dafür, daß auf homöopathische Mittel eine Reaktion eintritt, die schließlich zur Heilung führt, ist also, diese Mittel abzusetzen.

Damit ist natürlich ein erhebliches Risiko verbunden, denn dadurch kann der alte Zustand mit allen Gefahrenmomenten wieder herbeigeführt werden. Eine Abwägung dieses Risikos mit einer möglichen Heilung gegenüber einer lebenslangen schweren Gemütskrankheit läßt mich natürlich immer für das erstere entscheiden. Wie entscheidet sich aber der in der Familie Verantwortliche?

Wir wissen, daß die Gemütskrankheit durch eine Erbanlage entsteht, und oft ist die Bezugsperson des Kranken der Elternteil, der selbst krank ist, denn nur dieser hat für den Kranken das nötige Verständnis. Diese Bezugsperson soll eine Entscheidung treffen, der er aber nicht gewachsen ist. Geht es dem Kranken schlechter, so wird trotz des besten Vorhabens wieder zum Psychopharmakon gegriffen, denn die Angst ist dann größer als alle guten Absichten.

So erlebe ich immer wieder trotz erster Erfolge ein Abgleiten, wenn die Bezugsperson, fast immer ist es die Mutter, schwach wird. Anders ist es, wenn die Bezugsperson ein Ehepartner ist, denn da wird trotz aller Eventualitäten das Mittel rigoros abgesetzt. Ich verweise auf die Fälle 12, 14 und 18.

Welche Möglichkeit gibt es, das Absetzen des Psychopharmakon zu erleichtern? Außer dem radikalen Absetzen kann man natürlich auch langsam ausschleichen. Es ist dann zweckmäßig, das in die Wahl kommende Mittel in der 30. Potenz etwa im Abstand von 2-3 Wochen zu geben und dabei mit dem Neuroleptikum immer mehr herunterzugehen. Ich würde auf keinen Fall das homöopathische Mittel in der M. Potenz noch während der Neuroleptikumeinnahme geben, denn dann verpufft schon seine Wirkung. Geben Sie auf jeden Fall sowohl beim radikalen als auch beim langsamen Absetzen ein mildes, sedierendes Mittel. Geben Sie für die Farbenvorliebe Gelb: Escholtzin D2; für Rot: Lupulus D2; für Blau, Lila oder Braun: Avena sativa D2; für Grün: Zincum valer. D4-6. Die Wirkung des in der M. Potenz gegebenen Simillimum wird dadurch nicht beeinflußt. Lassen Sie nach dem Absetzen aber 3-4 Wochen verstreichen, bis Sie die M. Potenz geben.

Die Farbenwahl der Psychotiker

Während die Farbenwahl bei Phobien und Depressionen in jede Richtung gehen kann, konzentriert sie sich bei der Schizophrenie fast ausschließlich auf Blau, wobei Abweichungen nach Grün (Blau-Türkis) und nach Rot (Blau-Violett) einbezogen sind. Aber auch bei der endogenen Depression finden wir meist Blau.

Wir können also sagen, daß die schweren Gemütskrankheiten wie auch die schweren Nervenkrankheiten, und da vor allem die multiple Sklerose, mit wenigen Ausnahmen bei den Blau-Liebhabern auftreten. Wie jede andere Farbe auch ihre Organbeziehung hat, wie etwa die Rot-Liebhaber zu Gefäßkrankheiten (Hypertonie, Infarkte), die Gelben zu Nierenkrankheiten und die Grünen zu Harnwegsinfektionen, so sind die Blauen prädestiniert für zerebrale und Gemütskrankheiten.

Dieses Wissen bedeutet eine große Erleichterung für die Farbenbestimmung gerade bei den Krankheiten, bei denen der Kontakt mit dem Patienten erschwert ist, nämlich bei der Schizophrenie und der endogenen Depression. Es kommt also nur noch darauf an, den genauen Blau-Ton zu bestimmen.

Eine weitere Erleichterung bedeutet die Kenntnis der Charakteristika der Blau-Liebhaber:

Charaktereigenschaften der Farbe Blau

Realistisch
in jeder Beziehung, glaubt nicht an Übersinnliches (Horoskop, Handlesen, Kartenlegen usw.).

Trotzdem religiös,
denn das Vorhandensein von Gott ist realistisch. Die einzige Farbe, die ständig betet. Treue in der Ehe.

Konservativ,
lebt in der Vergangenheit, nicht in der Zukunft (wie Rot), ist nicht für Neuerungen. Begeisterter Fotograf (will die Vergangenheit festhalten).

Ordnungsliebend
bis Pedanterie, deshalb unbedingt zuverlässig und pünktlich. Besondere Eignung zum Beamten, Architekten, Steuerberater.

Nüchtern und sachlich,
keine Phantasie, keine eigenen Ideen, malt nur nach Vorlage oder in geometrischer Ordnung (wie Vasarely), keine unüberlegte, jähzornige Handlung. Telefoniert nicht zu lange.

Ausdauernd
mit Konsequenz und Zielstrebigkeit (fast alle Jäger und Angler haben Blau als Lieblingsfarbe).

Oft fehlendes Selbstbewußtsein,
deshalb abhängig von Meinung und Kritik anderer. Muß deshalb repräsentieren mit teuren Autos, bester und teurer Kleidung, als Herrenreiter, mit gepflegtem Aussehen.

Fall 1

Melanomanie (Verlangen nach Dunkelheit)

Die 41jährige Patientin sieht etwas unheimlich aus. Sie hat schwarze Haare, und diese sind lang. Sie sind kein bißchen gewellt, sondern hängen als straffe Strähnen bis weit ins Gesicht und bedecken zum Teil sogar die Augen. Sie sieht mit den das halbe Gesicht bedeckenden Haaren und der dunklen Haut fast so aus, wie man sich eine Hexe vorstellen würde, wenn man an diese glauben würde. Wo ist sie geboren? Irgendwo in einem kleinen Ort im Balkan, vielleicht dort, wo man den Ursprungsort der Vampire hinverlegt.

Sie ist Lehrerin, und wir unterhalten uns, je länger wir zusammen sprechen, desto netter. Sie kommt mit einer Reihe von Beschwerden zu mir, so mit einer chronischen Sinusitis, mit Knieschwellungen und -beschwerden, mit schon länger andauernden Beschwerden der rechten Hüfte. Dazu hat sie eine fast ständige Heiserkeit mit einem schmerzhaften Reiz der Stimmbänder, der besonders beim Liegen schlimm ist, und gruppenförmige Bläschen im Gesicht, die ich zunächst für einen Herpes simplex hielt, dann aber zu einer früher von Pferden übernommenen Mauke einstufte, wofür auch spricht, daß sie pustelförmig auftreten und oft regelrechte Beulen bilden.

Auch einen häufiger auftretenden Nackenschmerz möchte ich nicht unerwähnt lassen, der sich beim Rückwärtsbeugen des Kopfes verschlimmert.

Ich kam während des ersten Jahres recht und schlecht weiter. Sie war zufrieden mit mir und lobte immer wieder, daß sie bei ihren bisherigen Behandlungen nicht solche Erfolge erlebt hätte. Ich aber war es nicht. Sicher, es war alles mehr oder weniger besser geworden, aber verschwunden war eigentlich nichts. So ging es weiter bis zu einem Zeitpunkt, ja, bis zu der glücklichen Stunde, als ich die Bedeutung der Farbenvorliebe für die Mittelwahl erkannte.

„Es gibt nur zwei Dinge, die ich nicht missen möchte", hatte sie gesagt, "das eine ist Musik, die mir wichtiger ist als Essen, Trinken oder sogar ein Mensch, und das andere ist die Dunkelheit. Wenn ich in einem ganz dunklen Raum bin, werde ich zu einem anderen Menschen. Diese Finsternis der Nacht ist das, was ich über alles liebe. Diese erlösende Undurchdringlichkeit gibt mir die Ruhe und Klarheit, die ich brauche. Sie läßt mich durch ihre Schwere in eine andere Welt versinken, in die Welt der Geborgenheit und Unendlichkeit, in die

Welt, wo alle Grenzen aufgehoben sind, wo es keinen Anfang und kein Ende gibt, keine Zeit und keinen Raum mehr."

Als die Patientin merkte, wie ich die Farbe und vor allem die Vorliebe für eine bestimmte Farbe wertete, kamen wir uns näher. Wir sprachen lange über Farben und ihre tiefe Bedeutung für die Menschenerkenntnis und die Mittelwahl bei jedem einzelnen Patienten, weil nichts ein tieferes Eindringen in das Gemütsleben des einzelnen verschafft als eben seine Bevorzugung einer bestimmten Farbe.

Da ich nach dieser Unterhaltung schon ziemlich sicher war, welcher Gruppe ich die Patientin zuordnen konnte, und dadurch schon eine Basis zur Mittelwahl hatte, führte ich das Gespräch bzw. die Befragung unmittelbar weiter fort.

Zunächst wollte ich aber die Farbenvorliebe als wichtigste Symptom differenzieren. Ich wußte, daß es eine sehr dunkle Farbe und vielleicht sogar Schwarz sein mußte. Leider konnte sich die Patientin nur schwer dazu entschließen, ob es Dunkelblau oder Schwarz war, entschied sich aber schließlich für das letztere.

Das Gespräch

„Ich bin, wie Sie wissen, in dem früheren Jugoslawien geboren, in einem kleinen Ort in den Karpaten. Ich will nichts von meiner Kindheit erzählen, denn ich wurde 1945 geboren und kam unmittelbar in eine Zeit der Kriegsunruhen, der Flucht und der Hoffnungslosigkeit. Erlassen Sie mir das, sondern lassen Sie uns lieber über die Zeit danach sprechen. Ruhig wurde es erst, als wir auf Umwegen in die Bundesrepublik kamen, wo ich studierte und Lehrerin wurde. Ich liebe meinen Beruf und setze mich den Schülern gegenüber durch. Wenn ich mir ein Ziel gesetzt habe, wird dieses Ziel erreicht, und wenn ich einen Fehler gemacht habe, bin ich deprimiert. In der abendlichen Dunkelheit, in der ich dann sitze, denke ich darüber nach, und dann kommen mir die besten Einfälle.

Ich bin ein Einzelgänger, der lieber mit sich allein fertig wird, als andere zu beanspruchen. Ich bin überhaupt lieber allein und habe trotzdem vor zehn Jahren, also mit 30, geheiratet. Das geschah aber nur aus Steuergründen. Ich habe einen lieben Mann, den ich aber nicht zu oft sehen möchte. Deshalb haben wir auch getrennte Wohnungen. Wir sehen uns nur, wenn wir beide Lust dazu haben, und ebenso ist es mit dem Verkehr, der etwa einmal im Monat stattfindet. Ich besuche keine anderen und lade auch niemand zu mir ein. Ich bin lieber allein, und ich habe dabei nie Langweile. Außer meinem Meditieren im Dunklen, wenn Sie es so nennen wollen, und meiner Liebe zur Musik habe ich noch eine andere Liebhaberei. Ich male und zwar mit Öl. Ich male Tiere, Menschen und Figuren, die bizarr und abstrakt sind. Alle meine Gedanken und Ideen lasse ich in diesen Tieren lebendig werden. Einige ihrer Bilder möchte ich auf den nächsten Seiten vorstellen.

Ich habe Vertrauen zu Ihnen und Ihrer lieben Frau, zu meinem Mann und zu meinen Schulkindern. Gegen Fremde aber verschließe ich mich und möchte keine um mich haben, wie ich auch jedem Blick und jeder Berührung durch sie ausweiche. Fremde interessieren mich nicht.

Ich schaue sie nicht an und rede nicht mit ihnen, denn das alles kostet mich Zeit, die ich für anderes mehr brauche. Außerdem wird man von anderen, von ganz wenigen Ausnahmen abgesehen, immer enttäuscht. Es lohnt sich deshalb nicht, daß man sich mit neuen Menschen abgibt, denn etwas Gutes kommt dabei nie heraus.

Ich rede mit anderen auch nie über meine Probleme. Ich fühle mich stark genug, selbst damit fertig zu werden. Daran liegt es wohl auch, daß ich kein Mitleid haben will. Ich komme mir erniedrigt und entblößt vor, wenn ich über meine Sorgen rede, und das Mitleid ist doch nur geheuchelt. Jede Aufdringlichkeit von anderen ist mir zuwider.

Ich diskutiere auch niemals mit anderen. Ich meine, daß ich schon eine richtige und vernünftige Auffassung habe, und deshalb frage ich mich, ob es überhaupt Sinn hat, mit anderen darüber zu diskutieren, ob sie richtig ist. Ich weiß es, und das genügt mir.

Ich streite mit anderen auch nicht, wenn ich mir ungerecht behandelt vorkomme. Ich lehne mich nicht dagegen auf, sondern versuche das in mir zu verarbeiten, und schlimm ist, daß ich dann sehr viel Haß empfinde. Ich überlege dann, wie ich mich revanchieren kann, was aber nie geschieht, weil mir das zuviel Zeitaufwand bedeutet.

Sie müssen meinen, daß ich anderen nur Abneigung und Verachtung entgegenbringe. Das ist nicht so. Ich empfinde auch Liebe und Zuneigung, und zwar für Tiere und Kinder. Wie ich gegen jeden eingestellt bin, der mich unterdrücken will, setze ich mich auch für alle ein, die unterdrückt werden. Besondere Liebe bringe ich aber meiner Mutter und meinen Geschwistern entgegen, für die ich wirklich alles tue.

Wenn ich mir vorgenommen habe, etwas zu tun, dann ruhe ich nicht länger, bis es durchgeführt ist. Ich lasse mich dabei aber nicht durch Forderungen oder Richtlinien leiten, sondern mehr durch meine Gefühle. Das betrifft besonders meine Arbeit in der Schule, die ich gern durchführe, ohne mich durch einen falschen Ehrgeiz leiten zu lassen."

Ich tat dann das, was ich mir zur Gewohnheit gemacht habe: Ich fragte meine Frau, die Empfangsdame ist, welchen Eindruck die Patientin auf sie gemacht habe. Dabei kam dann, wie auch bei anderen Patienten, viel heraus, was ich nicht wußte.

Zunächst, die Patientin war unwahrscheinlich still und schweigsam, und vor allem voller Hemmungen gegenüber anderen. Sie sprach nur, wenn im Empfangsraum niemand anwesend war, der alles hören konnte, und ging niemals ins Wartezimmer, wenn andere Leute dort saßen. Sie ging dann lieber immer wieder ins Treppenhaus und kam mehrmals wieder, bis sie eben allein war.

Eitel war sie kein bißchen. Sie kam immer in einer dunklen, aber absolut nicht modernen oder geschmackvoll ausgesuchten Kleidung, sondern zog anscheinend immer nur das an, was ihr zweckmäßig erschien. Ihre Haare schienen niemals einen Friseur zu sehen. Im Sommer fiel etwas auf. Anscheinend schwitzte sie während der Hitze im Nacken, und das veranlaßte sie, das Einfachste auf der Welt zu tun, nämlich, den hinteren Schopf abzuschneiden, wohlgemerkt, nur den hinteren Schopf, so daß sie sich auf jeden Fall wohler fühlte und wobei es ihr anscheinend egal war, wie sie nach dem ungezielten Schnitt aussah.

Mich bestärkte das in meiner Meinung, daß die Umwelt und deren Meinung ihr vollkommen egal waren, und daß sie ihren eigenen Weg ging und sich von nichts beeinflussen ließ.

Noch etwas Wertvolles erfuhr ich, was mir vorher nicht aufgefallen war. Sie hatte ihre beiden Brüder, von denen der eine ein schweres angeborenes Leiden hatte, auf ihre Kosten von München zu mir kommen lassen. Wenn das nicht für Hingabe und Liebe für ihre Familie sprach!

An einem anderen Tag kamen wir auf ihren Beruf zu sprechen. Sie sagte dazu: „Mit 28 Jahren habe ich ja als Lehrerin für Kunstunterricht angefangen, und die Kinder, die ich ausbilde, sind, wie Sie wissen, zwischen zehn und sechzehn Jahren. Ich bekam diese Stelle, obwohl ich kein Abitur habe, sondern nur die Mittlere Reife. Aber ich glaube, daß ich Ihnen mehr über meine gesamte Ausbildung erzählen muß.

Mit 17 Jahren war ich von der Schule gekommen und habe in der Chemischen Reinigung meiner Eltern angefangen, wo ich hinter der Theke stand. Das gefiel mir natürlich nicht, und ich hörte mit 18 Jahren auf und ging zur Kunstakademie, wo ich in verschiedenen Abteilungen Unterricht erhielt, so in Grafik, Schauspielkunst, Bühnenbildgestaltung und Kostümentwurf, wo es mir am besten gefiel. Mein Vater wollte immer, daß ich mit der Schule aufhören und einen Beruf ergreifen sollte, aber mir gefiel das Studium besser. Mit 25 Jahren hörte ich schließlich auf, und es muß wohl wegen meiner guten Leistung gewesen sein, daß mein Professor mir unmittelbar eine Unterrichtsstelle besorgte, wo ich die Unterrichtsfächer Kunst, Werken, Geschichte und Pädagogik bekam, und das, obwohl ich, wie gesagt, kein Abitur habe.

Mit 28 Jahren machte mir der Unterricht keinen Spaß mehr, und ich ging als Kostümentwerferin nach Paris. Ich kam mit der französischen Sprache schnell zurecht, und es gefiel mir zunächst gut dort. Dann aber erschienen mir die terminbefristeten Aufträge und die Tatsache, daß ich nur nach dem Geschmack anderer, aber nicht nach meinem, arbeiten mußte, immer mehr als Zwang, und ich erinnerte mich wehmütig meiner freien Lehrertätigkeit. Nach einem knappen Jahr meiner Tätigkeit in Paris ging ich in die Bundesrepublik zurück. Ich arbeitete zunächst beim WDR, wo ich Kindersendungen durchführte, aber auch nur für kurze Zeit. Ich bekam dort zwar mehr Geld als als Lehrerin, dafür aber weniger Freizeit. So entschloß ich mich, wieder Unterricht aufzunehmen, und man nahm mich sofort wieder an.

Ich habe inzwischen oft gekündigt, nämlich immer dann, wenn mir etwas nicht gefiel, aber anscheinend war man mit mir zufrieden, denn man machte mir viele Zugeständnisse, so daß ich heute den Unterricht ganz nach meinen Wünschen durchführen kann.

Eigentlich brauchte ich heute überhaupt nicht mehr zu arbeiten, weil mein Mann jetzt gut verdient, aber inzwischen, und zwar, seitdem ich bei Ihnen die Bedeutung der Farben kennengelernt habe, macht mir die Arbeit in der Schule soviel Spaß, daß ich darauf nicht verzichten möchte. Ich würde für meine Versuche mit den Farben niemals so viele Kinder finden, wie ich sie jetzt in der Schule habe. Ich unterrichte jetzt nur noch in Kunst und Werken, und zwar nur 20 Stunden in der Woche, aber die muß ich haben. Diese 20 Stunden stehen nur auf dem Papier, aber in Wirklichkeit sind es viel mehr, und mein Direktor weiß das und meint immer wieder, daß ich zuviel arbeiten würde.

Sie wollen wissen, welche Versuche ich durchführe, und so will ich Ihnen einen schildern.

Ich habe einen Versuch mit Wolken gemacht. Ich malte eine große rote Wolke auf die Tafel und forderte die Kinder auf, die Wolke eine Minute anzuschauen. Dann schließen sie die Augen, und sie sehen als Nachbild dieselbe Wolke, aber in grün. Sie sollen dann einen Anlauf nehmen und durch diese Wolke hindurchspringen, und vor ihnen macht sich eine Landschaft auf, und was sie dabei sehen, sollen sie malen. Ich habe den Eindruck, daß die Kinder das, was sie jetzt malen, ganz anders sehen als sonst, etwa so, wie man etwas im Traum sieht. Dazu erzählen sie auch viel von dem, was sie gesehen haben.

Wenn ich malen will, gehe ich mit meiner Hand über meine 23 Farben. Eine dieser Farben zieht meine Hand dann magisch an, und ich weiß, daß ich damit anfangen muß.

Ich habe gern Katzen, Igel und Spinnen, habe mir aber einen kleinen Pekinesen angeschafft, obwohl ich Hunde eigentlich nicht mag. Eine Katze macht aber zuviel Arbeit."

Bei einem anderen Gespräch kamen wir auf ihre Beziehung zu Männern zu sprechen. Sie sagte dabei: "Ich habe mit 21 Jahren die ersten Beziehungen zu Männern gehabt, jedoch immer wieder gelöst, weil diese eine Bindung anstrebten, aber ich meine Freiheit behalten wollte. Ich ertrage keine feste und andauernde Bindung. Ich ging auch mit Frauen, und dort gab es dasselbe Dilemma. Als ich meinen Mann kennenlernte, gefiel mir, daß er genauso eingestellt war wie ich und gern wechselte. Als wir unser Verhältnis eingingen, behielten wir zunächst die anderen Partner. Nachher gefiel uns das aber nicht mehr, und wir lösten uns von den anderen, weil wir sie nicht mehr mochten. Früher mochte ich nur die sexuelle Befriedigung, zu der ich immer schnell und leicht kam, heute aber kommt es mir darauf alleine nicht mehr an.

Bis etwa 1980 brauchte ich noch zwei Partner. Wenn der eine mich ständig kritisierte und ich damit nicht fertig wurde, brauchte ich eine Zuflucht. Seit 1980 wollte ich aber nicht mehr fliehen, sondern sagte mir, daß der Fehler wohl bei mir liegt und ich seine Kritik eben vertragen muß. Mir wurde klar, daß ich mit einem Mann nur zurechtkomme, wenn er seine Kritik an mir ausübt. Ein Mann, der nicht widerspricht, ist kein guter Partner für mich. Ich brauche halt einen Partner, der so hart und zäh ist wie ich, und keinen Weichling. Mich reizt es, daß wir nicht immer dieselbe Meinung haben, denn ich brauche den Kampf."

An einem anderen Abend fragte ich nach ihrer Kindheit: "Ich war zuerst allein", sagte sie, "da meine Geschwister erst nach zehn Jahren kamen. Ich hatte sehr früh Interesse für Kunst und habe schon mit zwei Jahren Figuren ohne Vorzeichnung aus Papier geschnitten. Ich weiß noch, daß ich mit vier Jahren anfing, mit einer Freundin zu spielen. Zuerst spielten wir mit Puppen, dann mit uns selbst. Ich wollte nie eine Frau sein, sondern immer ein Mann, und ich bestimmte, was geschah.

In der Schule war ich ein privilegierter Außenseiter. Ich war extrem gut, weil mir alles leicht fiel. Ich konnte mich immer konzentrieren.

Als ich zehn Jahre alt war, kam mein erster Bruder zur Welt, und ich mußte alles mit ihm machen, was ich nicht mochte. Ich redete mich damit heraus, daß ich viele Aufgaben für die Schule hätte, so daß ich mehr arbeitete, als ich mußte. Ich wurde dadurch immer besser. Mit zwölf Jahren habe ich anderen Kindern schon Nachhilfe gegeben, und zwar in Mathematik.

Mir gefiel es zu Hause nicht mehr, und ich sorgte dafür, daß ich mit 13 Jahren in ein Gymnasium kam, das nur für begabte Schüler bestimmt und von meinem Elternhaus 140 km entfernt war, so daß ich dort wohnen mußte, was ich ja auch wollte. Zuerst gefiel es mir ganz gut in dem Heim, dann aber war alles zu streng für mich, so etwa, daß ich mit 16 Jahren schon um 22 Uhr im Heim sein mußte. Deshalb verging mir die Lust an der Arbeit, und ich ging mit 17 Jahren mit der mittleren Reife von der Schule ab und in das Geschäft meines Vaters, und das weitere wissen Sie ja."

Vor der Auswertung möchte ich mitteilen, was mir beim Umgang mit der Patientin aufgefallen ist. Zunächst, sie roch ziemlich stark, und wenn sie einige Zeit in einem Raum war, hatte dieser den Geruch ihrer Ausdünstung angenommen. Sie hatte sicher keine große Vorliebe für Wasser, das wußte ich bald.

Daß Schwarz ihre Farbe ist, dessen war ich bald gewiß. Daß sie die Dunkelheit liebt, hatte sie uns ja schon gesagt, und dafür spricht auch, daß sie ihre Augen ziemlich verhängt. Außerdem bevorzugt sie beim Malen Schwarz bei weitem, und ihre meisten Bilder malt sie sogar nur in dieser Farbe. Beides spricht für die Bevorzugung von Schwarz. Der eindeutige Beweis dafür aber, daß ihre Farbe nicht im Blauen liegt, ist die Tatsache ihres esoterischen Denkens und der Glauben an übernatürliche Kräfte.

Durch einige ihrer Bilder will ich Ihnen den Einblick in das Mystische dieser Künstlerin erleichtern:

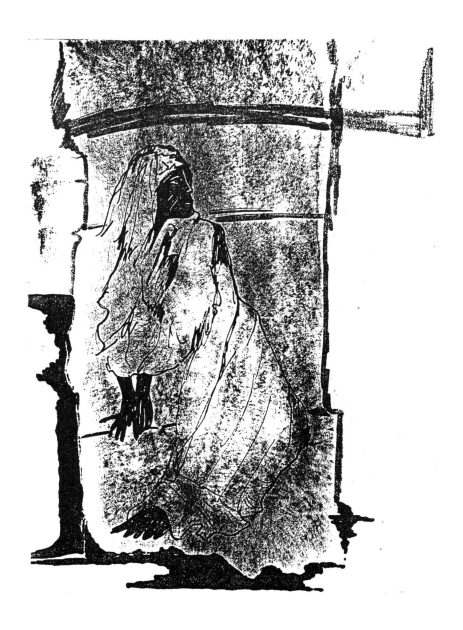

Abb. 1

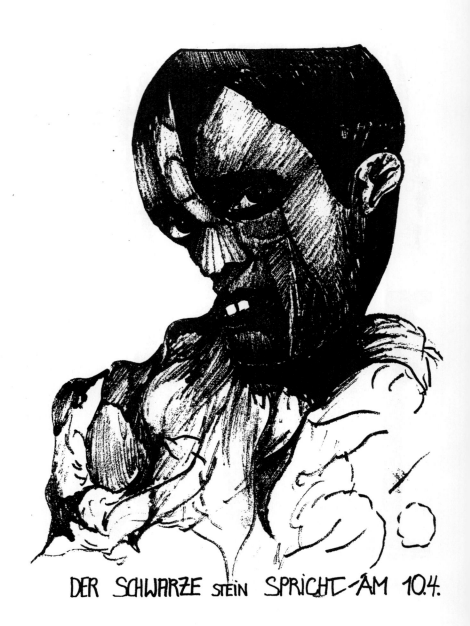

Abb. 2

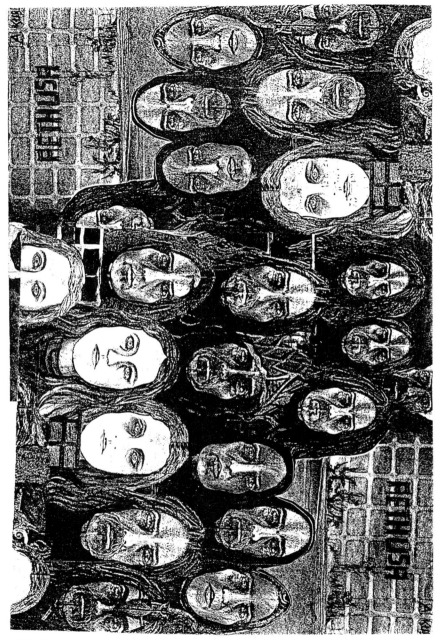

Abb. 3

1. Auswertung

Zunächst habe ich an Conium gedacht, weil vieles im AMB vorhandene bei der Patientin vorkommt, so das Meiden von Licht und das Verlangen nach Dunkelheit, das Meiden von Gesellschaft und das Verlangen nach Alleinsein mit besonderer Abneigung gegen Fremde, der Haß auf Leute, die sie beleidigt haben, und besonders die Unduldsamkeit, berührt oder angesehen zu werden.

Da wiederum vieles zu Conium gehört, was bei dieser Patientin nicht vorkommt, so die seelische Grausamkeit mit dem Verlangen zu töten, das Unvermögen, anderen Leuten eine selbstlose Liebe entgegenzubringen, und zwar besonders den Verwandten, und neben anderem noch das Fehlen von Gewissen, Zuverlässigkeit und Moral, nahm ich Abstand von diesem Mittel, wußte aber zugleich, daß es ein dem Conium ähnliches Mittel sein mußte.

Gegen Conium sprach auch, daß meinen bisherigen Erfahrungen nach die Conium-Patienten recht schnell und eindeutig nur eine Farbe wählten, nämlich Schwarz, was man von dieser Patientin nicht sagen konnte.

Die Repertorisation brachte mich schließlich auf Cicuta virosa, das zugleich aber auch das dem Conium, dem Schierling, ähnlichste Mittel sein dürfte, handelt es sich doch um den Wasserschierling.

Es handelt sich besonders um drei Rubriken, die wichtige Symptome enthalten und bei denen das gar nicht so häufig auftretende Mittel jeweils dreiwertig vertreten ist, die mich bewegten, zunächst einen Versuch mit Cicuta zu machen: Da war zunächst die Abneigung gegen die Anwesenheit Fremder, die sich ja auch bei uns in der Praxis ständig zeigte (1), dann das Meiden, solche Leute anzusehen (2) und schließlich dieser stille Haß, der durch jede Ungerechtigkeit oder jeden Unterdrückungsversuch geschürt wurde (3).

Außerdem ist aber auch noch dieses starke Mißtrauen vorhanden (4), das dafür sorgt, daß menschliche Gesellschaft nach Möglichkeit gemieden (5) und das Alleinsein immer vorgezogen wird (6).

Auch das verschwiegene stille Wesen der Patientin ist im AMB von Cicuta vorhanden (7), ebenfalls das Mitleid für andere (8), das bezeichnenderweise im ähnlichen AMB von Conium vollkommen fehlt, und schließlich das Verlangen nach Meditation (9).

Letztlich sprechen auch der pustelförmige herpetiforme Ausschlag im Gesicht für Cicuta (10), die Schwellungen in den Knien (11) und sogar der Schmerz beim Rückwärtsbeugen des Kopfes (12).

Hinweise auf das Simillimum Cicuta virosa

1: Anwesenheit Fremder, Abneigung dagegen (SR I 141):
   Einziges dreiwertiges Mittel

2: Vermeidet den Anblick von Menschen (SR I 139):
   Einziges dreiwertiges Mittel.

3: Haß (SR I 554): *Vierwertig*
   Haß und Rache (SR I 556): *Einwertig*

4: Argwöhnisch, mißtrauisch (SR I 959): *Dreiwertig*
   Menschenfeindlichkeit (SR I 722): *Einwertig*

5: Abneigung gegen Gesellschaft (SR I 138): *Vierwertig*

6: Argwohn mit Verlangen nach Einsamkeit (SR I 960):
   Einwertig

7: Abneigung gegen Reden (SR I 962): *Einwertig*
   Stilles Wesen (SR I 787): *Zweiwertig*
   Antwortet kurz angebunden (SR I 46): *Zweiwertig*

8: Voller Mitleid (SR I 961): *Zweiwertig*
   Voller Milde (SR I 721): *Einwertig*

9: Meditation (SR I 707): *Einwertig*
   In Gedanken versunken (SR I 4): *Einwertig*

10: Gesichtsherpes (K II 98): *Zweiwertig*
    Gesichtspusteln (K II 102): *Dreiwertig*
    Gesichtstuberkel (K II 103): *Einwertig*

11: Schwellungen der Knie (K II 532): *Zweiwertig*
    Schmerzhafte Knieschwellungen (K II 532):*Zweiwertig*

12: Nackenschmerzen, schlimmer beim Rückwärtsbeugen
    des Kopfes (K II 328): *Einwertig*

Therapie und Verlauf

Nach einer Gabe von fünf Globuli Cicuta M kam die Patientin bereits nach einer Woche wieder zu mir, aber nur um mir zu sagen, daß die Schmerzen von Knie und rechter Hüfte bereits nach drei Tagen verschwunden waren, während sich sonst aber nichts geändert hatte.

Als sie nach etwa vier Wochen erneut bei mir vorbeikam, berichtigte sie sich: Am nächsten oder übernächsten Tag nach der Gabe sei sie schwermütig geworden und habe sogar heulen müssen. Dann aber sei es wieder besser geworden, jedoch habe sich im Vergleich zu ihrem Zustand vor der Behandlung insgesamt nicht viel geändert. Die Empfindlichkeit der Stimmbänder bei jeder kleinen Belastung sei nach wie vor da, und auch ihre negative Einstellung zum Leben sei nach wie vor dieselbe geblieben.

Resumée

Die erwartete Heilwirkung war ausgeblieben, jedoch war eine sichtbare Reaktion da, also muß das Simillimum in der Nähe liegen, d.h. es muß mit Cicuta verwandt sein. Was lag da näher, als daß ich einen Versuch mit Conium machte, denn außer diesem kam nur noch der Gartenschierling (oder Hundspetersilie), also Aethusa, in Frage.

Ich gab das Mittel in derselben Dosierung. Die Patientin kam nach etwa sechs Wochen zu mir und berichtete folgendes:

„Ich hatte vier Stunden nach der Gabe einen starken Druck auf der Nasenwurzel, der in Stirn und Augen ausstrahlte und sich in den nächsten Stunden so verstärkte, daß ich es kaum aushalten konnte. Der Schmerz war hart, gewalttätig, so wie durch Eisenklammern verursacht. Dazu kam ein hohles Gefühl im Magen und in der Nase. Es war wie das Gefühl ausgetrockneter Schleimhäute. Während ich vor der Gabe eine immer laufende Nase hatte und mehrere Packungen von Tempo-Taschentüchern am Tag verbrauchte, brauchte ich jetzt kaum ein Tuch. Am dritten Tag nach der Gabe war die Nase erstmalig morgens ganz frei, d.h. ich bekam gut Luft. Es gab keine flüssigen Absonderungen mehr, wohl aber noch etwas gelb-grünliche Krusten. In den nächsten Tagen begann eine mäßige schleimige Absonderung, die so blieb, ohne aber zu einer Verstopfung der Nase zu führen, wie es vorher war.

Wie die Nase sich besserte, besserte sich auch mein Sprechvermögen. Meine Stimme wurde immer freier, und ich konnte in der Schule wieder sprechen, ohne dadurch heiser zu werden.

Auch in meinem Magen-Darm-Kanal zeigte sich die Wirkung der Gabe. Während ich vorher immer schnell satt war, konnte ich jetzt die doppelte Menge essen, ohne das Gefühl zu haben, zuviel gegessen zu haben. Ich konnte nachher Unmengen essen, und ich mußte das stoppen, um nicht zu dick zu werden. Am Abend nach der Gabe hatte ich, die ich seit Wochen verstopft war, einen leichten Stuhl, wobei es auch blieb.

Ob meine Müdigkeit von dem vielen Essen kam, weiß ich nicht. Ich war auf jeden Fall in den ersten Tagen nach der Gabe sehr müde und mußte mich am ersten Tag sogar nachmittags zum Schlafen hinlegen. Mein Stimmungsniveau hat sich insgesamt gesteigert und ich, die ich immer still und oft deprimiert bin, wurde direkt euphorisch.

Am meisten habe ich mich aber über die tolle Besserung meiner Haut gefreut. Die krustigen Pusteln gingen nur langsam zurück, während der Herpes sehr schnell verschwand. Ich habe jetzt nur noch einige Pickel, die sich meist zum Abend hin entzünden."

2. Auswertung

Natürlich interessierte mich jetzt, wie weit die Repertorisation auf Conium hinweist, und ich mache jetzt das, was man sonst in der umgekehrten Reihenfolge tut.

Das bekannteste Symptom ist wohl die Scheu vor dem Licht und die Bevorzugung von gedämpftem Licht und der Dunkelheit, wo Conium als einziger Wert dreiwertig aufgeführt wird (1).

An zweiter Stelle kommt die Bevorzugung des Alleinseins und der Einsamkeit (2). Unsere Patientin konnte sich nirgendwo einordnen, möchte vor allem nicht angesprochen werden und scheut die Unterhaltung (3). Sie ist mißtrauisch (4) und mag nicht die Annäherung anderer (5), hat aber eine besondere Abneigung gegenüber Fremden (6). Sie ist alles in allem menschenfeindlich (7).

Sie hat, wie gesagt, eine Abneigung gegen Reden, mag auf der anderen Seite aber die Auseinandersetzung mit ihrem Mann. „Ein Mann, der mir nicht widerspricht, kommt für mich nicht in Frage", hatte sie gesagt. Bei diesem besonderen Symptom steht Conium als einziges Mittel (8).

Wir wissen, daß sie sich nirgends einordnen konnte, weder im Elternhaus, noch in ihrem Schülerheim und auch nicht in der Schule, wo sie beschäftigt ist. Sie ist in jeder Beziehung kursbestimmend und ordnet an, was geschieht. Das spricht nicht für ein fehlendes Selbstbewußtsein, sondern im Gegenteil für eine gewisse Arroganz (9).

Alles, was sie tun muß, wird ihr lästig (10), und sie hat auch eine Abneigung gegen jede geistige Arbeit (11), die ihrer Ambition nicht entspricht.

Sie hat einen besonderen Hang zur Meditation (12).

Ich nehme Abstand davon, Conium bei den Organsymptomen zu suchen, wo es auch stark vertreten ist, etwa bei der Sinusitis (13) oder bei den Gesichtspusteln (14).

Hinweis auf das Simillimum Conium

1: Flieht das Licht (SR I 686): *Einziges dreiwertiges Mittel*
   Helles Licht ist unerträglich (SR I 788):
   Einziges Mittel und einwertig
   Empfindlich gegen Licht (SR I 876): *Einwertig*

2: Besser beim Alleinsein (SR I 139): *Einwertig*
   Abneigung gegen Gesellschaft (SR I 138): *Zweiwertig*
   Abneigung gegen Gesellschaft, Verlangen nach Einsamkeit (bei Traurigkeit) (SR I 852): *Zweiwertig*

3: Abneigung gegen Reden (SR I 962): *Einwertig*
   Will nicht angesprochen werden (SR I 920): *Einwertig*

4: Mißtrauisch (SR I 959): *Einwertig*

5: Furcht vor Annäherung anderer (SR I 468): *Einwertig*

6: Abneigung gegen Anwesenheit Fremder (SR I 140):
   Zweiwertig
   Gegenwart Fremder verschlimmert (SR I 934):
   Einwertig

7: Anthropophobie (SR I 502): *Zweiwertig*
   Misanthropie (SR I 722): *Einwertig*

8: Abneigung gegen Reden im Wechsel mit Streitsucht
   (SR I 964): *Einziges Mittel und zweiwertig*

9:	Hochmütig, arrogant (SR I 556):	*Einwertig*
	Wählerisch, anspruchsvoll (SR I 460):	*Einwertig*
10:	Wird lästig (SR I 1033):	*Einwertig*
11:	Abneigung gegen geistige Arbeit (SR I 1066):	*Einwertig*
	Faul, obgleich sehr intelligent (SR I 609):	*Einwertig*
12:	Meditation (SR I 707):	*Einwertig*
13:	Eitriger Schnupfen (K III 168):	*Dreiwertig*
	Gelber Schnupfen (K III 168):	*Zweiwertig*
	Krusten (K III 169):	*Einwertig*
14:	Gesichtspusteln (K II 102):	*Zweiwertig*

Therapie und Verlauf

Am 16.7.1987 hatte die Patientin Conium M zum ersten Mal bekommen. Ende desselben Jahres meldeten sich die alten Beschwerden wieder, und ich gab dasselbe Mittel noch einmal. Wieder fühlte sich die Patientin danach sehr gut, aber wieder für nur einige Monate. Nach meinen bisherigen Erfahrungen wußte ich damit, daß dieses Mittel noch nicht das Simillimum sein konnte. Was lag also näher, als das dritte Mittel aus der Schierling-Reihe zu geben, nämlich Aethusa. Ich verabreichte es in der M. Potenz, und zwar wieder in Form von fünf Globuli.

Die Wirkung setzte wieder prompt ein, und ich möchte die Reaktionen nicht im einzelnen aufzählen. Die Patientin sagte mir später, daß die Wirkung diesmal wieder sehr gut war und zwar, noch erheblich besser als nach Conium. Sie meinte, daß die Wirkung etwa zehnmal so stark gewesen wäre.

Der Erfolg gab ihr recht. Die nächste Gabe war erst nach über einem Jahr notwendig und seitdem, es sind inzwischen fast zwei Jahre vergangen, keine mehr.

Ich will wieder eine Repertorisation durchführen und allein deshalb, um festzustellen, ob wir nur durch diese auch auf das Mittel gekommen wären.

Zunächst aber eine Schilderung der Reaktion in den ersten neun Tagen, die von ihr stammt und aus der auch die Handschrift ersichtlich ist, die für Aethusa spezifisch ist.

Bericht des Patienten

Aethusa, am 1.12. - mittags eingenommen.

1. 12.	Abends bis Mitternacht: *Durchfall nach ungewohntem Essen:* Ich glaubte, es sei vom Essen, konnte nämlich nach Lebertee die ganze Nacht schlafen und morgens war der Durchfall weg, so daß ich die Sache wieder vergessen habe und keinesfalls Aethusa zuschrieb.
2.-3. 12.	Heftige Reaktion *Sehr, sehr große Müdigkeit, Tag und Nacht* in jeder nur möglichen Stunde geschlafen. (Da ich in der Schule besonders viel zu tun hatte, schrieb ich es ebenfalls nicht Aethusa zu, merkte es mir aber, weil ich davor wochenlang so gut wie gar nicht müde war, trotz ganz wenig Schlaf.)
5. 12.	Von morgens bis abends: Starker Schnupfen und Schleim mit lockerem Husten, ebenso wie bei beginnender *Erkältung*. Wieder vergessen, da es nur einen Tag anhielt. Ich erinnere mich jedoch noch, daß ich an diesem Tag zusätzlich zu *Darm- und Lebertee* mehrere Tassen *Erkältungstee* (aus der Apotheke) getrunken habe, weil ich am bevorstehenden Wochenende nicht krank sein wollte.
8. 12. + 9. 12.	Heftige Reaktion Erstmalig: *Stechen und Ziehen im Enddarm*, bes. nach Stuhl. Abends: *Gefühl von Kälte im Becken* und ebenso stark wie gestern. *Stechen und Ziehen im Enddarm, unregelmäßig,* etwa vier- bis fünfmal am Tag auftretend, mehrere Minuten anhaltend. Besser durch Bettwärme - ging schon am frühen Abend zu Bett und konnte gut schlafen.

3. Auswertung

Die bei der Gewichtung hervorragenden Symptome sind bei dem durch die Repertorien wiedergegebenen AMB nicht vorhanden. So finden wir keinen Hinweis auf die Bevorzugung der Dunkelheit und die Abneigung gegenüber dem hellen Licht und auch nicht auf das Verlangen, lieber allein zu sein als in Gesellschaft.

Genau das Gegenteil ist sogar der Fall, und ich weiß nicht, warum das bei der Arzneimittelprüfung gefunden wurde. Wir finden nämlich Aethusa bei „Furcht vor Dunkelheit" (SR I 474), was Pierre Schmidt herausgefunden hatte, und bei „Verlangen nach Gesellschaft" (SR I 142), außerdem auch bei „Froh und glücklich" (SR I 122), während unsere Patientin alles andere ist als das. Ich bin sicher, daß diese Patientin ein Aethusa-Fall ist, was inzwischen auch durch den Vergleich der Handschriften bestätigt wurde. Conium und Cicuta haben ihre charakteristische Schrift, die eben verschieden ist von der meiner Aethusa-Fälle.

Warum gab es diese Verschiedenheiten zwischen den Prüfungssymptomen und den von mir herausgefundenen Symptomen? Die bei den Prüfungen herausgefundenen Symptome sind nicht genau und können es auch niemals sein. Ich will ein Beispiel dafür bringen: Wenn ein Grindelia-Patient, bei dem mit Grindelia auch eine Vorliebe für Schwarz besteht, mit Aethusa geprüft wird, zeigt er natürlich eine ganze Reihe von Symptomen, weil beide Mittel mit der Vorliebe für Schwarz verwandt sind. Diese Symptome werden als Aethusa-Symptome gewertet, sind in Wirklichkeit aber solche von Grindelia.

Wir wissen also jetzt, daß wir nur durch die Repertorisation niemals auf Aethusa als Typenmittel gekommen wären. Jedoch finden wir auch hier eine Reihe von hinweisenden Symptomen:

Unsere Patientin ist sehr scheu, was ich ja auch von meiner Frau erfahren habe. In den entsprechenden Rubriken wie „Scheu, schüchtern" (SR I 1000) ist Aethusa nicht aufgeführt, wohl aber bei „Zaghaftes Auftreten in der Öffentlichkeit", und zwar mit nur fünf anderen Mitteln (1). Daß sie auch nicht sehr redselig ist, wissen wir auch, und auch da ist unser Mittel in einer Rubrik aufgeführt, und zwar bei „Abneigung gegen Reden, möchte schweigen" (2). Wir wissen, daß sie abends im Dunkeln ihren Gedanken nachgeht. Es sind dies hartnäckige Gedanken, denn sie betreffen die von ihr verübten Fehler, mit denen sie sich auseinandersetzen muß (3). Sie hält sich nicht gern im Freien auf, und erst recht wandert sie nicht gern oder geht auch nicht gern spazieren, denn das alles ist für sie eine verlorene Zeit, die sie anders viel nutzbringender verwenden kann. Wie ihr jeder Zwang lästig fällt (4), so ist es auch der Aufenthalt im Freien (5), wo nur Aethusa und Sabina aufgeführt sind. Wenn sie einmal im Freien sein muß, dann ist sie mürrisch und reizbar (6, 7). Schlecht und reizbar fühlt sie sich auch nach dem Essen (8, 9). Sie empfindet außer dem Essen auch das Waschen als Zwang (10). Dem Kontakt mit anderen geht sie ständig aus dem Wege, weshalb sie zurückhaltend und reserviert ist (11).

Es gibt also doch eine ganze Reihe von Symptomen, die auf Aethusa hinweisen, und doch wäre es nicht möglich gewesen, in diesem Fall durch die Repertorisation auf Aethusa zu kommen. Das liegt wohl daran, daß durch die AMP, wie gesagt, ein anderes AMB entstanden ist. Als Beispiel möchte ich eine Übersetzung von „Mind" von Clarke [4] bringen: „Unfähigkeit zu denken, verwirrt. Verlust der Aufnahmefähigkeit, Gefühl, als ob eine Barriere zwischen den Sinnesorganen und den Objekten bestünde. Idiotie, mehrmals im Wechsel mit Ekstase. Viele Ängste und Ruhelosigkeit, gefolgt von schrecklichen Schmerzen im Kopf und im Bauch. Schlechte Laune, Reizbarkeit. Reizbarkeit, besonders nachmittags und im Freien. Wahnvorstellungen, sieht Katzen und Hunde. Versucht, aus dem Fenster zu springen. Redselige Fröhlichkeit." Das ist alles, und im Allen [6] steht auch nicht mehr. Diese Gemütsverfassung hat wenig Ähnlichkeit mit unserer Symptomatik, und mehr wollte ich nicht, als das zu demonstrieren. Wir ersehen daraus, daß Prüfungen nicht soviel Profit bringen wie das Symptomenbild, das sich durch Heranziehung von Farbe und Schrift ergibt.

Hinweise auf das Simillimum Aethusa cynapium

1: Zaghaft vor Auftreten in der Öffentlichkeit (SR I 999): *Einwertig*

2: Abneigung gegen Reden, möchte schweigen (SR I 962): *Einwertig*

3: Hartnäckige Gedanken (SR I 980): *Einwertig*

4: Vieles fällt lästig (SR I 1033): *Einwertig*

5: Aufenthalt im Freien fällt lästig (SR I 1034): *Einwertig*

6: Mürrisch im Freien (SR I 746): *Zweiwertig*

7: Reizbar im Freien (SR I 638): *Einwertig*

8:	Beschwerden nach dem Essen (SR II 158):	*Dreiwertig*
9:	Reizbar nach dem Essen (SR I 644):	*Einwertig*
10:	Waschen verschlimmert (SR II 40):	*Einwertig*
11:	Zurückhaltend, reserviert (SR I 809):	*Einwertig*

Schlußfolgerung

Ich habe dieses Mal einen Fall gebracht, bei dem die drei in der Homöopathie angewandten Schierlingsarten eingesetzt wurden. Vielleicht erschien Ihnen das zu langatmig und überflüssig.

Ich habe Kritiken erlebt, nach denen ich in der Darstellung zu weitschweifig gewesen sein soll, und andere wiederum, die mir vorwarfen, nicht ausführlich genug beschrieben zu haben. Ich habe mir nie viel aus Kritiken gemacht und mich auch nie nach ihnen gerichtet. Ich gehe meinen Weg, den ich für den richtigen halte und lasse mich dabei nicht beeinflussen.

In dem vorliegenden Fall erschien es mir unbedingt notwendig, die Behandlung mit jeder einzelnen Schierlingsart, und zwar mit Cicuta, Conium und Aethusa, eingehend und umfassend darzustellen, und zwar aus mehreren Gründen.

Genausowenig, wie ich den vorliegenden Aethusa-Fall mit Conium ausheilen konnte, kann man eine Barium-phosphoricum-Colitis mit Barium carbonicum oder Barium muriaticum oder eine Cuprum-sulfuricum-Schizophrenie mit einem anderen Cuprum-Derivat ausheilen. Das mußte mit aller Deutlichkeit gezeigt werden. Man sei also nie mit einer Besserung zufrieden und selbst dann nicht, wenn diese sechs Monate anhält, sondern suche weiter, man suche nach dem Simillimum.

Außerdem wollte ich unter Beweis stellen, daß die Symptomatik der drei Schierlingsarten ähnlich ist, auf jeden Fall ähnlicher, als aus den Prüfungen hervorgeht. Aethusa hat dieselbe Vorliebe für die Dunkelheit und die Ablehnung des Lichtes wie Conium, obwohl man in den Repertorien vergeblich danach sucht, und auch die Bevorzugung des Alleinseins und die Vorliebe für die Farbe Schwarz.

Weiter wollte ich demonstrieren, wie schwierig es für mich war, festzustellen, welche Schierlingsart in Frage kam. Es gelang mir nur durch die Messung des Erfolgs. In Zukunft habe ich es leichter, denn ich habe jetzt die Handschriften von allen dreien, und diese sind verschieden voneinander. Mit anderen Worten: Die Differenzierung der drei Schierlingsarten ist nur durch die verschiedenen Handschriften möglich. Genauso ist es aber bei den Salzen eines jeden Metalls.

Aethusa cynapium

1.) Schwarz   (Symptomatik, aus diesem Fall abgeleitet)

    Liebt die Dunkelheit
    Liebt Musik
    Liebt es, allein zu sein, Einzelgänger
    Scheu vor Fremden, scheu vor Auftreten öffentlich (SR I 999),
    Mißtrauen gegenüber Fremden
    Zurückhaltend, reserviert (SR I 809)
    Verachtet andere
    Einzelgänger, aufsässig, ungehorsam, widerspenstig,
    Grübelt in der Dunkelheit, hartnäckige Gedanken (SR I 980)
    Liebt beide Geschlechter, bisexuell
    Liebt es, zu Hause zu sein,
    Im Freien sein zu müssen, fällt lästig (SR I 1034),
    Reizbar im Freien (638),
    Mürrisch im Freien (746)
    Liebt es zu schweigen (SR I 962)
    Vieles ist lästig (SR I 1033)
    Essen fällt lästig, Beschwerden nach dem Essen (SR I 158)
    Waschen fällt lästig
    Sehr aufgeschlossen für Kunst,
    Malt sehr gerne, mit Vorliebe für Schwarz

Insgesamt also sehr eigenwillig, richtet sich nicht nach anderen, nach den üblichen Gegebenheiten, nach der Ordnung

Organische Beschwerden mit
chron. Sinusitis mit Heiserkeit,
Schmerzen rechte Hüfte,
Schmerzen der Knie
Nackenschmerzen, zeitweise bis zum rechten Kiefergelenk ziehend, Schmerzen beim Kauen und Gähnen,
Magenempfindlichkeit

Fall 2

Anorexia mentalis mit Kachexie

Ich behandele die 53jährige Patientin seit knapp 1 1/2 Jahren, ohne bisher viel erreicht zu haben.

Sie ist sehr zart und schmal gebaut und wiegt bei einer Größe von 162 cm um die 40 kg, hat also ein erhebliches Untergewicht. Wie kommt es dazu? Nun, sie hat ständige Eßschwierigkeiten, weil sie fast immer alles Dargereichte ablehnt. Natürlich lehnt sie das Essen nicht aus Überzeugung ab, weil sie also vielleicht schlank bleiben will, sondern weil sie einen Widerwillen gegen das Essen hat. Was das für eine Bewandtnis mit diesem Widerwillen hat, warum sie das Essen also ablehnt, damit müssen wir uns befassen, und so lasse ich mir den Essensvorgang genau beschreiben. Vorher muß aber die Basis untersucht werden, das Befinden, wie es vor dem Essensvorgang ist.

Sie empfindet oberhalb des Nabels Völle, und diese Völle ist immer da, wie sie auch immer ein Sättigungsgefühl hat. Sie kann deshalb den Gürtel nicht eng schnüren und empfindet sogar die Kleidung als Beengung. Dazu hat sie im Hals ein Kloßgefühl und viel Luftaufstoßen. Auch der Kragen beengt sie.

Beim Essen kommt es sofort zur unüberwindbaren Sperre. Von der Cardia aufsteigend kommt es zu einem Krampfgefühl, das jede Passage unmöglich macht. Es würgt, wenn sie den ersten Bissen im Mund hat.

Welche Beschwerden bestehen noch außerhalb von Magen-Ösophagus? Da ist eine Inkontinenz des Urins beim Husten und weniger beim Gehen. Morgens hat sie ziemliche Schwellungen unterhalb der Augen, aber noch mehr der Oberlider, und zwar rechts mehr als links. Die Schwellungen sind besonders da, wenn sie über die Zeit geschlafen, also ziemlich lange gelegen hat.

Der Bauch ist oft aufgebläht, und der Abgang sowohl von Stuhl als auch von Winden erleichtert. Gegen Kälte ist sie empfindlich und meint, daß ihr das auf die Nieren schlagen würde, weil sie dann in der Nierengegend Schmerzen empfindet und mehr Wasser haben würde.

Eine Palpation des Bauches erbrachte eine Druckempfindlichkeit der Leber, des Colon ascendens, weniger des tranversum, mehr aber wieder des descendens und der rechten Niere. Im Urin war etwas Eiweiß.

Die Valsalvaprobe ergibt eine undurchlässige linke Tube und die Befragung häufige Krusten bei verstopfter Nase, also Vorliegen einer chronischen Sinusitis.

Bei der Farbenwahl kann sie sich schlecht für Weiß oder Türkis entscheiden, und dann kommt noch Grün hinzu, aber schließlich gewinnt Weiß die Oberhand.

Psychoanamnese

„Ich wurde in Bonn geboren. Wir sind vier Schwestern, von denen ich die jüngste bin. Zwei Brüder sind gestorben, und zwar kurz nach der Geburt. Mein Vater war enttäuscht, weil er sich immer einen Jungen gewünscht hatte. Ich muß ein schwaches Kind gewesen sein, denn ich erfuhr später, daß er bei meinem ersten Anblick gesagt haben soll: „Ist das alles?"
Ich habe meinen Vater erst kennengelernt, als ich elf Jahre war. Er kam 1949 aus der Gefangenschaft zurück und war sehr krank. Ich habe mich nie gut mit ihm verstanden, weil wir zu gegensätzlich waren. Er war ein Realist, während ich nie in der Wirklichkeit, sondern in meiner Phantasiewelt lebte und zudem langsam in allem war. Ich hatte den Eindruck, daß er mich nur als lästiges Anhängsel der Familie betrachtete, nicht erwünscht, aber nun einmal vorhanden. Er starb 1961, als er 61 Jahre alt war.
Eine meiner Schwestern war ein Trauma für mich. Kräftig wie mein Vater, war sie zudem noch brutal und schlug mich oft. Wenn ich ihre Arbeit nicht machen wollte, wurde ich verprügelt. Wenn ich das meiner Mutter sagte, war ich eine Petze und wurde wieder verprügelt. Meine beiden anderen Schwestern standen mir auch nicht viel näher. Ich hatte immer das Gefühl, in die falsche Familie geraten zu sein. Sonderbarerweise verstanden sich meine Schwestern untereinander gut, und ich war regelrecht neidisch. Ich hatte immer das Gefühl, ausgeschlossen zu sein.
Ich ging nie auf die Straße, weil ich mit meinem Untergewicht die anderen Kinder fürchtete. Meine Mutter hat mich oft rausgejagt, und wenn ich dann weinend zurückkam, schimpfte sie mit mir.
So mußte ich mich viel mit mir beschäftigen. Ich habe viel gebastelt und gemalt. Ich habe mich am wohlsten gefühlt, wenn ich alleine war, aber heute meine ich doch, daß es nur eine Flucht vor den anderen war. Ich bin heute gern mit anderen zusammen, bin dabei aber sehr wählerisch. Ich brauche Leute, mit denen ich tiefgründige Gespräche führen kann, denn alles Oberflächliche langweilt mich. Mit etwa sechs Jahren entdeckte ich meine Vorliebe für Musik. Wir waren nach

Schlesien evakuiert und dort bei einer wohlhabenden Familie. Diese hatten einen Gärtner, der Flöte spielte und mir diese oft auslieh. Als die Russen kamen, mußten wir fliehen, und ich vermißte die Flöte sehr. Wir kamen dann in die Gegend von Halle und waren zusammen mit Amerikanern in einem Gutshof untergebracht. Einer von diesen hatte auch eine Flöte, legte diese aber immer auf die Deckenlampe, damit ich nicht drankam. Als sie abrückten, vergaß er sie, und diese Flöte war seitdem mein Schatz.

In der Schule war ich wie immer ehrgeizig, aber kraftlos, weil wir zu wenig zu essen hatten. Dazu kam, daß ich vieles nicht vertragen konnte, und so war ich immer unterernährt. Außerdem mochte ich nie essen, und so hat meine Mutter mich oft gestopft wie eine Gans. Das regte meinen Appetit natürlich nicht an.

Als ich sieben Jahre alt war, waren wir nach Bonn zurückgekommen, und mit zehn Jahren kam ich von der Volksschule auf ein Lyzeum in der Nähe von Bonn, wo es sehr streng zuging. Meine Lieblingsfächer waren Kunst, Musik und Deutsch, während Mathematik mein schlechtestes Fach war. Mit meiner andauernden Müdigkeit kam ich nicht mit und mußte wieder zur Volksschule, wo ich mit 14 Jahren meinen Abschluß mit sehr guten Noten machte.

Mit 15 Jahren trat ich eine Lehre als Grafik-Designer an und habe nachher Entwürfe für eine Lebensmittelgenossenschaft angefertigt, die Plakate und Verpackungen betrafen. Die Vertreter dieser großen Genossenschaft kamen zu mir und haben sich persönlich bedankt, weil dadurch der Umsatz erheblich gestiegen war. Daneben absolvierte ich Abendkurse für Malen und Grafik.

Mit 17 Jahren lernte ich meinen Mann kennen, und mit 22 Jahren habe ich geheiratet. Mein Mann ist zehn Jahre älter als ich. Er hat denselben Beruf wie ich, und wir haben uns sofort selbständig gemacht. Mit 24 Jahren brachte ich meinen Sohn zur Welt.

Dieses Kind war für mich etwas ganz Besonderes, und ich hatte den Eindruck, daß mit ihm etwas Wundersames auf mich zukam. Und so war es dann auch. Mein Sohn hatte alle Vorzüge, die ich mir vorher erträumt hatte, und wir wuchsen mit der Zeit immer mehr zusammen. Wir standen uns sehr nahe, so nahe, daß ich bedauerte, daß er nur mein Sohn und nicht mein Mann war, nicht mein Lebensgefährte.

Ich war und bin auch heute noch in meinen Sohn verliebt, mehr als in meinen Mann. Ich bemühe mich aber, diesen nicht zu vernachlässigen. Er ist zwar verschiedentlich eifersüchtig, versteht sich aber gut mit seinem Sohn.

Mein Sohn hat Musik studiert und ist heute 29 Jahre alt. Er ist Musiklehrer an einem Gymnasium und leitet ein Bläserquintett, wobei er Flötist ist. Ich hatte mir das Flötenspiel ja selbst beigebracht und habe dann später Musikunterricht an der Volkshochschule und auch Privatunterricht gegeben. Nachdem ich das zehn Jahre gemacht hatte, war ich dadurch und durch meine Arbeit in unserem grafischen Betrieb sowie durch die Erziehung meines Sohnes so überfordert, daß ich meine erste Anorexie bekam und in eine Klinik mußte. Es war dies ein anthroposophisches Krankenhaus bei Pforzheim.

Mit der Anthroposophie habe ich mich schon früh beschäftigt. Auf der Schule waren uns die strengen Richtlinien der katholischen Kirche aufgedrängt worden, mit denen ich mich nicht einverstanden erklären konnte und dauernd auseinandersetzen mußte. Durch die Lehre Rudolf Steiners konnte ich mich frei davon machen und die katholischen Dogmen und den damit verbundenen Zwang endgültig ablegen. Ich rechne mich auch heute noch zu den guten Christen, glaube aber an die Reinkarnation, und für deren Bestehen gibt es genug Beweise. Ein solcher ist der Ertrinkungstod meines Mannes, der zum Glück noch abgewendet werden konnte. Er war 19 Jahre alt, als er ertrunken und bewußtlos geworden war. Er sah vor sich eine Lichtgestalt, bevor er rausgeholt und wieder zum Leben erweckt wurde.

Ich hatte in der Klinik einen sehr netten Arzt und fühlte mich sehr wohl, als ich nach drei Monaten entlassen wurde. Ich hatte aber mit 41 kg mein altes Gewicht von 48 kg nicht wieder erreicht, war allerdings mit 38 kg eingewiesen worden. Neun Jahre später war es zum zweiten Mal soweit, und ich kann nicht sicher sagen, ob es einen auslösenden Faktor gab. Ich kam dieses Mal nur eine Woche an den Tropf, im Gegensatz zu den drei Wochen beim ersten Mal, und nach einem Monat wieder raus.

Drei Jahre später mußte ich erneut eingewiesen werden, und dieses Mal wußte ich die Ursache. Ich sollte für eine höhere Instanz eine besondere Medaille entwerfen, was mir auch gelungen war. Sie war m.E. die beste Ausführung und erhielt auch den ersten Preis, aber trotzdem wurde zur endgültigen Ausfertigung der Entwurf einer Kollegin herangezogen. Ich reichte eine Beschwerde beim Berufsverband der bildenden Künste ein, bekam aber nicht recht.

Zur selben Zeit etwa kam ein neues Mißgeschick, was wohl auch an meiner neuen Anorexie beteiligt war. Bei mir stellte sich auf der einen Brustseite ein Fibroadenom und auf der anderen zugleich eine Zyste ein. Ich geriet dadurch in Panik und nahm rapide ab. Eine

Einweisung in die Klinik Herdecke, auch eine anthroposophische Klinik, war die Folge. Obwohl mein Gewicht von 40 kg (bei der Einweisung) sich nur um 2 kg erhöht hatte, erfolgte nach drei Wochen meine Entlassung. Das geschah im Juni/Juli 1991. Jetzt, vier Wochen später, habe ich schon wieder abgenommen, weil ich überhaupt nichts mehr essen kann, und ich muß in Kürze wieder eingewiesen werden."

Gemeinnütziges Gemeinschaftskrankenhaus Herdecke
Klinikum der Universität Witten/Herdecke

Wir berichten über die Patientin, welche vom 27. Juni 1991 bis 17. Juli 1991 bei uns stationär behandelt wurde.

Diagnose Psychogene Eßstörung mit Kachexie (306).

Anamnese: Die Patientin gibt an, seit vier Wochen nichts mehr essen zu können. Schon vor der Nahrungsaufnahme verspüre sie Völlegefühl, Übelkeit jedoch kein Erbrechen. Weiterhin habe sie permanente und teilweise stechende Schmerzen im linken Oberbauch. Diesem Zustand vorausgegangen waren psychische, familäre und seelische Belastungen über mehrere Monate. Die Patientin berichtet über immer wiederkehrende Anorexie-Phasen bereits in der frühen Kindheit. In der Vorgeschichte finden sich: mit sechs Jahren infektiöse Gelbsucht, Appendektomie mit 17 Jahren, Mastitis mit 24 Jahren, Tonsillektomie mit 30 Jahren. Die Patientin ist verheiratet, hat einen erwachsenen Sohn. Sie arbeitet als Bildhauerin.

Körperlicher Untersuchungsbefund: Eine 53jährige, 162 cm große, bei Aufnahme 40 kg schwere Patientin in leicht reduziertem AZ, kachektisch, bewußtseinsklar. Bei Z.n. TE narbig nach rechts verzogenes Gaumensegel, jedoch beidseits hebend. Lokale Abwehrspannung im rechten Oberbauch. Leber ca. 3 cm unter RB inspiratorisch MCL tastbar. Rectal: äußere Haemorrhoiden, stuhlgefüllte Ampulle, keine Resistenzen. Nierenlager druckdolent. Kein Klopfschmerz über der Wirbelsäule. Der weitere Untersuchungsbefund bei der sehr sensiblen Patientin ist unauffällig.

Laborbefunde: BSG 4/14 mm n.W. Blutbild: Hb 13,2 g/dl, Hk 38 %, 3.500 Leuco, 213.000 Thrombocyten. Geringgradige Lymphocytose (48 % im Differentialblutbild). Sämtliche Routinelabor-Parameter incl. Eisen, Elektrophorese und Blutzuckertagesprofil waren unauffällig. Haemoccult-Test negativ.

Psychosomatisches Konsil: Bei Beschwerdepersistenz stationäre psychosomatische Behandlung möglich.

Epikrise: Wegen Inappetenz und nach Gewichtsverlust von anamnestisch 7 kg wurde die Patientin in kachektischem Ernährungszustand stationär aufgenommen. Ähnliche Ereignisse sind aus der Vorgeschichte der Patientin bekannt. Bereits zweimal war sie wegen Anorexie-Syndrom - aufgetreten nach nervlicher Belastung - in der Klinik Öschelbronn stationär behandelt. Klinisch, laborchemisch und mittels Sonographie und Gastroskopie fanden wir keinen Anhalt für eine somatische Ursache der Kachexie.

Hier nahm die Patientin unter stationären „Ruhebedingungen" bei Wunschkost langsam wieder an Gewicht zu (42 kg bei 162 cm) und konnte in gebessertem Allgemeinzustand entlassen werden.

Nach Beratung über verschiedene Therapiemöglichkeiten wollte sie sich um stationäre Aufnahme in einer Klinik für Eßstörungen bemühen.

„Trotz meiner Essensschwierigkeiten habe ich mich bemüht, mich in meinem Beruf weiterzubilden. Als ich 1979 zum ersten Mal wegen meiner Anorexie in der Klinik war, arbeiteten wir dort mit Ton, und ich erkannte meine Befähigung für diese Arbeit, die ich dann weiter ausgebaut habe. Dreißig Jahre nach meinem Schulabgang meinte ich dann, zu wenig Bildung und Wissen zu haben und machte meine Mittlere Reife nach. Dann absolvierte ich ein Jahr lang meine Ausbildung als Bildhauerin und bin seitdem als solche tätig. Als letztes habe ich einen Auftrag der evangelischen Kirche für ein Christusstandbild in Überlebensgröße bekommen, an dem ich seit jetzt sechs Monaten wegen meiner Krankheit nicht mehr arbeiten konnte. Ich habe Angst, daß ich diesen Auftrag wieder zurückgeben muß, da ich trotz der Krankenhausbehandlung keine Besserung feststelle und schwarz für die Zukunft sehe. Ich bin mutlos und verzweifelt."

Auswertung

Die Ursache für die Anorexie liegt im Bauch und da wieder in der Magenpartie, denn „beim ersten Bissen kommt das Völlegefühl vom Mageneingang hoch und versperrt alles". Bei der Suche finden wir eine genau diesen Zustand bezeichnende Rubrik (1).

Das ist ohne Zweifel das besondere und eigenheitliche Symptom nach dem §153 des Organon und gehört an die erste Stelle. Welche anderen Symptome sollen folgen? Da sind die Schwellungen im Gesicht und besonders über den Augen, wenn sie zu lange geschlafen hatte, die zystischen Tumoren der Mamma und schließlich der aufgeblähte Bauch mit Erleichterung durch Abgang von Stuhl und Blähungen.

Beim Vergleich der morgendlichen Schwellungen im Gesicht (K II 14) mit (1) zeigen sich Kalium carbonicum und Macinella. Nehmen wir aber noch „Schwellungen im Liegen" hinzu (2), die auf derselben Seite aufgeführt sind (und schließlich kam es ja erst durch das lange Liegen zu den Ödemen), kommt noch Apocynum hinzu.

Vergleichen wir die Rubrik „Ödeme durch Nierenkrankheit" (3) mit (1), dem bei der Gewichtung primär benutzten Symptom, so stellen wir Apocynum und Digitalis in beiden Rubriken fest. Nehmen wir schließlich noch die „zystischen Tumoren" (4) hinzu, so finden wir auch hier Apocynum. Wir finden Apocynum aber auch noch bei einer Reihe anderer hinweisender Symptome: Neben dem Hinweis der Patientin, daß Kaltwerden auf die Nieren schlagen würde, und meinem Palpationsbefund finden wir Eiweiß im Urin als weitere Beweisführung, daß es sich um nephrogene Ödeme handelt. Bei „Eiweiß im Urin" (5) treffen wir wiederum auf Apocynum. Weiter ist Apocynum aufgeführt bei „Blähungsabgängen" (6) und bei „Bauchschmerzen vor dem Stuhlgang" und „nach dem Stuhlgang besser" (7).

Wenn wir uns noch einmal den Gesichtsschwellungen widmen, dann finden wir noch mehrmals Apocynum, so bei (8, 9, 10 und 11).

Auch bei „Schwere oder Beklemmung" im Magen, worüber sie ja immer klagte, ist Apocynum aufgeführt (12).

Hinweise auf das Simillimum Apocynum cannabinum

1: Völle im Magen nach dem ersten Bissen (K III 450):
   Zweiwertig

2: Schwellungen im Gesicht im Liegen (K II 114):
   Einwertig und als einziges Mittel
   Gesicht aufgedunsen im Liegen (K II 114):
   Einwertig und als einziges Mittel

3: Ödeme durch Nierenkrankheit (SR II 153): *Einwertig*

4: Zystische Tumoren (SR II 606): *Einwertig*

5: Eiweiß im Urin (K III 718): *Einwertig*

6: Blähungsabgang, Flatus (K III 614): *Zweiwertig*

7: Bauchschmerzen vor dem Stuhl (K III 548): *Einwertig*
   Bauchschmerzen nach dem Stuhl besser (K III 548): *Einwertig*

8: Schwellung Gesicht (K II 113): *Einwertig*

9: Gesicht aufgedunsen (K II 114): *Zweiwertig*

10: Ödematöse Schwellung Gesicht (K II 114): *Zweiwertig*

11: Schwellung unter den Augen (K II 116): *Einwertig*

12: Schwere und Beklemmung im Magen (K III 447): *Einwertig*

Therapie und Verlauf

Nach einer Gabe von Apocynum M in Form von fünf Globuli erhielt ich nach einem halben Jahr folgenden Brief:

„Ich erhielt bei Ihnen gegen 17 Uhr die Kügelchen und mußte mich um 19 Uhr zu Hause hinlegen, weil ich sehr müde war. Mir war dabei auch übel, aber Sie hatten mir ja gesagt, was ich vielleicht zu erwarten hätte, und da beunruhigte mich das nicht.

Ich schlief bis weit in den nächsten Tag hinein, gut und fest wie schon lange nicht mehr. An diesem Tag ging es mir gut und am nächsten Tag noch besser. Ich fühlte mich frisch und bekam sogar Appetit. Die ständigen Schmerzen in der Gürtellinie haben nachgelassen, auch das permanente Völlegefühl. Ich kann fast alles essen und auch in ausreichender Menge.

Nach etwa vier Wochen ging es mir sehr gut. Ich bekam einen unwahrscheinlichen Appetit. Ein Abgeschlagensein als Dauerzustand gibt es seitdem nicht mehr. Meine Zuversicht und vor allem die Tatkraft sind gewachsen, und ich ging wieder ins Atelier und habe meine Arbeit, die ich für sechs Monate unterbrechen mußte, wieder aufgenommen. Ich arbeite jetzt mit der Unterbrechung seit 1 1/2 Jahren an dem 2.20 m großen Christus, und es wird Zeit, daß er fertig wird.

Daß es mir so gut geht, erfüllt mich mit großer Dankbarkeit und zwar meinem Arzt und allen Mächten gegenüber, die an meiner Gesundung beteiligt waren. Natürlich habe ich das Gewicht kontrolliert, und dieses war von den 42 kg, die nach der Entlassung von Herdecke bestanden, in dem halben Jahr auf 48 kg angestiegen. Der gute Zustand hielt in der Folgezeit an."

Ich muß aber noch etwas gestehen, daß ich nämlich, nachdem die Patientin sich für Weiß entschieden hatte, unmittelbar aus der Farbe und Schrift auf Apocynum als Simillimum gekommen war, und zwar durch einen Vergleich der Schrift mit der einer anderen Patientin, der ich seinerzeit mit Apocynum sehr gut helfen konnte. Ein Vergleich dieser beiden Schriften zeigt die unverkennbare Ähnlichkeit.

Interessant ist noch, daß Apocynum cannabinum auf Deutsch „Der Hundswürger" heißt. Wenn ein Hund aus einer gewissen Notwendigkeit heraus Gras und dabei diesen „Hundswürger" mitfrißt, kommt er zum Würgen und Erbrechen. Bei unserer Patientin kam es beim ersten Bissen ebenfalls dazu. So wurde das Würgen der Patientin durch den potenzierten „Hundswürger" ausgeheilt.

Mir fallen noch zwei Besonderheiten ein, die gerade diesen Fall betreffen. Da ist einmal die Mithilfe der Handschrift zur Fallösung. Ich möchte beide Handschriften bringen: Einmal die Handschrift unserer Patientin und zum anderen die der Patientin, die dieselbe Farbe (Weiß) und eine ähnliche Schrift hat.

14.10.'92

Sehr geehrter, lieber Herr Doktor
　　　　　　　　　Müller,

schon lange wollte ich Ihnen
ein Foto meiner letzten großen
Arbeit schicken. Leider gibt es
bis jetzt kein wirklich zufrieden-
stellendes, weil es immer noch
an der richtigen Beleuchtung in der
Kirche fehlt. Aber ich wollte Sie
auch nicht länger warten lassen,
waren Sie doch so maßgeblich daran
beteiligt, daß ich diese Arbeit überhaupt vollenden konnte, daß mir
die Kräfte wieder und dadurch Hoffnung, Lebens- und Schaffensfreude
zuströmen, und die nun schon über
ein Jahr anhält. Ich möchte
Ihnen nochmals von ganzem Herzen
meinen Dank sagen. Darin einge-
schlossen ist auch mein Dank an
Ihre Gattin, die uns so unermüdlich

Schriftprobe Fall 2

Ein kleiner Vogel will durch den Zaun, den ich von unserem Garten aus sehen kann, fliegen. Sein Kopf ist durch, er kann nicht mehr vor - nicht mehr zurück. Sein Hals ist wund, wie rohes Fleisch. Ich denke, er kann doch da nicht durch, er ist verletzt, das muß ihm doch sehr weh tun! Ich bin eine große Amsel und versuche ihn zurück zu halten. Aber der kleine Vogel registriert meine fürsorgliche Absicht überhaupt nicht. Ich bin verzweifelt.

Soweit ich mich erinnere kam der kleine Vogel von selbst frei - ja genau - an das Empfinden am Ende des Traumes erinnere ich mich wieder gut:

Ich war baff und ruhig, froh und erstaunt wie der Kleine selbstverständlich und scheinbar schmerz- und schadlos davonflog.

---○---

Den Traum träumte ich mit 29. Es war der Garten meiner Kindheit.

Schriftprobe eines anderen Apocynum-Falles

Denken Sie beim Vergleich der Handschriften daran, daß es nicht darauf ankommt, wie der einzelne Buchstabe (besonders die großen Buchstaben) geformt ist, denn das hängt meist von der Ausbildung ab, sondern in welcher Richtung die Schrift liegt und vor allem, ob der Rhythmus ähnlich, sehr ähnlich, ist. Wenn Sie eine Zeile der einen Schrift lesen, müssen Sie ohne Schwierigkeit in demselben Rhythmus die andere Schrift weiterlesen können.

Die zweite Besonderheit ist eine Kuriosität. Ich hatte die Patientin gebeten, mir einige Fotos ihrer Werke mitzubringen, was sie dann auch tat. Diese Werke sind beeindruckend, und Sie werden fasziniert davon sein: Die an einer Magersucht Leidende schafft Bilder, die ihrem Wunschtraum entsprechen. Unter anderem sehen sie ein Bild, das die Künstlerin bei der Vollendung ihrer Christusstatue zeigt.

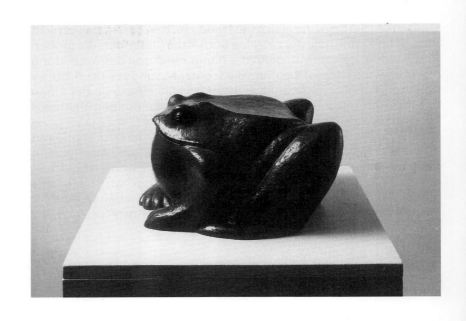

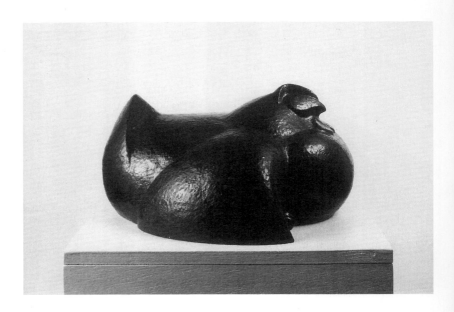

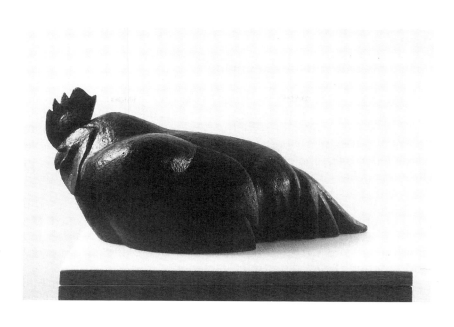

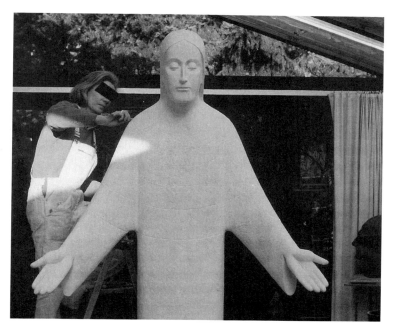

Fall 3

Schizophrenie mit Suizidneigung

Am 10.11.1982 war die 50jährige Patientin zum ersten Mal bei mir. Auffällig bei ihr ist, daß sie nicht besonders gepflegt aussieht und außerdem ein so verspanntes und verkrampftes Gesicht hat, wie man es nur selten sieht. Ich wußte bei diesem Bild, daß diese Frau immer unter einer wahnsinnigen Spannung stehen muß. Aber noch etwas fiel mir auf: Die Patientin schaute mich an und auch wieder nicht: Ihr Blick ging durch mich hindurch. Der Blick war starr.

So können eigentlich nur Leute aussehen, die unter starken Neuroleptika stehen, sagte ich mir, und so war es denn auch. Die Patientin war gerade aus der Landesheilanstalt entlassen worden und stand außer unter der Wirkung eines Depot-Neuroleptikum unter der fortlaufenden Behandlung mit Gliamenon.

1974 war bei ihr während ihres Urlaubs in Spanien zum ersten Mal eine Schizophrenie festgestellt worden, die anfangs in Schüben verlief, so daß sie das Amt einer Redakteurin in einem deutschen Werk, wenn auch mit Unterbrechungen, weiter ausfüllen konnte. Seit September 1980, das sind jetzt 2 1/4 Jahre, arbeitet sie nicht mehr, weil ihre Zwangsvorstellungen ununterbrochen bestehen bleiben.

In solchen Fällen lasse ich die fachärztlich verordneten Mittel zunächst weiter einnehmen, bis ich mit ziemlicher Sicherheit das für die Patientin passende homöopathische Mittel gefunden und Erstererfolge festgestellt habe.

Es kam also darauf an, das nächstliegende Mittel zu finden, und deshalb bestellte ich die Patientin zu einem abendlichen Gespräch. Bevor dieses Gespräch aber stattfinden konnte, mußte die Patientin wieder eingewiesen werden, und zwar in die Psychiatrie der Universitätsklinik Bonn.

Ich bringe zunächst den von dieser Klinik angefertigten Bericht:

... wir berichten Ihnen über die Patientin, die sich vom 22. Februar bis 29. März 1983 in unserer stationären Behandlung befand.

Diagnose: uncharakteristisches Basisstadium einer schizophrenen Psychose.

Bei der Aufnahme berichtete Frau...., daß sie 1974 während einer ausgelassenen Feier auf Formentera erstmals mit einer „totalen Katatonie" erkrankt sei, sie habe Tag und Nacht Horror-Träume gehabt, während dieses Zustandes habe sie alles überlaut gehört, viel deutlicher als sonst, es habe ein Gefühl bestanden, als ob sie sich von außen betrachten könne, sie sei von innen heraus wie gelähmt gewesen, habe nicht mehr sprechen können, kein Gedanke sei ihr in den Kopf gekommen. Ein Zittern am ganzen Körper habe diesen Zustand abgelöst, sie habe sich verfolgt gefühlt, es sei ein Komplott gegen sie im Gange gewesen. Sie habe gedacht, die Leute sprächen hinter vorgehaltener Hand über sie. Wieder in der Bundesrepublik sei hier mehrere Wochen stationär psychiatrisch behandelt worden. Sie habe sich seitdem nie mehr wie vorher gefühlt. Der Elan sei geschwunden, ihr Selbstbewußtsein sei immer winziger geworden. Sie habe sich isoliert, lustlos und ständig müde gefühlt. In Gesprächen sei sie mit ihren Gedanken manchmal ganz woanders, sie könne nicht mehr denken, es sei eine totale Leere, manchmal komme sie vom Hölzchen auf das Stöckchen.

1979 habe sie eine Heilfastenkur gemacht, dabei seien ihre Medikamente abgesetzt worden, nach mehreren Monaten seien zu Hause schließlich wieder Ängste, Verfolgungsideen und eine Geräuschüberempfindlichkeit aufgetreten; damals sei sie in die Rheinische Kandesklinik nach Merheim gekommen. In der Folgezeit habe sie sich überhaupt nicht mehr konzentrieren können, 1981 habe sie eine weitere Heilfastenkur gemacht, nach 3monatiger Medikamentenfreiheit sei sie wieder überängstlich geworden, sie habe einen Bekannten für ihren Mörder gehalten, Autofarben hätten eine besondere Bedeutung für sie gehabt, schließlich sei sie wieder nach Merheim eingewiesen worden. Im ersten Halbjahr 1982 habe sie wiederum keine Medikamente eingenommen, was zu einer stationären Behandlung in der Univ. Nervenklinik Mainz geführt habe. Im November 1982 sei die Psychose erneut exacerbiert, wiederum nach Medikamentenpause, die Behandlung sei wieder in Merheim erfolgt. Damals seien erstmals lebensmüde Gedanken aufgetreten, sie habe überlegt, in den Rhein zu springen, sie glaube, nichts mehr tun zu können, ohnmächtig und ohne Initiative zu sein.

Verlauf: Etwa 1 Woche nach der Aufnahme kam es bei Frau..., die mittlerweile etwa 14 Tage medikamentenfrei war, zu einer Wahnstimmung. Frau... fühlte sich durch allerlei Geräusche geängstigt, dachte wieder an den Beginn ihrer Psychose zurück, glaubte, sie könne auch hier wieder verfolgt werden, der formale Gedankengang wurde zunehmend gelockert, es kam wieder zu einer Eigenbeziehungstendenz, Geräusche im benachbarten Wald beunruhigten sie erheblich, sie überlegte, ob die Geräusche eine Bedeutung für sie hätten. Unter einer Behandlung mit Glianimon (maximal 2 x 8 mg i.v.) kam es zu einem prompten Verschwinden der psychotischen Erlebnisse, die Glianimon-Dosis konnte kontinuierlich reduziert werden. In Anbetracht dessen, daß sich Frau... in der Vergangenheit durch hochpotente Neuroleptika stets erheblich eingeengt fühlte, zogen wir es vor, weitestgehend mit niederpotenten Neuroleptika zu behandeln. Frau... konnte dazu motiviert werden, diese auf Dauer einzunehmen, ihr konnte klargemacht werden, daß die mehrmaligen Exacerbationen ihrer Psychose in der Vergangenheit vorwiegend auf das Absetzen der Medikamente zurückzuführen waren. Bei der Entlassung imponierte nur noch das vorwiegend im Subjektiven bleibende asthenische Bild, welches sich jedoch gegenüber dem Aufnahmezustand gemildert zeigte. Frau... entwickelte auf Station vielfältige Aktivitäten, sie nahm teil an Gruppengymnastik, Beschäftigungstherapie, Trainings- und Malgruppe. Frau... ist motiviert, ihre Tätigkeit bei der Lufthansa wieder aufzunehmen, mittlerweile ist sie ja schon über 1 1/2 Jahre krankgeschrieben.

Übergangsweise halten wir es für sinnvoll, sie in der Tagesklinik der Kölner Univ. Nervenklinik zu betreuen.

Letzte Medikation: Melleril 3 x 25 mg und zur Nacht 50 mg, Glianimon zur Nacht 1 mg.

Nach der Entlassung kam es dann zur

Psychoanamnese

„Ich wurde in einem kleinen Ort am Rhein geboren. Mir ist später erzählt worden, daß die Mutter meiner Mutter sich während der Schwangerschaft vor einen Zug geworfen hat. Meine Mutter selbst starb Wochen nach meiner Geburt an Kindbettfieber. Als ich ein Jahr war, heiratete mein Vater wieder, und es kamen zwei Jungen zur Welt, die zwei bzw. drei Jahre jünger sind als ich.

Der Vater behielt meine Mutter in sehr guter Erinnerung, und so kam es vielleicht dazu, daß meine Stiefmutter mich zu einer Frau erziehen wollte, die meiner Mutter ähnlich war. Ich nehme an, daß sie ihm damit eine Freude bereiten wollte. Ich weiß nur, daß ich unbedingt die Zuneigung meiner Stiefmutter gewinnen wollte und ihr von draußen immer wieder Blümchen mitbrachte, die ich gepflückt hatte. Mehr weiß ich nicht aus dieser Zeit, und ich meine, daß meine Erinnerungen durch das LSD ausgelöscht worden sind, das ich mit 42 genommen habe, denn vorher waren sie meiner Meinung nach vorhanden.

Als ich zehn Jahre alt war, wurden wir nach Schleswig-Holstein evakuiert und ich weiß noch, daß ich dort Depressionen hatte. Ich weiß nicht, was daran schuld war. Vielleicht hatte ich es von meiner Großmutter geerbt, die vor ihrem Selbstmord durch den Zug oft Depressionen hatte und in Anstalten eingewiesen worden war, vielleicht aber auch, weil ich zu vielen Dreckarbeiten hinzugezogen wurde und mir mißbraucht und ausgenutzt vorkam. Ich mußte z.B. immer die schmutzigen Schuhe meiner Brüder putzen.

Als ich zwölf Jahre alt war, war ich zum ersten Mal verliebt, und zwar in einen jungen Bauernsohn. Ich muß ihn sehr gern gehabt haben, denn ich litt sehr, als er einmal vom Rad stürzte und einige Tage im Bett lag. Ich schrieb damals einige Liebesbriefe an diesen Jungen, die ich aber nie abgeschickt habe und die von meiner Stiefmutter gefunden wurden. Sie schrie mich an mit den Worten, daß ich auch eine Gefahr für ihre Jungen sei, und prügelte mich windelweich. Ich wurde während der Pubertätsjahre überhaupt oft von ihr geprügelt, aber das Sonderbare bei diesen Prügelstrafen war, daß sie immer 2-3 Tage nach der Untat verabreicht wurden.

Ich weiß noch, daß ich mich beherrschte, um nicht zu schreien, und das gelang mir auch. Einmal war sie so böse, daß sie mich an der Kehle packte und dabei schrie, sie würde mich umbringen, und einmal lief sie mir nach und schüttete mir eine Schüssel heißer Seifenlauge über den Kopf.

Ich habe das alles meiner Stiefmutter verziehen, denn sie hatte nach der Einziehung meines Vaters viel Arbeit und kein leichtes Leben, aber ich werde das nie vergessen.

Es ist schade, daß ich an meine Kindheit überhaupt keine schönen Erinnerungen habe, aber es gab wirklich nichts Schönes. Ich wurde immer überwacht und durfte nichts unternehmen, wie ich z.B. auch nicht mit meinen Mitschülerinnen irgendwohin gehen durfte.

Mit 13 gingen wir zu meinem Geburtsort zurück, und dann kam 1946 mein Vater aus dem Krieg zurück. Er war für mich ein fremder Mensch geworden, und ich hatte überhaupt keine Beziehung mehr zu ihm. Vielleicht lag es daran, daß meine Eltern sich gegen mich verschworen, so kam es mir wenigstens vor, und gegen mich arbeiteten. So ließen auch meine Depressionen nicht nach, bei denen ich immer so emotionslos wurde, mir wie ausgetrocknet vorkam und zu keiner Reaktion fähig war.

Mit 17 besuchte unsere Klasse einen Film über Syphilis, wobei gezeigt wurde, daß diese Krankheit sogar durch einen Kuß übertragen werden kann. Da ich zu Hause noch nicht aufgeklärt worden war, nahm ich mir alles zu Herzen, und es kam dazu, daß ich fest überzeugt war, auch krank zu sein. Schuld daran war, daß ich in der Straßenbahn einmal mit meinen Lippen an eine Stange gekommen war, an der sich vorher ein Mann festgehalten hatte.

Als ich zur Tanzschule ging, erlebte ich dasselbe wie vorher und nachher: Ich wurde ständig überwacht und kontrolliert, und man ließ mich kaum frei atmen.

Ich wollte schon mit 13 Schauspielerin werden und deswegen auch mit der mittleren Reife abgehen, aber ich mußte weiter auf der Schule bleiben und mein Abitur machen, das ich mit ganz guten Noten bestand. Ich mußte dann Wirtschafts- und Sozialwissenschaften studieren, gab meine Diplomarbeit aber nie ab, weil ich zu viele Hemmungen davor hatte.

Ich fing dann bei einer amerikanischen Firma in Deutschland an, wobei ich alles mögliche machte, wie die ganze Werbung, Korrespondenz, Übersetzungen u.a.m. Ich konnte Englisch, Spanisch und Holländisch, was ich während des Studiums und als Autodidakt erlernt hatte. Inzwischen habe ich die Fremdsprachen fast vollständig vergessen. Nach fünf Jahren in dieser Firma habe ich mich bei einer deutschen Firma beworben und arbeitete dort dann als Textredakteurin in der Werbeabteilung.

Zunächst machte mir diese Arbeit viel Spaß, doch durch die Intrigen meines Chefs und dessen Vorgesetzten wurde sie mir bald verleidet. Bis Mitternacht kamen Anrufe von ihnen, die sowohl bedrohlich als auch anzüglich waren und mich demütigen sollten.

Mit 42 machte ich Urlaub in Spanien und hatte dabei folgendes Erlebnis: An einem Abend lernte ich einige Leute kennen und lud sie zu mir ein. Es stellte sich dann heraus, daß es sich um palästinensische Sympathisanten handelte, die viel Unruhe und Aufruhr in meine Wohnung brachten und mir Getränke aufzwangen, die nach den späteren klinischen Vermutungen LSD enthalten haben mußten. Nach dem Trinken schlief ich ein und wurde am nächsten Tag gar nicht richtig wach. Ich hatte eine vollständige Starre und konnte mich nicht bewegen.

Als dies vorbei war, kam ich in einen Horrortrip mit panischer Angst, wobei ich fürchtete, verfolgt und ermordet zu werden. Ich lief zur Polizei, um von dieser beschützt zu werden, jedoch brachte diese mich von der Insel Formentera zunächst nach der Insel Ibiza, wo ich in eine Casa de Benificiencia, d.i. eine Klinik für die Armen, kam. Wegen meiner Unruhe sperrte man mich ein, bis mich eine Woche später mein Bruder, der Internist ist, abholte. Er brachte mich in meine Kölner Wohnung, und ich ging wieder zu meiner früheren Firma.

Nach einem Monat kam schon wieder etwas dazwischen, Jean Paul, einer der palästinensischen Sympathisanten, besuchte mich und überredete mich, ein Darlehen von 80.000,- DM aufzunehmen, das er mir dann abnahm, um seine Schmuggelgeschäfte zu finanzieren, die darin bestanden, daß er Drogen aus England holte. Außerdem hatte er eine Paranoia, benahm sich vollkommen verrückt und steckte mich regelrecht damit an. Als ich nicht mehr weiter wußte, rief ich meinen Bruder, der dann mit meinem Vater kam, und beide brachten mich in eine geschlossene Anstalt, in den Tannenhof in die Eifel. Ich blieb zehn Wochen dort und verlor durch die vielen Psychopharmaka vollkommen mein Gedächtnis. Ich ging nach meiner Entlassung wieder arbeiten und machte zwei Jahre nach der betreffenden Spanienreise, also 1976, mein Examen als Werbefachwirt.

Nach meiner Entlassung mußte ich weiter Psychopharmaka einnehmen und erlebte, daß ich dadurch immer mehr organische Beschwerden bekam. Um die Wirkung abzuschwächen, begann ich mit Alkohol. Dazu kamen aber auch immer mehr Ängste. Ich hatte ständig Angst, verfolgt zu werden, und um mein Leben. Außerdem wurde mir immer mehr zur Gewißheit, daß unsere ganze Familie ausgerottet werden sollte, und ich hatte Furcht vor einer Kastration meiner Brüder und meines Vaters.

Eine besondere Furcht hatte ich vor Autos, und die Gefährlichkeit dieser hing von ihrer Farbe ab. Orange war schon schlimm, und das steigerte sich über rot bis schwarz. Nur die blauen Wagen waren ungefährlich, und wenn ich mit meinem Auto unterwegs war und einen blauen Wagen sah, hatte ich den Zwang, hinter diesem herzufahren, denn er war der einzige Wagen mit Realität.

Wenn ich durch das Fenster sah, daß ein schwarzer Wagen vorfuhr, wußte ich, daß ein Exekutionskommando aussteigen würde. Ich wußte, daß sie die Treppe heraufkommen und sich mit einem Nachschlüssel Eintritt verschaffen würden. Sie kamen, um mich zu vergewaltigen und meine Glieder dann einzeln und Stück für Stück abzutrennen, denn das ist die grausamste Tötungsmethode.

Auch vor Hunden habe ich Angst. Besonders fürchte ich mich vor schwarzen Hunden und dabei besonders wieder vor Schäferhunden. Wenn sie kommen, werde ich weglaufen, aber sie werden mich verfolgen, bis ich vor Müdigkeit umfalle, und dann werden sie über mich herfallen und mich zerfleischen.

Diese Furcht vor dem, was mir bevorsteht, quält mich so, daß ich oft an Selbstmord denke, um diese Furcht zu beenden. Ich will mit meinem Auto von einer Brücke fahren, mich erhängen oder ein Pflanzenschutzmittel nehmen. Ich habe mir schon Metasystox gekauft, hatte aber noch nicht den Mut, es einzunehmen. Eine andere Möglichkeit wäre vielleicht, mich verhungern zu lassen, und das wäre ideal, weil es nicht weh tut.

Aber um mich kümmern sich immer wieder so viele Leute, die das merken und verhindern würden. Ich muß schon etwas anderes tun. Vielleicht übergieße ich mich und die Katzen mit Benzin und lasse uns verbrennen, in der Wohnung oder im Parkhaus in meinem Auto.

Nein, ich begehe keinen Selbstmord, denn ich habe ja die Katzen. Sie werden von mir verwöhnt und hängen an mir, und deshalb darf ich nicht sterben. Wenn ich sterbe, würden sie leiden, und das darf nicht sein. Vielleicht würden sie nach meinem Tod zerstückelt und in Paketen verschickt, wie es neulich einmal geschehen ist.

Ich habe Angst vor allen fremden Leuten und besonders vor den dunkelhaarigen. Ich gehe deshalb nicht gern auf die Straße, denn alle erkennen mich als die, die umgebracht werden soll.

Über mir wohnt Ajmer, ein kleiner Inder, der immer sehr freundlich zu mir ist. Er weiß von meiner Angst und trampelt besonders laut in seinem Zimmer und die Treppe herunter, um die Mittelsmänner zu verjagen. Aber ich fürchte, daß er sich doch einmal von diesen bestechen läßt und mich ausliefert.

Ich lasse oft meine Türschlösser auswechseln, damit die Nachschlüssel meiner Verfolger nicht mehr passen. Aber sie besorgen sich immer wieder neue. Ich ziehe mir rote Slips an, damit man das Blut nicht sieht, wenn sie mich in Scharen vergewaltigen. Vor der Hinrichtung werden sie das auf jeden Fall tun. Ich telefoniere viel und habe immer Angst, eine falsche Nummer zu wählen und damit die, die eine Neutronenbombe zündet. Ich habe eine Reinkarnation in die Heinzelmännchenfrau erlebt. Ich bin als solche die Frau, die die Heinzelmännchen dadurch aus Köln vertrieben hat, daß sie Erbsen streute. Als Strafe muß ich am Heinzelmännchenbrunnen wohnen und werde „die Erbse" genannt.

Eine meiner Katzen hatte eine Maus gefangen, die sich dann in meinen Handarbeitskorb rettete. Ich streichelte sie und wollte sie frei lassen. Dann aber überlegte ich mir, daß der Kater sie sicher nicht mehr fressen würde, wenn sie einmal meinen Geruch aufgenommen hatte. Er tötete sie doch, und ich geriet in Panik. Ich erlebte mich als Mörderin und zugleich als Ermordete und rannte im Nachthemd auf die Straße. Im benachbarten Restaurant bat ich, die Polizei zu rufen, damit man mich als Mörderin festnehmen würde. Sie transportierten mich dann in eine Klinik. Das war im September 1981, und seitdem arbeite ich nicht mehr. Daß ich 1983 wieder eingewiesen wurde, wissen Sie ja."

Diese Anamnese lief natürlich nicht so glatt ab, wie ich das geschildert habe. Es war eine ganze Reihe von Sitzungen notwendig, und es gab auch solche, bei denen die Patientin praktisch nichts Verwendbares sagte.

1. Auswertung

Ich hatte damals, es sind immerhin zehn Jahre her, noch nicht die Erfahrung wie heute und habe meine Mittelsuche tatsächlich auf der Psychoanamnese einer psychisch Schwerkranken aufgebaut.

Auf welche Mittel kam ich damals? Natürlich auf eines der Mittel, das am meisten durchgeprüft worden war und zu den Mitteln gehörte, die die meisten psychischen Symptome haben. Ich kam auf Stramonium und glaubte damals, das richtige Mittel gefunden zu haben, weil sich ein Erfolg einstellte, der nach meiner Beobachtung auch über ein Jahr anhielt. Ich verlor die Patientin dann aus den Augen.

Sie kam 1990, also sieben Jahre nach unserer letzten Begegnung, erst wieder zu mir. Es ging ihr nicht gut. Sie war in allen diesen Jahren jedes Jahr mehrmals, wenn auch immer nur für kürzere Zeit, in psychiatrischen Kliniken und inzwischen berentet worden.

Natürlich gab ich ihr dasselbe Mittel wie damals, nämlich Stramonium in der M. Potenz, aber zu meiner Überraschung ohne den geringsten Erfolg.

Ich dachte darüber nach und kam zu dem Schluß, daß ihre immer in Schüben auftretende Krankheit damals für längere Zeit keinen Schub hatte, also sehr positiv aussah. Ich hatte diese Beschwerdefreiheit natürlich Stramonium zugerechnet, war jetzt aber davon überzeugt, daß das ein grundlegender Irrtum war.

2. Auswertung

Inzwischen war ich aber weitergekommen: Ich hatte zu meiner Mittelfindung die Lieblingsfarbe und die Handschrift hinzugezogen.

Mit der Handschrift hatte ich keine Schwierigkeiten, hatte sie mir doch schon damals viele Briefe geschrieben. Schwieriger war die Farbenwahl.

Zuerst wählte sie ein dunkles Grün, dann ein dunkles Braun und schließlich ein dunkles Lila. Ich verglich wie immer die Farben mit den Schriften und kam dabei auf Lila. Ich fand sowohl bei der gewählten grünen als auch bei der braunen Farbe keine ähnliche Schrift.

Außerdem wechselte sie bei wiederholter Befragung bei Grün und Braun mit ziemlicher Verschiedenheit die Rubriken, während sie bei Lila ziemlich konstant war:

Zunächst hatte sie 17 E 8 gewählt, um sich dann auf 18 C/D 8 zu verbessern. Für Lila sprach auch, daß sie die an mich gerichteten Briefe oft mit lila Tinte abgefaßt hatte.

Ich kam beim Vergleich mit anderen Schriften bei derselben Farbe mit ziemlicher Sicherheit auf nur ein Mittel, nämlich auf Aqua marina. Die Auseinandersetzung mit der Symptomatik von Aqua marina brachte dann auch viele Übereinstimmungen.

So bringt Julian, der sich eingehend mit diesem Mittel befaßt hat, an der Spitze der psychischen Symptome „Verfolgungswahn" (1). Leider hat Barthel diese Besonderheit in sein sonst ausgezeichnetes Synthetisches Repertorium nicht übernommen. Hier wird das Mittel in den entsprechenden Rubriken S. 322, 327 und 623 nicht aufgeführt, wohl aber in der Rubrik "Wahn, wird beobachtet" (2).

Allen und Boericke bringen nichts von Aqua marina, wohl aber Clarke [4], der auf S. 150 als wichtigstes Symptom anführt:

„Aq. mar. has been principally used (in high potencies) for the effects of residence near the sea."

Und später:
„The leading indication for it is:
< at seaside; or on the sea."

Dieses Symptom wird auch im Synthetischen Repertorium aufgeführt (3). Es ist eigentlich selbstverständlich, daß der Aufenthalt an der See bei "Meerwasser" als Ausgangsstoff eine Rolle spielen muß. So ist es gar nicht verwunderlich, daß die Schizophrenie bei unserer Patientin, die sicher schon immer eine Veranlagung dafür hatte, dadurch ausgelöst worden ist, denn diese Krankheit trat ja zum ersten Mal an der spanischen Küste auf.

Ich finde, daß sich bei dieser Patientin schon in der Kindheit eine Störung der Persönlichkeitsstruktur zeigte. Wie sie sagte, hatte sie schon mit zehn Jahren Depressionen und meint, daß eine auslösende Ursache sein könnte, daß sie so viel zu Drecksarbeiten hinzugezogen wurde. Sie mußte z.B. die verschmutzten Schuhe ihrer beiden Brüder putzen, die sieben und acht Jahre alt waren. Sie kam sich dadurch mißbraucht und ausgenutzt vor, wie sie sich auch darüber beklagte, von ihrer Stiefmutter ständig überwacht und oft mißhandelt worden zu sein. Ihre Eltern hätten sich überhaupt gegen sie verschworen.

Ich glaube nicht, daß die angeführten Beispiele ihre Vorwürfe genügend argumentieren, und außerdem spricht der Besuch einer Tanzschule und der höheren Schule bis zum Abitur gegen die den Eltern vorgeworfene und ihre Entwicklung störende Ungerechtigkeit. Ich glaube eher, daß sie schon damals schwierig war und eine etwas härtere Hand brauchte.

Mit 17 bekam sie eine ausgesprochene Phobie vor Syphilis, und das finde ich auch nicht normal. Genausowenig glaubwürdig wie der Vorwurf gegenüber ihren Eltern ist dann der über ihren Chef und ihre Vorgesetzten, die sie fortlaufend bis nachts angerufen und sie dabei bedroht und gedemütigt haben sollen.

Alles das dürften schon Vorboten der schizophrenen Psychose gewesen sein, die 1974 in Spanien zum Ausbruch kam.

Hinweis auf das Simillimum Aqua marina

1: Verfolgungswahn (siehe AMB von Aqua marina nach Julian)
2: Wahn, wird beobachtet (SR I 368):
   Nur sechs Mittel, dabei einwertig
3: Seeküste, Seeluft verschlimmern (SR II 32): *Zweiwertig*
   Beschwerden infolge von Seeküste, Seeluft (SR II 32):
   Nur zwei Mittel, dabei einwertig.

Therapie und Verlauf

Im Juni 1991 war meine alte Patientin also wieder zu mir gekommen. Mit der Farbe und Handschrift war ich mir meiner Mittelwahl ziemlich sicher und gab der Patientin, die willig und ansprechbar war, den Auftrag, die z.Z. verordneten Psychopharmaka allmählich abzusetzen, während ich etwa jeden Monat Aqua marina C 30 gab, und zwar als einmalige Verabreichung. Sie schaffte das auch, und sechs Wochen nach der 2. Gabe von Aqua, als sie also auch kein Psychopharmakon mehr nahm, gab ich das, worauf ich meine ganze Hoffnung setzte, nämlich dasselbe Mittel in der M. Potenz. Das Mittel enttäuschte mich nicht, denn seitdem, und es sind jetzt zwei Jahre her, braucht die Patientin kein anderes Mittel mehr und fühlt sich vollkommen gesund. Sie, die jetzt 61 Jahre alt ist, denkt natürlich nicht daran, irgendeine Arbeit wieder aufzunehmen, sondern gibt sich ganz ihren Hobbies hin.

Ich hatte sowohl in Band I als auch in Band II dieser Reihe einen Fall von Aqua marina gebracht. So unterschiedlich sie auch im einzelnen sind, so haben sie doch eines gemeinsam: Es handelt sich jedes Mal um eine schwere Psychose, und ich muß zusammenfassend sagen, daß mir bisher kein Aqua-marina-Fall ohne eine solche begegnet ist. Zum Vergleich dieser Psychosen erschien mir deshalb in allen drei Bänden die Wiedergabe desselben Mittels wichtig.

Folgerung: Was diese drei Fälle außerdem gemeinsam haben, dessen Darstellung mir wichtig erscheint, ist die Ähnlichkeit nicht nur der Lieblingsfarbe, sondern auch der Schrift.

12.9.90

Lieber Dr. Müller!

Telefonisch erreiche ich Sie nicht, und von Ihnen habe ich auch nichts gehört wegen eines neuen Mittel.

Wenn Sie mir auf Ihre Weise nicht mehr helfen können, dann tun Sie mir doch bitte die Liebe an, mir zu Medikamenten zu verhelfen, die geeignet sind, mein Leben zu beenden, das nur noch aus einem schmerzvollen Quälen durch die Zeit besteht. Ich bin so erschöpft und verbraucht, daß ich nicht mehr weiter kann und auch

1) Ich bekam ein Paket von meiner Schwester aus Heidelberg. (Ich habe selten Kontakt mit ihr). Darin lagen 5 selbstgestrickte Pullover — alle für mich und alle in Pastellfarbtönen. Ich freute mich unendlich.

2) Ich reiste zu Wickhams nach London. (Bei dieser Familie verbrachte ich ein Jahr als au-pair-Mädchen und erlebte eine wunderschöne Zeit). Die Begegnung war wundervoll. Ich fühlte mich geborgen und zu Hause.

— Depressive Phase —

3) Ich begegnete einer Nachbarin, die weggezogen war. Sie schmatten unter
fuhrie und ~~nörgelte~~ =

Schriftprobe Fall Aqua marina (Band I)

bewußter denn je ein Leben zwischen den Stühlen.

Allerdings habe ich sehr über Ihre Bemerkung nachdenken müssen, ich solle doch nicht mit der Musik aufhören. Tatsächlich verspüre ich wieder einen unwiderstehlichen Drang anzufangen und mich auch wieder mit esoterischen Dingen und Praktiken wie Yoga zu beschäftigen. Ich möchte wohl doch nicht die Verbindungen zu Münster und meine Lehrer dort ganz abbrechen und vielleicht auch wieder mit Musik unter einem neuen Aspekt anfangen zu dem ich stehe und mich nicht soviel nach anderen orientieren. Vielleicht haben Sie auch recht, daß mir eine Ausbildung im Handwerklichen nicht gemäß ist und das wie ein viel größerer Berg an Anforderung vor mir stehen würde. Ich sah es als Heilung aber wahrscheinlich sind

So wie bei Aqua marina ist es aber bei jedem Mittel: Farbe und Schrift müssen (mit geringen Abweichungen) übereinstimmen, um das Mittel als Simillimum anzusehen.

Eine Zusammenfassung der Psychosesymptome

Bei der Aufnahme berichtete Frau E., daß sie 1974 während einer ausgelassenen Feier auf Formentera erstmals mit einer "totalen Katatonie" erkrankt sei, sie habe Tag und Nacht Horror-Träume gehabt, während dieses Zustandes habe sie alles überlaut gehört, viel deutlicher als sonst, es habe ein Gefühl bestanden, als ob sie sich von außen betrachten könne, sie sei von innen heraus wie gelähmt gewesen, habe nicht mehr sprechen können, kein Gedanke sei ihr in den Kopf gekommen.

Ein Zittern am ganzen Körper habe diesen Zustand abgelöst, sie habe sich verfolgt gefühlt, es sei ein Komplott gegen sie im Gange gewesen. Sie habe gedacht, die Leute sprächen hinter vorgehaltener Hand über sie, wieder in der Bundesrepublik sei sie hier mehrere Wochen stationär psychiatrisch behandelt worden. Sie habe sich seitdem nie mehr wie vorher gefühlt. Der Elan sei geschwunden, ihr Selbstbewußtsein sei immer winziger geworden. Sie habe sich isoliert, lustlos und ständig müde gefühlt.

In Gesprächen sei sie mit ihren Gedanken manchmal ganz woanders, sie könne nicht mehr denken, es sei eine totale Leere, manchmal komme sie vom Hölzchen auf das Stöckchen. 1979 habe sie eine Heilfastenkur gemacht, dabei seien ihre Medikamente abgesetzt worden, nach mehreren Monaten seien zu Hause schließlich wieder Ängste, Verfolgungsideen und eine Geräuschüberempfindlichkeit aufgetreten, damals sei sie in die Rheinische Landesklinik nach Merheim gekommen.

In der Folgezeit habe sie sich überhaupt nicht mehr konzentrieren können, 1981 habe sie eine weitere Heilfastenkur gemacht, nach 3-monatiger Medikamentenfreiheit sei sie wieder überängstlich geworden, sie habe einen Bekannten für ihren Mörder gehalten, Autofarben hätten eine besondere Bedeutung für sie gehabt, schließlich sei sie wieder nach Merheim eingewiesen worden. Im ersten Halbjahr 1982 habe sie wiederum keine Medikamente eingenommen, was zu einer stationären Behandlung in der Univ. Nervenklinik Mainz geführt habe. Im November 1982 sei die Psychose erneut exacerbiert, wiederum nach Medikamentenpause, die Behandlung sei wieder in Merheim erfolgt. Damals seien erstmalig lebensmüde Gedanken aufgetreten, sie habe überlegt, in den Rhein zu springen, sie glaube, nichts mehr tun zu können, ohnmächtig und ohne Initiative zu sein.

Da in der deutschen Literatur kein AMB von Aqua marina erschienen ist, bringe ich eine Übersetzung aus "Dictionnaire de matière médicale homéopathique" von O.A. Julian (1. Auflage, Paris 1981, Verlag Massou):

Aqua Marina

Grundlage

Plasma aus Quinton (Meerwasser bei Dieppe, entnommen und in sterile Fläschchen eingefüllt).

Prüfungen

1962-1963 wurde der Versuch von Sankaran aus Bombay „blindlings" durchgeführt mit 6 Versuchspersonen und 2 Zeugen mit 30 CH während 15 Tagen und Bestandsaufnahme der Symptome während 1 Monats. Es existiert eine alte Pathogenese aus dem Jahre 1871 von Wesselhoeft, beschrieben in Allen [6] und Clarke [4].

Allgemeines

- Langsamkeit, Betäubung, allgemeine Unempfindlichkeit, Wohlbefinden oder Depression
- Ängstliche Unruhe
- Fieber morgens gegen 10 Uhr mit augetrocknetem Mund und Kälteempfindlichkeit
- Es sind Fälle von anomaler Schilddrüsenfunktion mit Bluthochdruck und Ausscheidung von Schleimabsonderungen
- Phosphor- oder Kohlenphosphortyp mit Unstabilität des geistigsomatischen Zustandes

System = Nerven, Drüsen, Psyche

1. *Psyche*

- Verfolgungswahn
- Gequältsein, abwesend, aufgeregt
- morgendliche Müdigkeit gegen 10 Uhr fiebrig
- Unfähigkeit des Gehirns, sich zu konzentrieren
- geplagt von unzüchtigen Gedanken,
  Angst vor Verrücktheit, findet Ruhe in der Religion
- mag sich nicht baden
- starke Angstzustände beim Sprechen, Gehen,
  in Gesellschaft, vor eiskalten Getränken, Atmen
- Angst verringert sich zwischen 14.00 Uhr und 16.00 Uhr

2. *Nerven*

- Kopfschmerzen mit Schwindel,
  verschlimmert sich gegen 18.00 Uhr durch Druck, durch Essen,
  Hitze, Bewegung, verbessert sich nach dem Schlaf
- Kopfschmerzen, hauptsächlich an der Stirn oder am Hinterkopf
  und wird empfunden, sobald daran gedacht wird

3. *Drüsen (Schilddrüsen)*

- Abmagerung, Schweißausbrüche
- Zittern

Verdauungsapparat

1. *Mund*

- Speichel gelblich-weiß
- Lippen trocken, besonders nachts, Riß in der Mitte der Unterlippe
- Übelriechender Atem, spuckt Blut, Brennen im Mund
- Schmerzen beim Verschlucken,
  verbessert sich während des Hinunterschluckens,
  verschlimmert sich bei Einnahme von kalten Getränken
- schmerzhafter roter Ausschlag am Kinn

2. Rachen (Schlundkopf)

- Nach dem Essen Schmerzen im Hals
- rechte Mandel schmerzt, Verbesserung durch Druck und Schlaf
- Druck im Hals, hauptsächlich auf der linken Seite, Schleimbildung
- übelriechender Schleim beim Schlucken

3. Magen

- erhöhter Appetit und Durst nach dem Essen um 11.30 Uhr
- Magenschmerzen schlimmer durch Druck und warme Aufschläge

4. Unterleib

- Blähungen, Empfindlichkeit, Schmerzen der Randrippen
- Magenschmerzen am Ende des Blinddarms, verstärkt am Morgen
- Verschlimmerung durch warmes Baden und Ruhe
- Verbesserung durch Bewegung
- Bauchschmerzen gegen 23.00 Uhr, verschlimmert sich durch Druck und Bewegung

5. Mastdarm

- Schwere, Schmerz vor und während der Darmentleerung, sogar bei weichem Stuhl
- anales Brennen, Bluten beim ersten Druck der Stuhlentleerung größeren Umfangs
- Stuhl: hart zuerst, dann weich, umfangreich
- Absonderung kleiner Würmer

Atmungsapparat

1. Hals

- rechts Mandelschmerzen, verschlimmert nach dem Essen, verbessert durch Druck und nachts
- Übelriechendes Schleimsickern morgens, beim Erwachen am schlimmsten

2. *Lungen*

- Brustschmerzen im Zwischenrippenbereich (3. Rippe), am Brustbein
- Schmerzen im Zwischenbereich der 3 letzten Rippen, morgens beim Aufstehen, schlimmer durch Druck, Schmerzen an der Spitze des linken Schulterblattes, besonders abends
- Husten mit kaltem Schleimaufwand, morgens
- Rostgeschmack, schwierig herauszuhusten, schlimm im Rachen

Sinnesorgane

1. *Nase*

- Schnupfen mit Schleim, der das linke Nasenloch verstopft
- Gefühl nur an der Nasenwurzel, verschnupft zu sein
- Dicker Schleim, übelriechend, in den Hals fallend
- Verschlimmern nach dem Essen, Schwitzen, Schlafen

2. *Augen*

- Brennen und schwere Augenlider

Urogenitaler Bereich

- Erhöhte geschlechtliche Lust, aber sexuelle Unfähigkeit
- Samenverlust, gefolgt von Mattigkeit, Schläfrigkeit und Wunsch, sich auszuruhen nach Muskelschmerzen

Bewegungsbereich

1. *Rückgrat*

- Genick-, Rücken-, Brustschmerzen mit Steifheit, Schwere oder Stichen
- Verschlimmerung durch warme Getränke, Hitze, Druck, Berührung

- Halsschmerzen, Steifheit und Schwierigkeit, den Kopf zu bewegen (drehen)

2. *Glieder*

- Rechter Arm schmerzt vom Ellenbogen bis zur Fingerspitze
- Beinschmerzen, Schmerzempfindung der Extremitäten
- Hände- und Fußschmerzen, Schwitzen unter den Achselhöhlen, übelriechend
- Schmerzen der Muskel durch Druck
- Zittern der äußeren Glieder
- Unkontrollierte Bewegungen der Beine, wenn sie auf dem Boden ausruhen

Haut, Nägel, Haare

- Jucken der Zehen, an den Innenschenkeln, in den Falten
- Hautausschlag, bläschenartig im Gesicht, an Wangen, Kinn
- Übelriechender Schweiß an Händen und Füßen

Modalitäten

1. *Verschlimmerung*

- Durch Bewegung, Druck
- durch kalte Getränke, durch Hitze
- durch Unterhaltung, warmes Baden

2. *Verbesserung*

- Durch Essen, zwischen 14.00 Uhr und 16.00 Uhr
- durch Druck, Schlaf
- durch Ruhen

3. *Seitenbezogenheit*

links, nicht ausschließlich
Dosierung: Dynamisierung von 3 DH bis 30 CH
(3. Dezimalpotenz bis 30. Centesimalpotenz)

Diagnose

- Ängstliche, fiebrige, übel nach Schweiß riechende, kopfschmerzempfindliche Fälle
- Brust- und Rückenschmerzen mit Husten und nach Rost schmeckendem Schleimauswurf
- Impotenz trotz Erregung
- Bläschenausschlag

Fall 4

Neurodermitis

Zu mir kommt ein 18jähriges Mädchen, das bei seiner Zierlichkeit ebenmäßige Gesichtszüge hat, so daß es hübsch wäre, wenn das Gesicht und alles, was man von ihm sieht, nicht ekzematös entstellt wäre und dadurch ungepflegt erscheinen würde.

Diese Neurodermitis ist seit fünf Jahren die Plage dieser jungen Dame, die sie oft an den Rand der Verzweiflung getrieben hat. An den Händen ist es mehr der Handrücken als der Handteller, der wie an den übrigen Stellen das trockene, schuppende und sehr stark juckende Ekzem aufweist. Sie hatte mit zwölf Jahren ihre Menarche gehabt. Ihre Menses kamen fast regelmäßig alle 28 Tage, dauerten 4 bis 5 Tage an und waren besonders von 12 bis 24 Uhr stärker.

Sie war immer einen Tag vorher und während der Tage besonders deprimiert und weinte dann. Sie meinte, sie könnte dann auch nicht richtig denken.

Vielleicht ist noch zu erwähnen, daß sie eine Abneigung gegen Käse und ein besonderes Verlangen nach Salz hat.

Ich verordnete verschiedene Mittel, ohne aber einen eindeutigen Erfolg wahrzunehmen. Nach Argentum nitricum, das ich in Abständen von drei Monaten zweimal in der 200. Potenz gab, trat jedes Mal eine Verschlimmerung ein, ohne danach aber eine eindeutige Besserung zu zeigen.

Nachdem ich die Bedeutung der Farben für die Mittelwahl erkannt und aus der Lieblingsfarbe heraus ein Mittel in der M. Potenz gegeben hatte, trat nach einigen Tagen eine eindeutige tiefenpsychologische Reaktion ein. Die Patientin sagte:

„Ich habe in schlimmen Krisen immer schon an Selbstmord gedacht. Dieses Mal wurde das Gefühl aber sehr stark. Eigentlich wollte ich es nicht tun, um tot zu sein, sondern die anderen sollten endlich einsehen, daß es für mich keinen anderen Ausweg geben konnte. Sie sollten endlich merken, daß mein Zustand nicht mehr zu ertragen ist und ich es nicht mehr schaffe, durchzuhalten. Ich haßte meinen Körper. Es genügt einfach nicht, daß ich das sage, sondern ich muß durch Selbstmord beweisen, wie schlecht es mir geht.

Ich habe in diesen Tagen viel gegrübelt. Meine Krankheit kam mir wie eine Gehirnwäsche vor, die mir auferlegt wurde, weil ich in meinem früheren Leben so viele Drogen und Alkohol genommen hatte. Ich konnte wegen der Krankheit nicht mehr unter die Leute gehen und mußte ein Leben führen, wie ich es früher total abgelehnt hatte.

Allmählich wurden meine Gedanken geordneter. Ich fühlte mich zwar noch lustlos, zugleich aber von einer schweren Last befreit. Ich weiß nur nicht, von welcher.

Wenn ich herumsitze, empfinde ich oft Schwindel, ganz vorne, direkt hinter der Stirn, und habe dann ein sonderbares Gefühl: Ich bin auf einem engen Gang, und vor mir ist eine Tür, durch die ich hindurch muß, um in einen anderen Raum zu kommen, und dann muß ich wieder durch eine Tür usw., und ich stelle mir immer wieder vor, daß ich dadurch mit mir selbst weiterkomme. Es ist wie eine Kette von Würstchen, bei der man immer wieder an eine enge Stelle kommt, wo die Würstchen abgeschnürt sind und durch die man hindurchgleiten muß, um weiterzukommen."

Die Haut war danach etwas besser.

Die zweite Gabe des Mittels in der Potenz M gab ich genau sechs Monate später. Die Gemütsreaktion war erheblich schwächer als beim ersten Mal, und einige Zeit später sagte die Patientin:

„Ich fühle mich seit einem Monat nach der zweiten Gabe nicht mehr krank. Ich brauche nur noch alle drei Tage zu baden, was ich früher täglich mußte und kann abends wieder unter die Leute gehen. Ich fühle, wie es mir fast von Tag zu Tag besser geht."

Die Besserung machte weiter Fortschritte, und man kann die Patientin heute, nach einem halben Jahr, fast als gesund bezeichnen. Ab und zu zeigt sich irgendwo auf der Haut eine kleine Effloreszenz, die aber wieder weggeht. Natürlich wird die Haut immer empfindlich bleiben.

Wie war ich auf das passende Mittel gekommen? Das Mittel, auf das ich nach der Farbenvorliebe für Schwarz und aus einer kurzen dementsprechenden Befragung gekommen war, war Argentum nitricum.

Bei den Mitteln mit der Lieblingsfarbe Schwarz waren zunächst Argentum nitricum und Conium in Frage gekommen, weil verschiedene Symptome nur auf diese beiden Mittel hinwiesen. Nun galt es, sich zwischen diesen beiden zu entscheiden. Das war leichter, als ich zunächst gedacht hatte. Beide mögen kein helles Licht und ziehen die Dunkelheit vor, aber da gibt es für Argentum nitricum ein Problem, das Conium nicht kennt, und das ist die Angst.

Conium ist ein Mittel, das kaum Angst kennt, während Argentum voller Ängste ist. So gibt es folgende Schwerpunkte der Unterscheidung:

Argentum sieht allem, was auf sie zukommt, mit Angst entgegen, so den Prüfungen, neuen Bekanntschaften und sogar den Blicken Fremder. Immer ist Angst vor anderen da.

Argentum hat schon in jungen Jahren Ängste und sucht früh Kontaktaufnahme mit einem Partner, der Hilfe und Stütze gibt und Entscheidungen fällt. Das ist auch der Grund dafür, daß Argentum nur schwer allein sein kann.

Conium nimmt, wenn überhaupt, nur spät Kontakt zu einem Partner auf und möchte auch dann diesen möglichst selten sehen. Das sexuelle Verlangen bei Conium ist aus demselben Grund geringfügig, denn auch die Sexualität bedeutet Kontaktaufnahme.

Argentum ist ein Telefonat immer angenehmer als eine Gegenüberstellung, weil nichts beengender und bedrückender ist als der Blick anderer.

Sie reiten auch ausgesprochen gern, denn einmal wird das Selbstbewußtsein dadurch gestützt und zum anderen spielt sicher auch eine Rolle, daß sie höher sind als die anderen, daß sie auf diese hinabschauen können. Reiten war immer ein Privileg für eine „gehobene" Klasse. Da Schwarz mir als Lieblingsfarbe genannt wurde, bedurfte es keiner langen Überlegung mehr, bei der Abwägung der für Conium oder für Argentum nitricum sprechenden Symptome auf das letztere zu kommen. (Ich verwendete noch nicht die Schrift).

Ich hatte, obwohl ich mit Argentum nitricum das Simillimum gefunden hatte, mich zur Abrundung des Gesamtbildes entschlossen, zusätzlich eine umfangreiche Psychoanamnese aufzunehmen und diese auszuwerten.

Psychoanamnese

„Ich bin in Sorge, und zwar um mein Verhältnis mit meinem Freund. Zwischen uns ist eine Kluft entstanden, und ich glaube deshalb, weil er nichts, überhaupt nichts tut. Er ist vor drei Jahren zu Hause rausgeflogen, weil er sich mit seiner Mutter nicht mehr verstanden hat, und er wohnt seit dieser Zeit bei mir, vielmehr bei meinen Eltern. Mein Vater will das aber auch nicht mehr mitmachen, weil er bisher keinen Pfennig dafür bezahlt hat. Piesen könnte ja etwas tun, denn er ist immerhin 20 Jahre alt, aber er hat einfach keine Lust dazu. Piesen heißt er übrigens, weil er immer so pieselig, d.h. schlechter Laune, ist.

Er hat nie etwas gearbeitet, woran ich aber aber auch Schuld trage, weil ich eben auch nichts tue. Meine Eltern sorgen für uns, und warum sollten wir dann überhaupt etwas tun? Wir lassen uns hängen und tun nichts als fernsehen, essen oder schlafen, und ab und zu male ich, während Piesen viel auf seiner Gitarre spielt.

Ich wollte schon immer Hutmacherin werden, konnte mit der Lehre aber nicht anfangen, weil ich tagsüber immer schlafe. Das hat vor einiger Zeit angefangen, als ich wegen meines Ekzems und des damit verbundenen Juckreizes nachts nicht mehr schlafen konnte. Ich habe mich daran gewöhnt, um 3 oder 4 Uhr ins Bett zu gehen und bis 12 oder 13 Uhr zu schlafen. Auch jetzt, da ich kein Ekzem und auch keinen Juckreiz mehr habe, gehe ich nicht früher ins Bett, weil ich einfach noch nicht schlafen kann. Ich habe mich an diese Zeitverschiebung gewöhnt.

Ich bin jetzt auf der Wohnungssuche und habe schon Anzeigen dafür aufgegeben, weil mein Vater nicht mehr zuläßt, daß mein Freund weiter bei uns wohnt. Meine Mutter hat mir versprochen, die Miete zu zahlen.

Ich war schon einmal von zu Hause weg, als ich 16 war. Ich war ein halbes Jahr bei einer Freundin, weil ich mich mit meinen Eltern nicht mehr verstand. Unser schlechtes Einvernehmen lag in der Hauptsache wohl daran, daß ich zuviel Drogen nahm. Ich hatte mit Hasch angefangen, und dann kam noch Valium, Captagon und auch Alkohol dazu. Ab und zu habe ich auch LSD genommen.

Mit zwölf fing ich an zu rauchen, und mit 13 versuchte ich es zum ersten Mal mit Hasch. Mit LSD ging es mir sehr schlecht. Als ich es zum ersten Mal nahm, nahm ich nur einen halben Trip. Es ging mir dann sehr gut: Ich saß in einer dicken Glaskugel mit viel Watte und dachte, daß mir niemand etwas anhaben könnte. Als ich über die Straße ging, kamen mir die anderen so nichtssagend und unbedeutend vor, und ich stand weit über ihnen.

Als ich runterkam, empfand ich das Gefühl meiner Schwäche viel stärker als vorher und nahm sofort wieder einen halben Trip, und dann war ich 48 Stunden drauf.

Ich lag in einer Röhre und schwebte mit dieser und erlebte alles von Jenseits. Als mein Vater reinkam, sah er widerlich aus. Er hatte eine riesige Nase und ein verzogenes Gesicht, und ich schickte ihn wieder raus, weil er so häßlich war.

Im Spiegel hatte auch ich ein verzogenes Gesicht und hätte es mir beinahe mit einem Glassplitter zerschnitten, weil mir der Anblick nicht gefiel.

Zum Schluß bekam ich Angst und hörte nicht mehr auf zu weinen. Meine Mutter bekam Angst und rief die Drogenberatungsstelle an, die sie aber beruhigte und sagte, daß ich wahrscheinlich wieder rauskomme, was dann auch geschah.

Nachher sagte ich mir ‚nie wieder', aber meine Freundin sagte, daß ich in spätestens drei Monaten wieder Lust darauf bekäme und wieder anfangen würde, und das geschah auch. Ich nahm es dann öfter, bis mir allmählich klar wurde, daß ich dabei war, immer tiefer zu rutschen und es nicht mehr weit bis zum Fixen war, weil ich nicht ganz ohne etwas sein konnte. Damit hörte ich dann auf, als meine Eltern mich zur Entziehung wegschicken wollten und dabei waren, das auch zu tun.

Seit einem Jahr nehme ich nichts mehr, und es ist jetzt soweit gekommen, daß ich nichts mehr mag, weder Drogen noch Alkohol. Nur rauchen tue ich noch, aber nicht viel, meist 6 bis 8 pro Tag.

Als ich 17 war, hat ein Arzt eine Abtreibung bei mir gemacht. Ich war vor meinem Freund, den ich ja vor drei Jahren kennenlernte, schon öfter mit anderen Männern intim, zum ersten Mal mit 15. Aber das passierte damals nur, wenn ich unter Drogen oder unter Alkohol stand.

Warum ich überhaupt auf Drogen kam, weiß ich nicht genau, aber vielleicht, weil ich mich zu Hause immer zurückgesetzt fühlte. Meine Oma, die bei uns wohnt, hat meinen zwei Jahre älteren Bruder vorgezogen, und ich werde nie vergessen, daß er immer zuerst gefragt wurde, was er vom Kuchen oder von den Pralinen haben wollte. Ich glaube, daß das daran lag, weil bei den älteren Leuten die Männer immer vorrangig behandelt werden.

Ich war als Kind wenig mit meinen Eltern zusammen, weil diese berufstätig waren und keine Zeit für uns hatten. Sie sind beide Grafiker, und so zeigte ich meinem Vater oft Arbeiten von mir, die ich aus der Schule mitbrachte. Er hatte aber immer etwas daran auszusetzen und zeigte, wie man es besser machen müßte, und die Folge davon war, daß ich mir gar nichts mehr zutraute. Ich hatte keine Lust mehr, ihm überhaupt noch etwas zu zeigen, und glaubte, daß ich nichts mehr fertigbringen könnte. Heute ist es so, daß ich nicht mehr den Mut habe, etwas anzufangen. Wenn ich den Anfang aber gefunden habe, geht es besser, aber auch dann entstehen Schwierigkeiten, weil ich keine Geduld habe. Wenn mir etwas nicht auf Anhieb gelingt, werfe ich es wieder hin.

Ich habe es nur Piesen zu verdanken, daß ich damals aufhörte. Als wir uns kennenlernten, empfand er es als Scheiße und wollte mit mir nirgendwo hingehen, wo es den Stoff gab, und dann ging ich auch nicht mehr dorthin. Ich hatte damals das Gefühl, daß kein Mensch etwas für mich empfinden oder mich leiden könnte. Ich hatte bei den Drogenleuten nie einen richtigen Freund, weil deren Weltanschauung nur noch aus dem eigenen Individuum besteht und sie kein Gefühl mehr für andere aufbringen, weshalb schließlich jeder allein ist.

Piesen war der erste, der mir zeigte, daß ich ihm etwas bedeutete. Das war für mich etwas vollkommen Neues, und ich glaube, daß ich ihm dadurch hörig geworden bin. Als wir einmal total besoffen waren, ließen wir uns auf dem Neumarkt (offener Platz in Köln) trauen und hatten sogar Trauzeugen dabei.

Am Anfang habe ich mit Piesen viel Verkehr gehabt. Später hat mich meine Haut immer mehr gestört, und dann verkehrten wir kaum noch.

Etwas Sonderbares habe ich festgestellt: Wenn ich von zu Hause weg bin, geht es mir mit der Haut besser, und ich bin dann auch aktiver. Wenn ich dann aber wieder zu Hause bin, geht es mir sofort schlechter.

Ich glaube, daß das daran liegt, daß ich zu Hause zu gut versorgt bin und mir alles abgenommen wird und daß ich dadurch kein Selbstbewußtsein und kein Selbstvertrauen bekomme. Ich war 14 Tage bei Freunden, die eine Katze haben, und trotz meiner nachgewiesenen Katzenallergie ging es mir besser. Immer wenn ich von zu Hause weg bin, bin ich mehr auf mich angewiesen, und deshalb geht es mir dann besser.

Wenigstens war alles so, als es mit meiner Haut noch schlimm war."

Auswertung

Auch aus der Anamnese heraus komme ich auf Argentum, wenn ich die Ängstlichkeit und Scheuheit als das Hauptsymptom sehe.

Sie unternimmt nur schwierig etwas Neues, weil sie Angst vor einem Mißlingen hat (1). Nachdem ihr Vater sie zu oft wegen ihrer grafischen Arbeiten und Zeichnungen maßregelte, hatte sie überhaupt kein Selbstvertrauen mehr. Schlimm war es für sie immer zu Hause, weil man sie dort mit nichts belastete und ihr damit auch keine Entscheidungsfreiheit ließ, wodurch sie keine Selbstsicherheit bekommen konnte. Wenn man sie zu Hause nicht so sehr verwöhnt, sondern ihr mehr Verantwortung aufgebürdet hätte, wäre das für sie sicher besser gewesen, obwohl sie damit auch nicht zufrieden gewesen wäre. Ich erlebe überhaupt selten, daß jemand mit seinem Elternhaus zufrieden ist, denn es gibt keine bequemere Möglichkeit, Schuld und Verantwortung für eigene Fehler und eigenes fehlerhaftes Verhalten auf andere abzuwälzen.

Wie sie immer wieder sagt, hat sie kein Selbstvertrauen und fühlt sich dem, was auf sie zukommt, nicht gewachsen (2).

Dazu gehört auch, daß sie eine ausgesprochene Willensschwäche hat, was sich darin zeigt, daß sie so leicht dem Drogenabusus verfallen ist, und vor allem darin, daß sie nach ihren Angaben ohne Piesen nie wieder damit hätte aufhören können (3).

Auch die Abneigung gegen Käse und das Verlangen nach Salz sind im AMB enthalten (4).

Argentum sucht früh Kontakt mit anderen, was sich bei unserer Patientin in ihrem frühen Kontakt mit den Drogenkreisen und im frühen Einlassen auf Männerbekanntschaften zeigt. Sie hat Furcht vor dem Alleinsein (5).

Hinweise auf das Simillimum Argentum nitricum aus der Psychoanamnese

1: Unternimmt nichts aus Furcht vor Mißerfolg (SR I 1022):
Einziges zweiwertiges Mittel
Furcht, etwas zu unternehmen (SR I 515): *Zweiwertig*
Wahn, er hat keinen Erfolg (SR I 348): *Zweiwertig*
Wahn, alles wird fehlschlagen (SR I 271): *Zweiwertig*
Wahn, macht nichts richtig (SR I 331): *Einwertig*

2: Mangel an Selbstvertrauen (SR I 151): *Einwertig*
Furcht vor Unheil (SR I 484): *Zweiwertig*

3: Verlust des Willens (aus Melancholie) (SR I 1064):
    Einziges Mittel und zweiwertig
4: Abneigung gegen Käse (SR II 216): Zweiwertig
   Verlangen nach Salz (SR II 253): Dreiwertig
5: Furcht vor dem Alleinsein (SR I 465): Dreiwertig
   Wahn, ist im Stich gelassen (SR I 253):
       Einziges dreiwertiges Mittel
   Gefühl der Verlassenheit (SR I 532): Zweiwertig
   Verlangen nach Gesellschaft (SR I 142): Dreiwertig

Schlußfolgerung

Die Heilung oder jedenfalls die weitgehende Besserung der Neurodermitis geschah hier nicht durch Mittel, die aus der Organsymptomatik heraus gefunden worden waren, sondern nur durch das, was durch die Farbenvorliebe als passend festgestellt und dann durch die Psychoanamnese bestätigt worden war.

Besonders interessant ist aber, daß die Gabe in der 200. Potenz immer eine verschlimmernde Wirkung hatte, während eine Besserung erst durch die 1000. Potenz erreicht wurde. Nur diese Potenz drang so tief in die Schichten des Gemütslebens ein, daß ein nachhaltiger Erfolg erzielt werden konnte. Auch diese Tatsache war ein Beweis dafür, daß vom Gemüt her eine Intensivierung der Hautkrankheit erfolgt war.

Wenn man der Krankengeschichte dieser jungen Dame nachgeht, so kommt einem zu Bewußtsein, daß die Ursache für die Fehlhaltung des Gemüts und die daraus resultierende Neurodermitis die fehlerhafte elterliche Erziehung war.

Dieser Patientin, die sich vor jeder eigenen Leistung drückte, wurde genau wie ihrem ebenso faulen Freund jede elterliche Hilfe und Unterstützung angeboten, und zwar in einem solchen Umfang, daß die junge Dame die wahre Ursache selbst erkannte und sich äußerte:

„Ich glaube, daß meine ganze Krankheit daran liegt, daß ich zu Hause zu gut versorgt werde und mir alles abgenommen wird und daß ich dadurch kein Selbstbewußtsein und kein Selbstvertrauen mehr habe. Ich war 14 Tage bei Freunden, die eine Katze haben, und trotz meiner nachgewiesenen Katzenallergie ging es dort besser. Wenn ich von zu Hause weg und auf mich angewiesen bin, geht es mir immer besser."

Durch die Freiheit, die schon die Zwölfjährige hatte, war sie schließlich schon damals zur Drogensüchtigen geworden.

Erst nach der Gabe von Argentum nitricum entschloß sich meine Patientin schließlich, von zu Hause wegzugehen, was aber nur eine der Schlußfolgerungen einer anderen Einstellung gegenüber der Umwelt war.

Der Mensch ist zu wenig ausgefüllt und ausgelastet, das ist das Dilemma der heutigen Zeit.

Fall 5

Reaktive Depression

Heute ist der 16. November 1987, und zu mir kommt eine 51jährige Frau, der ich wegen ihrer schweren Depression einen vorzeitigen Termin besorgt habe. Ihr Mann hatte die Behandlung als sehr dringend dargestellt, denn es wären Anzeichen vorhanden, daß seine Frau dabei wäre, ihren früheren Selbstmordversuch zu wiederholen. Er würde seine Frau kennen und wüßte, daß diese Gefahr nicht ernst genug eingeschätzt werden könnte.

Als seine Frau mir gegenübersaß, hatte ich viel Mühe, sie überhaupt zum Sprechen zu bewegen. Aber das kennt man ja schließlich. Es ist bei allen Depressiven und Selbstmordkandidaten dasselbe: Es dauert lange, doch hat man Zeit für sie und gibt sich viel Mühe, haben sie oft das Bedürfnis, zu reden und sich anzuvertrauen. Und so war es hier auch. Aus dem mir vorliegenden Klinikbericht geht hervor, daß diese Depression schon seit Jahren besteht. Sie habe spät geheiratet, mit 38 Jahren erst. Die erste Frau ihres Mannes sei bei einer Bergtour abgestürzt, was wahrscheinlich durch einen Schwindelanfall ausgelöst worden sei.

Die Patientin habe Angst gehabt, ein ähnliches Schicksal zu erleiden, weil sie 1978 einen epileptischen Anfall hatte, der sich später wiederholte. Außerdem hätten Schwierigkeiten in der Familie vorgelegen, und das alles hätte die erste Depression ausgelöst, wovon sie aber nie geheilt worden sei.

Bei einer entsprechenden Befragung entschied die Patientin sich für ein dunkles Grün und wählte zunächst die Rubrik 27 E 7, was sie später mit 26 F 7 korrigierte, wobei sie auch blieb. Ich begann dann mit der Anamnese.

Psychoanamnese

„Ich wurde in einem kleinen Ort im Westerwald geboren. Es war eine Zwillingsgeburt, und mein Zwillingsbruder hat nach mir das Licht der Welt erblickt. Als wir zur Welt kamen, hatten wir schon einen Bruder, der elf Jahre, und eine Schwester, die acht Jahre älter war. Meine Mutter war bei meiner Geburt schon 36 Jahre alt. Mein älterer Bruder ist mit 19 Jahren im Krieg gefallen.

1944, als ich acht Jahre war, hatte ich eine Mittelohrentzündung, weshalb ich operiert werden mußte. Als ich im Krankenhaus lag, wurde dieses bei einem Bombenangriff getroffen. Ich selbst erlitt dabei keinen Schaden, doch war die Zufahrt des Krankenhauses so beeinträchtigt, daß mein Vater mich erst nach zwei Tagen herausholen konnte. Ich hatte danach viele Jahre Angst, wenn ich ein Flugzeug hörte, und kroch immer unter den Tisch.

Wir hatten einen landwirtschaftlichen Betrieb, in dem ich viel mitarbeiten mußte. Außerdem war ich in einem Turnverein, zu dem ich jeden Abend hinfuhr. Wir waren dort eine richtige Clique, aber ich hatte dabei keine Führungsrolle, sondern habe nur mitgemacht, was die anderen für richtig hielten. Ich brauche immer jemanden, der mir den Antrieb gibt.

Als ich 16 Jahre alt war, gaben wir den Hof auf, woran sicher auch Schuld trug, daß mein Vater viel mit Depressionen und Rheuma zu tun hatte. Ich konnte dann außer in unserem Haushalt auch noch woanders arbeiten und tat das in dem Juweliergeschäft, das dem Mann meiner Kusine gehörte. Man hat mich leider keine Lehre machen lassen. Ich habe bei meiner Kusine alles gemacht, was an Arbeit anfiel. So habe ich im Laden geholfen, aber auch im Haushalt gekocht, diesen sauber gehalten und das Kind miterzogen. Die beiden waren immer nett zu mir, das muß ich sagen, jedoch bekam ich nur wenig Geld für meine Arbeit. Ich bekam etwa 350 DM, und das war in den fünfziger Jahren wenig. Wenn ich dieses Thema anschnitt, sagte mein Schwager immer zu mir, daß ich ja schließlich keine Lehre abgeleistet hätte.

Nachdem ich 13 Jahre dort gewesen war, suchte ich eine andere Stelle und bekam auch schnell eine, wo ich dreimal soviel Geld bekam. Das war zwar eine große Umstellung für mich, klappte aber gut. Ich blieb acht Jahre dort, bis ich mit 38 Jahren meinen Mann heiratete. Ich hatte vorher schon Beziehungen zu Männern, obwohl ich immer viele Hemmungen hatte. Meine erste Beziehung hatte ich mit 22 Jahren. Mein Zwillingsbruder war da ganz anders, was wohl daran lag, daß er im Gegensatz zu mir hübsch und überall beliebt war. Es fing bei ihm schon früh mit Mädchen an, und als er 19 Jahre alt war, bekam seine Freundin ein Kind. Obwohl sie Beziehungen zu mehreren Männern hatte, hat er die Vaterschaft ohne weiteres anerkannt, was später Folgen für mich haben sollte.

Ich hatte immer Sorgen mit diesem meinem Bruder, weil er furchtbar leichtsinnig war, und das in jeder Beziehung. Neben vielen wechselhaften Beziehungen zu Mädchen verfiel er immer mehr dem Alkohol, was mit etwa 20 Jahren angefangen hatte. Mit 25 Jahren fiel er, als er betrunken war, eine Treppe hinunter und bekam dabei einen Schädelbruch, was ihn die Sehkraft eines Auges kostete. Er hatte Glück, als er mit 28 Jahren eine Frau kennenlernte, die einen guten Einfluß auf ihn hatte. Sie war 15 Jahre älter und hat ihn so geleitet und geführt, wie er es haben mußte. Er lebte mit ihr in dem von unseren Eltern geerbten Haus zusammen, und ich mochte sie sehr gern. Nach etwa 20 Jahren starb diese Frau an Krebs, und ein Jahr später hängte mein Bruder sich auf. Ich habe meinen Zwillingsbruder sehr geliebt, und wir hatten immer ein gutes Verhältnis zueinander. Deshalb war sein Tod sehr schlimm für mich.

Ich grübelte immer viel über ihn und seinen Tod. Wer hatte die Schuld daran? Wie konnte es dazu kommen? Ich glaube, daß der Tod seines Bruders tragisch für ihn war. Nicht, daß ihn das mitgenommen hätte, aber dadurch geschah es, daß die ganze Liebe der Eltern sich ihm zuwendete. Er wurde immer und in allem vorgezogen und erlebte keinerlei Härten. Nur so konnte es geschehen, daß er so labil wurde und mit dem Leben nicht mehr zurechtkam.

Ich denke nicht nur viel an ihn, sondern ich träume auch viel von meinem lebendigen Theodor. Das ist so sonderbar. Ich träume von dem Toten, sehe im Traum aber nur den Lebenden. Ich träume auch von unserem Haus, in dem ich schließlich großgeworden bin, und von meiner Mutter, ebenfalls von der lebenden Mutter. Nur von meinem Vater träume ich nie. Warum nie von ihm?

Nach dem Tod meines Bruders fiel sein ganzes Erbe an seinen Sohn, an den von ihm anerkannten, meiner Meinung nach aber nicht echten Sohn. So fiel natürlich nichts an mich. Ich ging vollkommen leer aus, obwohl ich an seinem Leben den regsten Anteil hatte. Auch meine Schwester war enttäuscht, denn wir hatten geglaubt, daß wir die beiden Erben sein würden. Sein Sohn wollte aber nur Geld, und so verkaufte er das Haus und das Grundstück für 90.000 DM an den Sohn meiner Schwester.

Ich habe in meiner Jugend nicht nur gern geturnt und Sport getrieben, sondern auch gern getanzt. Ich war mit meiner Freundin hintereinander in sieben Tanzkursen, so begeistert waren wir. Ich tanze heute natürlich nicht mehr. Mit meiner Depression gehe ich überhaupt nicht mehr unter Leute.

Ich habe nie geglaubt, daß ich einen Mann an mich fesseln könnte, denn meine Bekanntschaften sind immer schnell kaputtgegangen.

Die Männer wollen, das weiß ich heute, eine Frau, die reizvoll ist, reizvoll durch ihre Eigenheiten und auch durch ihren Widerstand. Ich habe nie Widerstand geleistet, weil ich dazu zu schüchtern und zu ängstlich war. Ich bin immer geduckt und gedemütigt worden. Ich lebte, solange meine Eltern noch da waren, immer im Elternhaus, und ich durfte auf keinen Fall einen Mann mit in mein Zimmer nehmen, auch nicht, als ich schon über 30 Jahre alt war. Darum hätte ich nie zu bitten gewagt. Ich glaube, daß auch das eine Rolle dafür spielte, daß es bei mir nie zu einem festen Verhältnis kam.

Und doch kam es bei mir zu einem festen Verhältnis und zu einer Ehe, als nämlich eine Kusine von mir starb. Sie war 42 Jahre alt, als sie in Bayern auf einem Spazierweg in eine Schlucht stürzte. Ihr Mann vermißte auf einmal seine Frau und dachte zuerst, sie wäre zurückgeblieben und nicht nachgekommen.

Er ging den Weg zurück und sah auf einmal einen Hubschrauber, der im Tal unter ihm landete. Er schaute genauer hin und sah, daß der Hubschrauber landete, um einen menschlichen Körper aufzunehmen. Da bekam er einen schlimmen Verdacht und sah zu, daß er schnell ins Tal kam, und schließlich stellte sich heraus, daß es sich um den Leichnam seiner Frau handelte.

Als ich diesen Mann heiratete, brachte er einen Sohn von elf Jahren mit in die Ehe. Mit diesem kam ich zunächst gut zurecht, weil er sehr anschmiegsam war und sich wohl freute, so schnell eine neue Mutter gefunden zu haben, das änderte sich aber, als er 17 war und sich eine Freundin zulegte. Ich war damals genau wie meine Mutter und duldete nicht, daß er in seinem Zimmer mit dieser Frau schlief. Er erschien mir dafür einfach noch zu jung. Das alles führte zu Meinungsverschiedenheiten, wobei mein angeheirateter Sohn ziemlich frech wurde, was meinen Widerstand verstärkte. Dazu gab er damals viel Geld aus, was mir auch nicht gefiel. Er ließ sich schließlich von mir überhaupt nichts mehr sagen. Ich habe einen reizenden Mann, und er stellte sich auf meine Seite. Er setzte sich aber trotzdem seinem Jungen gegenüber nicht genügend durch, weil er ihn wohl sehr in sein Herz geschlossen hat.

Mir setzte das alles sehr zu, und so fingen 1978 meine Depressionen an. Ich konnte noch nie kämpfen, und diese Kämpfe mit dem Sohn setzten mir sehr zu. Einmal habe ich sogar Tabletten genommen, weil ich diesem Leben ein Ende machen wollte. Ich mußte damals für zwei Wochen in eine Klinik, doch gingen meine Depressionen nachher weiter.

Dazu kamen dann epileptische Anfälle, der erste 1978 in der Schweiz und der zweite ein Jahr später im Schwarzwald. Ich gehe nicht gern an Abhängen vorbei und überhaupt nicht gern auf Anhöhen, weil ich Angst davor habe, einen Anfall zu bekommen und demselben Schicksal ausgeliefert zu sein wie meine Kusine.

Durch meine Depressionen und die immer mehr zunehmenden Ängste konnte ich nicht mehr schlafen und zitterte in einem fort. Ich mußte noch dreimal in Kliniken und wurde mit Psychopharmaka vollgepumpt, was aber auch keine Besserung brachte. Ich bin vollständig verzweifelt und komme zu Ihnen, weil Sie meine einzige Hoffnung sind.

Ich habe viele Ängste. Vor irgendwelchen Prüfungen hatte ich immer Angst und sowieso vor allem, was auf mich zukommt. Ich habe eben keinerlei Selbstvertrauen. Ich habe z.B. jede gymnastische Übung geschafft, aber immer versagt, wenn Zuschauer da waren.

Die Zahl 8 hat eine besondere Bedeutung für mich: Mit 8 Jahren wurde ich am Ohr operiert. Ich war 18, als mein Bruder angeblich das Kind zeugte.

Mit 28 wechselte ich meine Arbeitsstelle und erlitt eine Knieverletzung bei der Grätsche auf dem Pferd, die mir heute noch Beschwerden macht. Mit 38 habe ich geheiratet, und ich war 48 Jahre alt, als mein Bruder Selbstmord verübte.

Meine Hobbys waren Sport und Schwimmen, und ich gehe auch heute noch gern ins Wasser und liebe die Sonne. Ich kann mit jeder Blume reden. Ich mache auch gerne Handarbeiten. Auch lesen tue ich gern.

Ich kann gut allein sein, bin aber lieber unter Menschen. Ich gehe gern in die Natur und rede aber gern mit anderen, wenn ich Wanderungen mache. So war es wenigstens früher. Seit meinen Depressionen muß ich aber allein sein. Es ist eben alles anders geworden.

Ich bin empfindlich für alles, was man mir sagt, und kann das nicht vergessen. Ich kann jähzornig sein und brülle dann, was mir nachher aber leid tut.

Ich bin sehr abergläubisch und war auch bei einem Heiler in Holland, was mir aber nicht geholfen hat. Ich würde auch zu einem Geistheiler gehen, aber nicht zu einer Wahrsagerin. Ich hätte Angst davor, was sie mir beim Kartenlegen sagt. Ich bin religiös und bete jeden Tag. Wenn es mir schlecht geht, fliehe ich zum Gebet.

Ich höre gerne Musik, aber sie muß ernst und ruhig sein. Ich habe gerne Tiere und hänge sehr an meinem Hund.

Sie fragen mich, warum diese Auseinandersetzung mit meinem Stiefsohn, die 1978 stattfand, die Ursache für meine schwere Depression ist, die mich zum Selbstmordversuch veranlaßte und auch heute noch, neun Jahre später, unvermindert anhält. Sie meinen, daß das doch eine Angelegenheit war, die man normalerweise schneller bereinigen und vergessen müßte. Ich habe mir das auch schon öfter überlegt und kam zu dem Schluß, daß alles doch viel schwerwiegender war, als man zunächst annehmen sollte.

Dadurch entstand ein schwerer innerer Streit in mir, eine Zerrissenheit, mit der ich einfach nicht fertig werde. Ich war schließlich die Person, die die Verantwortung trug, denn mein Mann kümmerte sich nicht viel um die Angelegenheit.

Mein Sohn war noch nicht großjährig, und ich wollte nicht, daß man mir vorwerfen würde, daß ich die elterlichen Pflichten versäumt hätte. Zum anderen war ich mir nie klar, wie weit ich als angeheiratete Mutter mich überhaupt in seine interne Angelegenheit einmischen durfte. Wann trug ich die größere Schuld, wenn ich alles ohne mein Eingreifen laufen ließ oder wenn ich ihn zuviel bevormundete? Diese Gewissenskonflikte machten mir sehr zu schaffen.

Dazu kamen die Vorwürfe des Jungen. Bin ich sowieso schon sehr empfindlich für alles, was man mir sagt, so mußte ich in diesem Fall auch Angst haben, seine ganze Zuneigung zu verlieren. In mir war also ein ständiger Streit zwischen Verantwortung und Großmut, und damit wurde ich nicht fertig.

Mich interessierte nichts anderes mehr. Ich hatte keine Initiative, etwas aus eigenem Antrieb zu unternehmen, sondern zog mich zurück in meine vier Wände und grübelte, grübelte in einem fort. Auch das Beten half mir nicht mehr und auch nicht die sonst so geliebte Musik. Ich verzweifelte immer mehr, und die Folge war mein Selbstmordversuch. Helfen Sie mir, denn mein Zustand ist heute genauso schlimm wie jemals vorher, eher noch schlimmer, weil ich mich immer mehr in das Schuldgefühl hineinsteigere."

Auswertung

Bei der Gewichtung gibt es einige Schwerpunkte. An der Spitze steht wohl das Schuldgefühl, mit dem sie nie fertig wurde (1) und das sie zur Verzweiflung brachte (2). Das veranlaßte schließlich ihre

Depression und den Selbstmordversuch (3). Bei der Depression mied sie jede Gesellschaft und zog sich zurück (4). Beim Vergleich dieser vier Rubriken kommen wir auf zwei Mittel, nämlich Aurum und Natrium muriaticum.

Am schlimmsten ist auf jeden Fall ihr Schuldgefühl, und wenn wir nach der Ursache dafür suchen, so kommen wir notgedrungen auf ihr „Pflichtgefühl", denn sie hatte Furcht, ihre Pflicht, nämlich die Verantwortung für ihren Sohn, zu vernachlässigen (5), und war vielleicht schon der Meinung, dafür nicht genug getan zu haben (6). Schließlich hatte sie ja den Selbstmord ihres Bruders in Erinnerung, wofür sie die zu nachlässige Erziehung durch ihre Eltern verantwortlich machte.

Wir kommen dadurch auf die Rubrik „Furcht, seine Pflicht zu versäumen" (5), wo Aurum als einziges Mittel aufgeführt ist, und auf eine andere, nämlich „Bildet sich ein, seine Pflicht versäumt zu haben, und verdient dafür einen Vorwurf" (6), wo es auch nur ein Mittel, nämlich Aurum gibt. Hierher paßt auch die Rubrik „Bildet sich ein, seine Pflicht versäumt zu haben" (7), wo Aurum als einziges Mittel dreiwertig ist.

Bei der weiteren Ausarbeitung kommen wir noch auf eine ganze Reihe von Rubriken, die zu diesem Fall passen und Aurum beinhalten: In ihrer Verzweiflung sagt sie sich, daß „alles verloren sei", und da sind nur zwei Mittel, nämlich Aurum und Ignatia (8). Sie wirft sich vor, Unrecht getan zu haben (9), aber auch, „nichts richtig", sondern „alles falsch" zu machen (10). Sie hat Unrecht getan und ist eben „ungeeignet für diese Welt" (11). Der Widerspruch ihres Sohnes deprimiert sie (12), denn sie ist empfindlich für jeden Vorwurf (13). Sie glaubt auch, durch den ganzen Zwist die Zuneigung ihres Sohnes verloren zu haben (14).

Die Auseinandersetzung mit ihrem Sohn nimmt sie besonders mit, da sie sowieso ein scheues Wesen mit wenig Selbstsicherheit ist (15). Sie steigert sich immer mehr in Melancholie und Depression (16) und wird so lebensüberdrüssig (17), daß sie sogar aus ihrer Depression heraus einen Selbstmordversuch durchführt (3). Sie grübelt nur noch (18), und Beten (19), denn sie ist ja religiös (20), und Musik (21) halfen immer, aber jetzt nicht mehr. Sie hat keine Initiative (22), und alles ist gleichgültig (23). Dazu hat sie Furcht vor allem, was auf sie zukommt (24). Früher hat sie geschrien (25), wenn sie wütend war, aber jetzt ist ihr alles egal.

Auch der „Traum von Verstorbenen" (26) gehört zum AMB von Aurum.

Hinweise auf das Simillimum Aurum metallicum

1: Tadelt sich selbst, Selbstvorwürfe (SR I 808):
   Zweiwertig
   Gewissensnot (SR I 806):   *Zweiwertig*

2: Verzweiflung (SR I 377).   *Dreiwertig*

3: Selbstmord aus Schwermut (SR I 955):   *Dreiwertig*
   Schwermut mit Neigung zum Selbstmord (SR I 864):
   Dreiwertig

4: Schwermut mit Verlangen nach Einsamkeit (SR I 852):
   Einwertig

5: Furcht, seine Pflicht zu versäumen (SR I 483):
   Einziges Mittel und einwertig

6: Bildet sich ein, seine Pflicht versäumt zu haben
   und Vorwürfe zu verdienen (SR I 330):
   Einziges Mittel und zweiwertig

7: Bildet sich ein, seine Pflicht versäumt zu haben (SR I 314):
   Dreiwertig

8: Verzweifelt, hält alles für verloren (SR I 380):
   Nur zwei Mittel, dabei Aurum einwertig

9: Bildet sich ein, Unrecht getan zu haben (SR I 373):
   Zweiwertig

10: Bildet sich ein, nichts richtig zu machen (SR I 331):
    Einziges zweiwertiges Mittel
    Bildet sich ein, macht alles falsch (SR I 348):
    Zweiwertig

11: Bildet sich ein, ungeeignet für diese Welt zu sein (SR I 358):
    Einziges Mittel und zweiwertig

| 12: | Verträgt keinen Widerspruch (SR I 175): | *Dreiwertig* |

| 13: | Leicht beleidigt (SR I 768): | *Zweiwertig* |

| 14: | Bildet sich ein, die Zuneigung verloren zu haben (SR I 279): | *Einziges zweiwertiges Mittel* |

15:	Zaghaftigkeit, Kleinmut (SR I 997):	*Zweiwertig*
	Schüchtern, scheu (SR I 1000):	*Zweiwertig*
	Mangel an Selbstvertrauen (SR I 151):	*Zweiwertig*

| 16: | Melancholische fixe Ideen (SR I 309): | *Zweiwertig* |

| 17: | Abscheu vor dem Leben (SR I 689): | *Dreiwertig* |
| | Lebensüberdruß (SR I 1034): | *Dreiwertig* |

| 18: | Grübelt (SR I 110): | *Einwertig* |

| 19: | Beten (SR I 775): | *Dreiwertig* |

| 20: | Religiös (SR I 803): | *Zweiwertig* |

| 21: | Besser bei Musik (SR I 756): | *Dreiwertig* |
| | Empfindlich gegen Geräusche, aber Musik bessert (SR I 878): | *Nur zwei Mittel, dabei dreiwertig* |

| 22: | Mangel an Initiative (SR I 613): | *Einwertig* |

| 23: | Freudlose Gleichgültigkeit (SR I 599): | *Einwertig* |

| 24: | Furcht (SR I ???): | *???* |

| 25: | Schreien (SR I 885): | *Zweiwertig* |
| | Fühlt, sie muß schreien (SR I 892): | *Einwertig* |

| 26: | Traum von Verstorbenen (SR III 261): | *Einwertig* |

Therapie und Verlauf

Als ich beim ersten Besuch am 16. November 1987 die Anamnese aufgenommen hatte, war es für mich nicht schwer, auf Aurum zu kommen, und ich gab es ihr am selben Tag, und zwar Aurum metallicum M in Form von 5 Globuli. Sie nahm, als sie zu mir kam, noch zwei von ihrem Neurologen verordnete Mittel ein, und zwar Tegretal und Lexotanil. Ich hütete mich natürlich, diese beiden Mittel abrupt abzusetzen, und wußte, daß das richtige homöopathische Mittel auch bei Miteinnahme dieser Mittel schon etwas Wirkung zeigen müßte. So war es dann auch.

Sie sagte bei ihrem nächsten Besuch nach zwei Monaten, daß sie zunächst sehr unruhig und zittrig geworden sei, daß das aber nach etwa einer Woche nachgelassen und sie keine Depression mehr gehabt habe. Ich begann dann, die beiden Psychopharmaka langsam abzusetzen.

Ich sah die Patientin wieder im Mai 1988, wobei sie mir sagte, daß es ihr seit einigen Wochen wieder schlechter gehen würde. Ich wußte nicht, ob die beiden Psychopharmaka die positive Wirkung des Mittels gehemmt hatten oder Aurum metallicum vielleicht nicht das Simillimum war. Ich gab es in derselben Potenz zum zweiten Mal. Es setzte wieder eine Besserung ein, die nach etwa sechs Wochen aber abklang, womit mir die Überzeugung übermittelt wurde, daß dieses Mittel nicht das Simillimum sein konnte, dieses aber in der Nähe liegen müßte.

Ich gab zunächst andere Mittel, kehrte dann aber zu den Aurum-Salzen zurück. Nach Aurum arsenicosum, bromatum und muriaticum, alles in der M. Potenz, trat keine stärkere Reaktion ein. Natürlich ließ ich zwischen diesen Gaben eine erhebliche Zeitspanne, so daß wir inzwischen in das Jahr 1991 gekommen waren. Am 20. August 1991 gab ich Aurum muriaticum natronatum M, wonach sie einen Tag Fieber mit Müdigkeit, Übelkeit und Erbrechen hatte, danach ging es ihr aber sehr gut.

Am 8. Januar 1992 war aber eine neue Gabe notwendig, und ich gab Aurum sulfuratum, wieder in der M. Potenz. Über die Reaktion schrieb sie folgendes:

„Am 8. Januar 1992 war ich bei Ihnen. Auf der Heimfahrt überfiel mich eine bleierne Müdigkeit, und ich mußte während der Heimfahrt schlafen, was sonst nie geschehen war. Zu Hause mußte ich mich auch gleich hinlegen.

Am 9. Januar war ich nicht mehr so kaputt, doch traten Herzbeschwerden, Gelenk- und Rückenschmerzen auf, dazu platzten die beiden Mundwinkel auf.

Vom 11. bis 13. Januar hatte ich weiter Gelenkschmerzen. Alle Knochen taten weh, besonders der rechte Arm, wo ich schon dreimal Nervenentzündungen hatte.

Ab 15. Januar wurde alles besser, und ich fühlte mich so gut, daß ich zur Sauna gehen konnte, zum ersten Mal seit Jahren."

Die Patientin fühlt sich bis heute, 10. September 1992, sehr gut. Es ist die am längsten anhaltende positive Wirkung.

Sie sagt, daß sie in ihrem ganzen Leben noch nie soviel Selbstbewußtsein und Selbstsicherheit gehabt habe wie jetzt. Sie tanze mit ihren 55 Jahren auch wieder gern, was sie seit Jahren nicht mehr hätte tun können. Sie arbeite auch wieder in einem Juweliergeschäft.

Bei einer neuen Durchsicht der genannten Rubriken stelle ich fest, daß das am meisten erfolgreiche Mittel, nämlich Aurum sulfuratum, öfter aufgeführt ist.

Fazit

Die Erschöpfung unmittelbar nach der Gabe ist ein Beweis für die richtige Wahl. Nachdem ich einmal erlebt hatte, daß der Patient, der selbst seinen Wagen steuerte, auf der Heimfahrt so müde wurde, daß er am Straßenrand halten mußte, um ein Nickerchen zu machen, gebe ich das Mittel nicht in meiner Praxis, wenn der Patient selbst seinen Wagen fahren muß.

Wir haben inzwischen September 1994, und die Patientin, die mich zeitweise aufsucht, hatte bis heute keine Depression mehr.

Fall 6

Morbus Crohn

Der junge Mann, geboren am 8. Oktober 1964, kam am 23. Februar 1988, also mit 23 Jahren, mit einem Morbus Crohn zu mir.

Die Prognose für diese Krankheit ist, wie bekannt, nicht gut, da die geschwürigen Entzündungen im Colon ascendens, transversum und schließlich descendens fortschreiten und wegen der dadurch entstehenden Strukturen notgedrungen eine Darmoperation nach der anderen notwendig machen, bis der Patient schließlich keinen Dickdarm mehr hat.

So kraß wie geschildert ist der Vorgang nicht immer, aber die Operation ist, von ganz wenigen Ausnahmen abgesehen, immer notwendig. Die Krankheit hatte vor einem halben Jahr etwa angefangen, sei aber erst vor fünf bis sechs Wochen von einem Internisten diagnostiziert worden.

Er habe einen sehr durchfälligen Stuhl, der mit Blut durchsetzt und zudem sehr übelriechend sei. Nachher käme immer Schleim nach, der mit farblosem Eiinhalt zu vergleichen sei. Der Stuhldrang käme vier- bis fünfmal am Tag und sehr plötzlich, so daß er schnell zum Stuhl müßte, weil er ihn sonst nicht halten könnte. Die Entleerung selbst täte im Darm nicht weh, doch habe er vorher Schmerzen im oberen Bauchbereich, die aber etwa eine Viertelstunde nach dem Stuhl weg wären.

Er habe auch sehr viel abgehende Blähungen, die vor und bei dem Stuhl kämen und fast so penetrant stinken würden wie der Stuhl. Etwa seit Beginn der Krankheit habe er viele Wadenkrämpfe, die nachts auftreten. Gegen Nahrungsmittel und besonders Milch wäre er sehr empfindlich, weil das einen stärkeren Durchfall auslösen würde. Seine Lieblingsfarbe ist ein leuchtendes Rot, vielleicht etwas dunkler als die Rubrik 10 A 8, seine zweite ein sattes Blau (20 C 8). Ich bestellte den Patienten zu einem längeren Gespräch.

Psychoanamnese

"Ich wurde in einem kleinen Ort in der Nähe von Koblenz geboren. Ich habe keine Geschwister. Ich erinnere mich, daß ich viel alleine in der Wohnung beschäftigt war, wo ich gebastelt und mit Bausteinen gebaut habe, jedoch habe ich genauso gerne draußen mit anderen Kindern gespielt. Ich weiß aber auch noch, daß ich immer ängstlich war, wenn ich irgendwohin mußte, wo ich mich noch nicht auskannte, ob das draußen im Waldgelände war oder fremde Leute betraf. So war es auch im Kindergarten, in den ich erst mit fünf Jahren kam. Ich kam als Fremder dorthin und hatte große Hemmungen, in den Spielgruppen, die sich alle schon kannten, mitzuspielen, weshalb ich oft allein war.

Genauso geht es mir noch heute. Ich habe sehr viele Hemmungen vor anderen Leuten und besonders dann, wenn ich sie nicht kenne. Ich meine immer, sie beobachten jede meiner Reaktionen und sogar meine Mimik und kritisieren mich. Diese Kritik rutscht immer ins Negative ab, und deswegen bringe ich den anderen immer ein wahnsinniges Mißtrauen entgegen und meide sie, wo ich nur kann. Ich bin gern allein und dulde bei mir höchstens einen guten Bekannten und auch meine jetzige Freundin. Wenn sie kommen, müssen aber auch diese pünktlich sein. Ich stelle um genau 16.00 Uhr die Wohnungsklingel an und stelle sie um 16.10 Uhr wieder ab. Ich kann auf niemand warten und lasse auch nie jemand auf mich warten. Ich bin pünktlich und erwarte das auch von anderen.

Da ich mich im Kindergarten nicht wohl fühlte, war der Beginn der Schule eine Erleichterung für mich. Wir kamen alle zu Beginn zum ersten Mal zusammen, so daß es noch keine Gruppen gab und ich mich nicht übervorteilt fühlte. Ich hatte aber auch in der Schule Schwierigkeiten. Ich hatte Hemmungen, mich zu melden und besonders dann, wenn es darum ging, an die Tafel zu müssen und vor den anderen zu sprechen. Die Lehrer haben immer gerügt, ich sei zu still und würde mich zu wenig am Unterricht beteiligen. Das stimmte aber nicht, denn es gab kaum jemanden, der sich mehr an dem durchgenommenen Stoff beteiligte als ich, und diese Ungerechtigkeit machte mich in der Tiefe meiner Seele zornig. Es gab noch etwas, was man an mir kritisierte, und das war meine Handschrift. Ich kam nie gut an damit, aber es gibt doch kaum etwas, das man auf Dauer schwieriger ändern kann als seine Schrift, und deshalb war ich froh, als im Gymnasium die Handschrift nicht mehr bewertet wurde.

Ich habe mir überlegt, warum ich eine so schlechte Schrift habe, und meine, die Ursache gefunden zu haben. Ich glaube, daß ich zu schnell denke. In der Flut, wie meine Gedanken kommen, kann ich sie nicht niederschreiben, und darum ist meine Schrift krakelig und fehlerhaft. Wenn ich meine Gedanken sofort auf das Papier projizieren könnte, ohne sie niederzuschreiben zu müssen, wäre alles in Ordnung.

Wenn ich Arbeiten auszuführen habe, so stelle ich hohe Ansprüche an mich. Ich erwarte von mir, keine oder wenigstens kaum Fehler zu machen. Ich will das mir selbst gesteckte Ziel auf jeden Fall erreichen.

Das hat eigentlich mit Ehrgeiz nichts zu tun. Unter Ehrgeiz verstehe ich die Selbstbestätigung vor anderen, während ich mich immer vor mir selbst bestätigen muß.

Ich studiere Mathematik mit dem Ziel, Diplom-Mathematiker zu werden. Das ist dann die Befähigung, mehr als der Großteil der Bevölkerung abstrakt denken zu können. Ich habe jetzt mein Praktikum in einem Versicherungs-Konzern gemacht. Die Abteilung, in der ich war, erstellt steuerlich relevante Gutachten für Firmen, die für ihre Angestellten eine innerbetriebliche Altersversorgung eingerichtet haben bzw. einrichten wollen. Die Probleme sind sehr kompliziert, weil viele abstrakte Begriffe dabei Bedeutung haben."

Der Patient legte dann los und bewegte sich in einer Ebene, in die ich ihm beim besten Willen nicht folgen konnte, weshalb ich diesen Teil des Gesprächs, der m. E. für die Mittelwahl keinen besonderen Wert hat, übergehe. Ich fragte dann, wie viele Semester er hinter sich und noch vor sich habe, und er sagte:

"Ich bin jetzt im 14. Semester und arbeite in den Großrechenanlagen in der Bonner Universität und werde wohl mit dem 15. Semester meinen Abschluß machen. Ich mache zu Hause sehr viel Eigenarbeit mit einem ziemlich komplizierten Computer, den ich von der Universität ausgeliehen bekommen habe.

Was mache ich in meiner Freizeit außerdem noch? Ich bastle gern Räder zusammen und habe inzwischen sechs Stück. Sie müssen perfekt und zuverlässig sein, weil wir, d. h. meine Freundin und ich, häufig Radtouren machen. Wir sind im ADFC, im Allgemeinen Deutschen Fahrrad-Club, und meine Freundin ist im Vorstand. Die Forderung an die Mitglieder ist, daß keine motorisierte Störung des Verkehrs und der Umwelt stattfinden und deshalb kein Autobesitzer beitreten darf. Das Auto ist überhaupt unser Feind Nr. 1. Wir kämpfen gegen den Mißbrauch der Motorisierung und die dadurch verursachte Vergiftung der Umwelt und die Zerstörung der Natur. Wir wissen, daß durch unsere Aufklärung keine Abhilfe geschaffen werden kann, sondern nur durch eine Verteuerung des Benzins. Wenn der Liter

Benzin 5,00 DM kosten wird, wird sich jeder überlegen, ob er auch überflüssige Fahrten unbedingt mit dem Auto zurücklegen muß oder nicht besser mit der Eisenbahn. Der Plan geht dahin, daß das überflüssige für das Benzin vereinnahmte Geld dann auf jedes Bevölkerungsmitglied gleichmäßig verteilt wird. Heute ist es ja so, daß jeder und auch der, der kein Auto hat, seinen Tribut für den Bau der Autobahnen bezahlen muß, was ja wohl nicht gerecht sein dürfte. Wir sind gegen diese Benachteiligung der Nicht-Auto-Besitzer und dafür, daß eben ein Ausgleich geschaffen wird.

Was mache ich sonst in meiner Freizeit? Ich sagte schon, daß wir im Urlaub viele Radtouren, auch außerhalb von Deutschland, machen. Wir nehmen unsere Räder per Eisenbahn mit und zelten. Wir sind dadurch von niemandem abhängig und nur auf uns angewiesen. Ich bin gegen Urlaubsgestaltung mit Reisegesellschaften. Wir waren zuletzt auf Korsika und davor in Österreich. Außerdem bin ich in einem Basketball-Verein, weil ich sportlich bin und Bewegung haben muß.

Jetzt zu meiner Krankheit. Sie fing Mitte 1987 an. Als ich damals viele sehr übelriechende Blähungen und häufigen Stuhldrang hatte, führte ich das auf meinen zu großen Arbeitseifer zurück. Ich hatte außer meinem Studium eine Beschäftigung als studentische Hilfskraft, wobei ich in unserem Institut jüngere Studenten einwies und vorbereitete. Ich arbeitete dort 15 Stunden in der Woche und erhielt dafür 193,00 DM.

Als die Beschwerden in meinem Urlaub aber nicht nachließen, ging ich zu meinem Hausarzt, der mir Antibiotika verordnete, wodurch es eher schlimmer wurde. Er überwies mich schließlich zu einem Internisten, der im Januar 1988 einen Morbus Crohn feststellte. Das war vor genau fünf Wochen. Ich bin jetzt zu Ihnen gekommen, weil ein Bekannter mir gesagt hat, daß Sie ihn von derselben Krankheit geheilt hätten."

Ausarbeitung

Bei der Gewichtung wird das Mißtrauen und der Argwohn gegenüber seinen Mitmenschen als wohl vorherrschendes Gemütssymptom gewertet.

Bei „Argwohn und Mißtrauen" stehen viele Mittel, bei den beiden Untertiteln „Argwohn mit Scheu vor Gesellschaft" und „Argwohn, die Leute reden über sie" (2) aber nur drei bzw. eins, und das ist Barium carbonicum, zuletzt als einziges und zweiwertiges Mittel. In der ersten Rubrik wird Barium carbonicum dreiwertig geführt (3).

Nun gibt es Leute mit Mißtrauen, die der Gesellschaft gegenüber alles andere als Angst haben, sondern sie hassen und verachten oder ihr mit Nichtachtung oder Verachtung begegnen. Unser Patient hat der Gesellschaft gegenüber aber eine ausgesprochene Angst. Diese Angst besteht nicht gegenüber dem einzelnen Individuum, denn dem gegenüber fühlt er sich mit seinem muskulären Körperbau und seiner Größe von 196 cm auf keinen Fall unter-, sondern eher überlegen, aber es ist dies die Angst davor, daß er mißachtet und verachtet, und daß über ihn gesprochen wird. Er bildet sich ein, von den anderen beobachtet (4) und verspottet zu werden (5).

Er meidet deshalb die Gesellschaft (6), was sich bis zur Angst vor der Anwesenheit von anderen steigern kann (7, 8, 9). Er kann diese sogar als ihm gegenüber feindlich ansehen (10). Er fühlt sich auf jeden Fall wohler, wenn er allein ist (11).

Ich hatte Patienten, die mehr Angst vor Bekannten hatten oder vielmehr davor, was diese von ihnen hielten. Die Meinung fremder Menschen war ihnen dagegen ziemlich egal, denn diesen begegneten sie später kaum noch. Bei unserem Patienten ist es aber genau umgekehrt: Er hat mehr Abneigung gegenüber der Anwesenheit Fremder (12), fürchtet sich sogar vor deren Anwesenheit (13) und fühlt sich auf jeden Fall wohler, wenn sie nicht da sind (14).

Woher kommt es bei diesem Patienten zu der Angst vor der Meinung anderer? Es kann nur ein fehlendes Selbstbewußtsein sein, das ihn so abhängig von der Meinung anderer macht, und auch da finden wir unser Mittel (15). Dieser Mangel an Selbstvertrauen macht den Patienten zaghaft und kleinmütig (16), scheu und schüchtern gegenüber anderen (17).

Wie ich aber bei allen meinen Barium-Patienten festgestellt habe, besitzen sie diesen Argwohn und das Schüchternsein nur gegenüber Fremden, und das ist eben bezeichnend für sie, aber nicht, wenn sie diese Fremden einmal näher kennengelernt und festgestellt haben, daß diese auch nicht hochkarätiger sind als sie selbst. Dann behaupten sie sich und ihre Meinung mit Entschiedenheit und Ausdauer und sind rechthaberisch wie kaum ein anderer. Diese Widersprüchlichkeit ist nur eine scheinbare und kann erklärt werden. Es ist sogar plausibel, warum diese Leute ihren Bekannten gegenüber resolut und standhaft, wenn nicht beleidigend sein können: Sie müssen ihr lädiertes Image immer wieder auffrischen.

Wir finden Barium carbonicum also bei „Neigung zum Widersprechen" (18) und bei „Widerspenstig" (19), schließlich auch bei „Unduldsamkeit" (20), wenigstens gegenüber anderer Ansicht, und bei „Grobheit" (21).

Der Patient ist zudem ein Streber. Mir war beim Gespräch nicht recht klar geworden, warum er das so betonte, daß er ein hochgestecktes Ziel nicht erreichen will, um anderen zu imponieren, sondern um vor sich selbst zu bestehen. Jetzt, da ich sein angeknackstes Selbstbewußtsein kenne, ist verständlich, daß er dieses auffrischen muß und dafür keine Mühe scheut. Er ist also voller Aktivität und Fleiß (22) und hat durch seine übertriebene (23) Geschäftigkeit sicher auch seine Krankheit begünstigt.

Er ist pedantisch in jeder Beziehung und besonders in seiner Arbeit (24), wo er alles mit äußerster Sorgfalt durchführt (25). Noch ein anderes Symptom gehört hierher:

Es handelt sich um die unbedingte Pünktlichkeit dieser Leute, die aber auch von anderen erwartet wird. Mein Patient stellt die Klingel ab, wenn der andere nicht pünktlich ist, ist in dieser Hinsicht aber auch auf sich bezogen pedantisch. Er kommt nicht zu spät, aber auch nicht zu früh. Als er um genau 15.00 Uhr bei mir geschellt hatte, fragte ich ihn nachher, wann er denn gekommen sei. Er sagte, daß er fast 15 Minuten zu früh da war, aber natürlich nicht geschellt hätte, da das noch nicht der Termin war. Er hatte vor der Haustüre gewartet, bis der Termin da war.

Diese zuverlässige Pünktlichkeit finden wir nicht im Repertorium, wohl aber die „Gewissenhaftigkeit in Kleinigkeiten" und auch die „Sorgsamkeit und Sorgfalt", die ich schon aufgeführt habe (24, 25).

Bei den genannten Symptomen ist von den Barium-Salzen meist Barium carbonicum vertreten, das ja auch am meisten geprüft worden ist. Ich stoße aber auch auf andere Barium-Salze, und zwar besonders auf Barium muriaticum, nämlich bei den Symptomen 3, 6 und 16. Wenn ich jetzt die spezifischen Durchfallsymptome des Patienten betrachte, so rückt dieses Salz immer mehr in den Vordergrund, und so muß ich mich fragen, ob Barium carbonicum bei den Allgemeinsymptomen nicht nur deshalb im Vordergrund steht, weil es eben mehr durchgeprüft worden ist.

Ich will aber nicht vorgreifen und zunächst die spezifischen Krankheitssymptome repertorisieren:

Es fing mit häufigem Stuhldrang an (26), der plötzlich kam (27). Bei beiden Symptomen ist nur Barium carbonicum vertreten. Er hatte dabei viele übelriechende Blähungen (28), wobei beide Mittel vertreten sind. Auch der Stuhl war sehr übelriechend (29), und hier ist nur Barium muriaticum vertreten, ebenfalls bei dem mit Blut durchsetzten Stuhl (30). Der Stuhl war sehr dünnflüssig (31) und glich dem Ruhrdurchfall (32). Der Stuhlgang war selbst schmerzlos (33), wohl aber bestand vor dem Stuhl ein Bauchschmerz (34). Bei 31, 32 und 33 ist ebenfalls nur Barium muriaticum aufgeführt, bei 34 schließlich Barium carbonicum und muriaticum, beide zweiwertig.

Auch der geleeartige Schleim nach dem Stuhl (35) weist nur auf Barium muriaticum.

Hinweise auf die Barium-Salze

1: Argwöhnisch und scheu vor Gesellschaft (SR I 960):
   Barium carbonicum einwertig

2: Argwöhnisch, Leute reden über sie (SR I 960):
   Barium carbonicum als einziges Mittel und zweiwertig

3: Argwöhnisch und mißtrauisch (SR I 959):
   Barium aceticum einwertig,
   carbonicum dreiwertig,
   muriaticum und sulfuricum beide zweiwertig

4: Bildet sich ein, beobachtet zu werden (SR I 368):
   Bar-c. zweiwertig

5: Bildet sich ein, verspottet zu werden (SR I 303):
   Bar-c. als einziges zweiwertiges Mittel

6: Abneigung gegen Gesellschaft (SR I 138):
   Bar-c. dreiwertig, jodatum,
   muriaticum und sulfuricum einwertig

7: Anthropophobie (SR I 502):
   Bar-ac. einwertig, carbonicum zweiwertig,
   jodatum und sulfuricum einwertig

8: Furcht in einer Menschenmenge (SR I 473):
   Bar-c. und Bar-s. einwertig

9: Furcht vor der Annäherung anderer (SR I 468):
Bar-c. einwertig

10: Menschenfeindlichkeit (SR I 722): *Bar-c. zweiwertig*

11: Besser, wenn allein (SR I 139): *Bar-c. zweiwertig*

12: Abneigung gegen Anwesenheit Fremder (SR I 141):
Bar-c. zweiwertig

13: Furcht vor Fremden (SR I 510): *Bar-c. zweiwertig*

14: Gegenwart Fremder verschlimmert (SR I 934):
Bar-c. zweiwertig

15: Mangel an Selbstvertrauen (SR I 151):
Bar-ac. einwertig, Bar-c. zweiwertig

16: Zaghaft, kleinmütig (SR I 997):
Bar-c. dreiwertig, jodatum und muriaticum einwertig

17: Schüchtern, scheu (SR I 1000):
Bar-c. zweiwertig, sulfuricum einwertig

18: Neigung zum Widersprechen (SR I 174):
Bar-c. einwertig

19: Widerspenstig (SR I 176): *Bar-c. einwertig*

20: Unduldsamkeit (SR I 628): *Bar-c. einwertig*

21: Grobheit (SR I 838): *Bar-c. einwertig*

22: Aktivität (SR I 7): *Bar-c. einwertig*
Fleiß, Arbeitswut (SR I 611) *Bar-c. zweiwertig*

23: Geschäftig (SR I 113): *Bar-c. einwertig*

24: Gewissenhaft in Kleinigkeiten (SR I 171):
Bar-c. dreiwertig

25:	Sorgsamkeit, Sorgfalt (SR I 115):	*Bar-c. einwertig*
26:	Häufiger Stuhldrang (K III 620):	*Bar-c. dreiwertig*
27:	Plötzlicher Stuhldrang (K III 621):	*Bar-c. dreiwertig*
28:	Übelriechender Flatus (K III 615):	
		Bar-c. und Bar-m. je einwertig
29:	Übelriechender Geruch des Stuhls (K III 656):	
		Bar-m. zweiwertig
30:	Blutiger Stuhl (K III 651):	*Bar-m. zweiwertig*
31:	Stuhl dünnflüssig (K III 657):	*Bar-m. einwertig*
32:	Ruhrdurchfall (K III 610):	*Bar-m. einwertig*
33:	Durchfall schmerzlos (K III 611):	*Bar-m. einwertig*
34:	Bauchschmerz vor dem Stuhl (K III 548):	
		Bar-c. und Bar-m. je zweiwertig
35:	Geleeartiger Schleim (K III 663):	*Bar-m. zweiwertig*

Therapie und Verlauf

Die Entscheidung, mit welchem Barium-Salz ich anfangen sollte, war also gar nicht so leicht. Ich entschloß mich schließlich für Barium carbonicum und verabreichte es als einmalige Gabe in der M. Potenz in Form von fünf Globuli.

Die Reaktion war gut. Die Entleerung ging auf ein- bis zweimal je Tag zurück. Vorher hatte er nicht mehr so starke Schmerzen wie früher, und der Stuhl war etwas breiiger und nicht mehr so dünnflüssig.

Als sich nach vier Wochen der alte Zustand wiederherstellte, war ich enttäuscht, denn ich wußte aus der bisherigen Erfahrung, daß das

Mittel nicht das Simillimum für den Patienten sein konnte, denn sonst wäre die Besserung nachhaltiger gewesen.

Der Patient war am 23. Februar 1988 zu mir gekommen, und ich hatte ihm, wie oben geschildert, am 15. März 1988 Barium carbonicum in der M. Potenz gegeben. Ich gab dann am 19. Mai 1988 Barium muriaticum M. Die Reaktion war besser, denn der durchfällige Stuhl hörte auf und wurde breiig, was für die biologische Roh-Getreide-Kost des Patienten normal ist. Ich glaubte schon, den M. Crohn beherrscht zu haben, und war sehr enttäuscht, als sich nach sechs Wochen der alte Zustand wieder einstellte.

Ich entschloß mich daraufhin, alle Barium-Salze der Reihe nach durchzugeben, denn daß sein Typenmittel dort liegen mußte, dessen war ich mir sicher.

Ich gab dann am 21. Juli 1988 Barium sulfuricum M und hatte vor, danach die Salze Barium phosphoricum, Barium jodatum, Barium fluoricum, Barium aceticum und schließlich Barium chloricum zu geben.

Nachdem sich nach Barium sulfuricum nichts besonderes gezeigt hatte, gab ich am 15. September 1988 Barium fluoricum M und schließlich am 17. November 1988 noch einmal Barium carbonicum M. Auf beide Gaben zeigte sich nichts, so daß ich am 18. Dezember 1988 Barium phosphoricum M gab. Der Patient zeigte am nächsten Tag eine so große Müdigkeit, daß er sich während des Tages hinlegen mußte, bei seinem Fleiß eine große Überwindung und für mich der Hinweis, daß das wohl das Simillimum sein müßte. Die Besserung seines Zustandes setzte dann auch sehr schnell ein und blieb etwa ein Jahr bestehen, wie es beim Simillimum immer wieder beobachtet wird.

Am 20. März 1990 gab ich die zweite Gabe Barium phosphoricum in der M. Potenz, und er erzählte mir später, daß er am 21. und 22. März 1990 sehr „kaputt" gewesen wäre und starke Rückenschmerzen hatte. Der Stuhl wurde für einige Tage wieder dünnflüssiger. Dann aber setzte eine fortlaufende Besserung ein.

Als der Patient am 4. Mai 1990 zu mir kam, bat ich ihn um genaue Schilderung seiner jetzigen Stuhlentleerungen. Er sagte mir dann, daß er keinerlei Schmerzen weder vor, bei oder nach dem Stuhl hätte. Der Stuhldrang käme etwa alle 24 Stunden. Er wüßte durch Winde, die vorher kämen, daß es jetzt so weit wäre. Der Stuhl wäre zuerst breiig, würde aber gegen Ende etwas dünner. Zum Schluß käme spurenweise Blut. Er müßte immer lange auf dem Klo sitzen, 20 - 30 Minuten, weil der Stuhl immer schubweise käme.

Durch das Blut am Schluß wüßte er, daß der Vorgang zu Ende wäre. Daß er so lange sitzen müßte, würde ihm nichts ausmachen, weil er sich immer etwas zu lesen mitnehmen würde. Er fühle sich insgesamt sehr wohl, und sein Zustand wäre mit dem vorherigen nicht mehr zu vergleichen. Er würde sich nicht mehr krank fühlen und bei der Arbeit und auch beim Sport hohe Leistungen aufbringen.

Vielleicht sollte ich noch sagen, daß ich keine Prüfungsergebnisse über Barium phosphoricum finden konnte. Daß dieses Barium-Salz aber das einzige Simillimum war, ergab sich aus den Reaktionen nach diesem Mittel im Vergleich mit den anderen Barium-Salzen, und zwar sowohl nach der ersten als auch der zweiten Gabe.

Wenn eine Gabe eines Mittels in der M. Potenz eine solche Reaktion und Besserung hervorruft und die zweite Gabe, die erst nach einem Jahr notwendig wird, dieselbe Wirkung auslöst, so genügt das unbedingt, um das Mittel als echtes Simillimum zu werten.

Diese Psychoanamnese liefert also ein AMB für Barium phosphor., das nur noch durch andere ergänzt werden muß.

Als der Patient dann am 12. September 1991 zu mir kam, konnte er mir mitteilen, daß sich seit einem halben Jahr auch kein Blut mehr zeigen würde.

Barium phosphoricum

Farbe:	1.)	10 A 8	
	2.)	20 C 8	
Verstand	=	Realität:	1
Vernunft	=	Besonnenheit:	1

Argwöhnisch und mißtrauisch (959, 401) m. Abneigung gegen Gesellschaft (960, 722), fühlt sich wohler allein (139).

Scheu vor Gesellschaft (960) bis zur Angst davor (502, 473), besonders vor Fremden (510, 141, 934), mag keine Annäherung (468).

Bildet sich ein, beobachtet und verspottet zu werden (960, 368, 303).

Kleinmütig (997, 151), schüchtern und scheu (1000).

Dabei aber sehr starker Drang zur Selbstbehauptung gegenüber anderen mit Widerspenstigkeit, Neigung zum Widersprechen und Unduldsamkeit gegenüber anderen Ansichten mit Grobheit (176, 174, 628, 838).

In der Arbeit sehr gewissenhaft, sogar in Kleinigkeiten (171, 115), die sich auch auf pedantische Pünktlichkeit für sich selbst und für andere erstreckt.
In der Arbeit aktiv und fleißig (7, 611, 113).

Dieser Patient hat einen M. Crohn mit folgender Symptomatik: Häufiger und plötzlicher Stuhldrang (K III 620, 621).
Der Stuhl ist übelriechend (656) und auch die Blähungen (615).
Er ist dünnflüssig und ähnelt dem Ruhrduchfall (657, 610), ist dabei blutig (651), und es ist auch geleeartiger Schleim vorhanden (663).
Der Durchfall selbst ist schmerzlos (611), doch treten vorher Schmerzen im Bauch auf (548), die durch den Stuhlabgang gebessert werden.

Zum Schriftbild

Hier habe ich noch einmal die Gelegenheit, mit meiner Wertung des Schriftbildes vertraut zu machen.

Jedes Mittel hat wie seine Farben-, so auch seine bestimmte Schriftzugehörigkeit. Schriftprobe 1 ist die Schrift unseres Patienten und Schriftprobe 2 die eines anderen Barium-Patienten und auch die eines Barium-phosphoricum-Patienten, wie man aus der absoluten Ähnlichkeit der Schrift erkennen kann.

Lesen Sie die Schrift von Schriftprobe 1 und weiter die von Schriftprobe 2, und Sie werden feststellen, daß Sie im selben Rhythmus weiterlesen können. Wenn Sie aber mit der Schriftprobe 3 vergleichen, so werden Sie feststellen, daß eine große Ähnlichkeit zu den Schriftproben 1 und 2 besteht, aber doch eine gewisse und nicht zu übersehende Verschiedenheit da ist, und da vor allem eine stärkere Auseinanderziehung der Schrift. Es ist dies nämlich nicht die Schrift eines Barium-phosphoricum-, sondern die eines Barium-citricum-Patienten.

Durch die Schrift haben wir also die Möglichkeit, sogar zwischen den verschiedenen Salzen eines Mittels zu unterscheiden, eine Möglichkeit, die bis jetzt noch nicht bestand und eine Bedeutung hat, die man noch nicht abschätzen kann. Psychische Krankheiten, die in der tiefsten Ebene unseres Organismus verankert sind, können nämlich nur von dem Simillimum, und das ist nur *ein* Salz, ausgeheilt werden.

Bei der Erinnerung an Träume habe ich immer Probleme etwas zu ottorgl [B-ph] behalten. Sofort nach dem Aufwachen glaube ich noch den Traum in allen Einzelheiten in- und auswendig zu kennen. Aber wenn ich mich schon sehr im Bett aufgerichtet habe ist die Erinnerung schon erheblich schwächer, und schon nach wenigen Minuten habe ich keine Erinnerung mehr. Deshalb kann ich nur versuchen den letzten Traum von der letzten Nacht zu erzählen. Nach dem Aufwachen und noch halbschlafend fand ich den Traum so aufregend, daß angestrengt versuchte, mich an ihn zu erinnern. Daher kann ich mich ausnahmsweise noch an einen Traum erinnern.

Meine Erinnerung setzt bei einem Punkt ein, wo ein Mann, gekleidet wie Ende des 19. Jahrhunderts (schwarzer Anzug, Hut, Stock, Kneifer) in unwegsamem, mit Büschen bewachsenen Gelände, umherzieht. Der Mann ist ca. 50 Jahre, macht einen sehr gepflegten Eindruck und ist Professor an der Uni. Aus irgend welchen Gründen weiß ich diese Tatsache. Ich kann auch nicht genau feststellen, ob ich den Mann bei seinem Tun beobachte, oder ob er es mir erzählt und ich es mir nur ausmale. Der Krabbelt einen kleinen Hügel hoch, der sehr steil ist und aus losem Untergrund besteht, wie z.B. Kies, besteht. Oft Hügel Am Ende der Kletterpartie versteckt sich der Mann in einem Busch und kann von dort aus hingehen einen das Plateau einer Kiesgrube einsehen. Er beobachtet dort 3 Menschen, eine Frau und zwei Männer. Es sind alle drei hühnenhafte Gestalten, Alle mit indianerähnlichen Bekleidungen angezogen. Sie wirken wie Menschen aus einer anderen Zeit und Kultur. Der Mann, bzw. ich, ist von diesen dreien sehr fasziniert. Er beobachtet wohl eine religiöse Handlung dieser drei Menschen. Inzwischen ist mir klar, daß der Mann ein Professor für solch seltsame Kulte ist. Ich schwebe immer noch zwischen den beiden Zuständen: der Professor, das ist inzwischen die mir bekannte Bezeichnung, erzählt mir diese Begebenheit, oder ich bin selbst mit dabei.

Auf einmal befinde ich mich in einem Haus. Der Professor ist weg und die Kiesgrube auch. Ich weiß nicht mehr wie, aber wir, bzw. der Professor, mußten flüchten. Ich bin vor dem vorangegangenen

Schriftprobe 1

Ich fuhr mit einem Heißluftballon weit über die Wolken und über Wasser, 1.) 10.18 2.) 17.16
dabei erreiche ich eine Geschwindigkeit die höher ist als die eines Flugzeuges. 15-ptn
Der Ballon streift knapp über sch Gebirgszüge und ist manchmal
kurz vor einem Absturz. Dann werfe ich Ballast ab und steige wieder.
Diese Fahrten sind meist bei Regen, bzw. Hagel. Es ist auch schon vorgekommen,
daß ich mit dem Ballon abgestürzt bin.

Schriftprobe 2

Nach dem Aufstehen Singen vor dem Spiegel ins Bad (vorher
nicht). Anfänglich noch nervös (wohl Angst vor der Schule),
doch so gegen 10 Uhr ruhig und gut d'rauf. Es zeigte
sich bessere Kontaktfreudigkeit zu den Klassenkameraden.
Die Angst wurde mir zum größten Teil genommen.
Ich war nicht mehr depressiv (habe mir keine Gedanken mehr
gemacht) und habe alles positiver gesehen. So habe ich mich
unheimlich auf Spanien gefreut (jetzt ist es wieder normal,
ohne eine richtige Vorfreude). Ich war innerlich härter (mehr
Mann - als Jammerer).
Außerdem war ich Frauen-geiler, so habe ich mich auf der
Straße nach jeder, die mir gefiel, umgedreht, vorher war ich
zu schüchtern.

Schriftprobe 3

Fall 7

Asthma bronchiale

Die 26jährige Patientin kommt wegen ihres Asthmas zu mir, das seit fünf Jahren besteht und sich ständig verschlimmert. Es tritt in der Hauptsache nachts auf, aber auch, wenn sie sich in einem zu warmen Zimmer aufhält, während die frische und besonders die kalte Luft immer günstig ist. Besonders schlimm ist es, wenn sie von der Kälte im Freien in ein überhitztes Zimmer kommt. Sie hat deshalb das Fenster gern offen, besonders nachts.

Was mir als erstes auffällt, ist die Sorgfalt, mit der sie alle ihre Beschwerden einschließlich der festgestellten Allergien und der Diagnosen mit den Verordnungen notiert und mitgebracht hat.

So hat sie ihre Allergien als „inhalative" bezeichnet und alle festgestellten Allergene aufgeführt, Gräser, Gänsefuß, Heidekraut, Roggen- und Weizenpollen, Schimmelpilze, Vogelfedern, bes. der Kanarienvögel, Katzen- und Kaninchenepithelien und schließlich Hausstaubmilben, die sie unterteilte in Demodex pteronyssinus und D. farinae.

Noch ein Beispiel, wie sorgfältig sie alles aufführte: Nur über ihre Nägel schreibt sie, daß sie Längsrippen hätten, keine Nagelmonde, und die Nagelhaut stark wüchse.

Gegen ihr Asthma nimmt sie ständig vier verschiedene Mittel. Damit zusammen führte sie über 50 Symptome auf. Warum ich das so eingehend schildere? Weil man daraus ersehen kann, wie sorgfältig und präzise diese Frau arbeitet und wir damit schon ein wichtiges Symptom haben.

Als Kinderkrankheiten gab sie Milchschorf, besondere Anfälligkeit für Bronchitis und Lungenentzündung an und weiter Masern. Sie war als Kind ziemlich dick, was sie veranlaßte, ab ihrem elften Lebensjahr viel zu hungern. Ab dem 16. Lebensjahr schlug das um, so daß sie immer wieder zum Essen flüchtete, nachher aber wieder erbrechen mußte, um eben nicht zuzunehmen.

Neben dem Asthma hatte sie viel mit ihren Augen zu tun. Sie hatte eine Konjunktivitis, die sich, vielleicht, weil sie immer wieder Cortisonsalben erhielt, immer wieder einstellte. Morgens waren die Lider verklebt und geschwollen und ständig die Augen gerötet. Sie konnte helles Tageslicht schlecht vertragen und noch schlechter die Sonne.

Weiter fiel ihr auf, daß sie öfter blaue Flecken bekommt, ohne sich erinnern zu können, sich gestoßen zu haben.

Mit den Menses gab es nichts Erwähnenswertes, außer, daß sie vorher immer etwas deprimiert ist. Beim Gehen hat sie Schwierigkeiten, weil sie meint, „schon auf den Knochen zu gehen."

Als Lieblingsfarbe entscheidet sie sich in dem gebräuchlichen Farbenbuch für die Rubrik 2 E 8, das als Olivgrau bezeichnet wird.

Psychoanamnese

„Ich wurde in Gelsenkirchen geboren. Meine Mutter muß, wie ich später hörte, unmittelbar nach der Geburt gestorben sein. Sie soll viele Beziehungen gehabt haben, weshalb ich niemals wußte, wer mein Vater war. Ich bin zuerst bei den Eltern meiner Mutter aufgewachsen, und ich erinnere mich, daß meine Oma mir von einer Vergewaltigung erzählt hat, woraus ich entstanden sein soll.

Als ich zehn Jahre alt war, starben meine Großeltern kurz hintereinander, und ich kam dann zu einem Bruder meiner Mutter und seiner Frau. Diese Tante erzählte mir auch, daß meine Mutter immer mit vielen Männern ins Bett gegangen sein soll. Ich will aber zuerst von der Zeit erzählen, als ich noch bei meinen Großeltern war.

Diese waren nicht glücklich miteinander, sondern hatten viele Streitereien, und es war sicher nicht gut für mich, daß ich diese miterlebte. Meine Oma war ein schwacher und, wie ich meine, ein haltloser Mensch und konnte sich gegen meinen Großvater überhaupt nicht durchsetzen. Als mein Großvater gestorben war, kam sie mit nichts mehr zurecht, so daß meine eben erwähnte Tante sich aller Dinge annehmen mußte. Sie war auch jähzornig und schlug dann oft auf mich ein, und ich schlug dann zurück, und kurz danach lagen wir uns wieder in den Armen.

Wir lebten auf dem Land, und mein Opa hatte viele Tiere, die er dann auch schlachtete, wobei ich zusah. Es waren Kaninchen, Hühner und Gänse. Mich hat das sehr mitgenommen, weil ich tierlieb bin. Deshalb bereue ich heute noch, daß ich den Tieren gegenüber oft herzlos war und ihnen, bewußt oder unbewußt, weh getan habe. Mein Verhalten ihnen gegenüber war dasselbe wie meiner Oma gegenüber, nämlich wechselhaft und unberechenbar. Ich schlief mit Opa zusammen in seinem Bett, und das kam dadurch zustande, daß er und Oma getrennte Schlafzimmer hatten und ich nicht gern alleine schlafen wollte. Wenn mein Opa zu mir ins Bett kam, wurde ich immer wach und wunderte mich, wenn er sich auf die Seite legte und einschlief und gar nichts mit mir unternahm. Ich war enttäuscht, daß nichts geschah, denn eigentlich hatte ich etwas erwartet.

Ich war als Kind schon sehr früh aufgeklärt. Das lag daran, daß Oma nicht viel Sinn für Ordnung hatte und es so dazu kam, daß oft Zeitschriften mit Texten und Bildern, die sicher nicht für Jugendliche in meinem Alter bestimmt waren, herumlagen und von mir gelesen wurden. Ich war scharf darauf, denn ich war schon früh für jede Sexualität aufgeschlossen. Ich weiß auch, daß ich mit etwa vier Jahren meinen ersten Orgasmus hatte. Ich machte es damals wie auch heute noch: Ich brauche mich nicht streicheln, sondern lege meine Beine übereinander und arbeite mit meinen Muskeln, und dann kommt es eben. Meine Oma hat mich dabei beobachtet und meinte, daß ich das nicht mehr tun sollte, denn ich bekäme dadurch einen Bandwurm im Bauch. Ich erschrak darüber, machte es aber trotzdem weiter, denn es tat mir wohl, und das war für mich stärker als die Angst.

Als ich acht oder neun Jahre alt war, geschah etwas, was mich sehr mitgenommen hat. Mein Opa war mit einem Hund spazieren gegangen und sagte nachher, dieser wäre ihm weggelaufen. Der Hund kam nie wieder zurück, und ich glaubte damals und auch heute noch, daß Opa diesen Hund beiseite geschafft hat. Genauso schlimm traf es mich, als unsere Katze von einem Auto überfahren wurde. Ich nahm sie auf den Arm und wollte unbedingt mit ihr zum Tierarzt und drängte darauf. Aber niemand kümmerte sich um sie, sondern man ließ sie langsam sterben.

Als ich von meiner Tante und meinem Onkel versorgt wurde, lebte ich in demselben Haus wie vorher, nur war alles viel sauberer. Die beiden hatten einen Sohn, der zwei Jahre jünger war als ich, und ich habe ihm oft Sachen untergeschoben, die ich selbst getan hatte. Ich fing damals an zu klauen, und ich erinnere mich noch an ein Hörnchen mit Eis, das ich mir nahm.

Ich habe bis zu meinem 14. Jahr ins Bett gemacht. Schlimm war es, wenn wir in Urlaub fuhren und dort die Betten naß wurden. Auf einem Bauernhof war es einmal ganz schlimm, und ich schämte mich sehr. Auf diesem Bauernhof waren übrigens zwei Mädchen etwa in meinem Alter, die eine Katze quälten. Darüber habe ich mich sehr aufgeregt.

Ich muß noch etwas zum Tod meiner Großeltern sagen. Mein Opa war noch berufstätig, und er starb während seiner Arbeitszeit. Wir bekamen auf einmal die Nachricht, daß er plötzlich an einem Herzinfakt gestorben war. Er war dann von dort von einem Beerdigungsinstitut abgeholt worden.

Meine Oma starb sechs Wochen später. Ich mußte bei ihr schlafen, da sie nachts öfter zum Klo mußte und nicht mehr alleine aufstehen konnte, weil sie dick und schwach geworden war. Als ich sie in einer Nacht wie immer stützte und zum Klo bringen wollte, konnten ihre Beine sie auf einmal nicht mehr halten, und sie fiel zusammen. Ich wußte mir nicht mehr zu helfen und lief zu Nachbarn, die dafür sorgten, daß sie ins Krankenhaus kam, wo sie bald starb. Meine Tante, zu der ich ja dann kam, hat mir Vorwürfe gemacht, daß ich nach dem Tod der Oma nicht geweint hätte. Ich war damals aber erst zehn Jahre alt und konnte den Sinn des Sterbens noch nicht recht begreifen.

Ich hatte zu der Tante immer ein sehr gespanntes Verhältnis. Kaum war ich zu ihr gekommen, fehlte ihr Geld, und ich kam als erste in Verdacht, weil ich vorher schon öfter geklaut hatte. Diesmal war ich es aber nicht, und ich kam noch mehr in Verdacht, als immer wieder Geld wegkam. In einer Nacht haben sie mir so zugesetzt, daß ich den Diebstahl zugab, um meine Ruhe zu haben. Als wieder Geld wegkam, sagte ich, daß ich es nicht wäre und es auch vorher trotz meines Geständnisses nicht gewesen wäre, aber natürlich glaubte man mir nicht. Ich wurde immer eigensinninger und bekam viel Schläge. Ich mußte außerdem viel arbeiten. Meine Tante hatte einen Heißmangelbetrieb, und ich wurde, obwohl ich erst 13 oder 14 Jahre war, dort viel eingespannt.

Zur selben Zeit geschah folgendes. Ich wurde sehr streng gehalten und durfte nie ausgehen. Der einzige Junge, zu dem ich Kontakt hatte, war mein Vetter Mike, der ja zwei Jahre jünger war als ich. Als ich noch 14 Jahre alt war, fing die Erpressung schon an. Er sagte, daß ich nackt zu ihm ins Bett kommen müßte, sonst würde er seiner Mutter erzählen, daß ich ihn sexuell verführen wollte. Obwohl ich ihm folgte und in seinem Bett machte, was er wollte, schwärzte er mich doch an. Ihm wurde natürlich mehr geglaubt als mir, und seine Mutter begann, mich zu hassen.

Mit 15 Jahren begann ich eine Lehre in einem Lebensmittelgeschäft, und kurz vor Beendigung der Lehre besorgte ich mir eine eigene Wohnung, wobei ich die Miete von einem Sparbuch meiner Mutter bezahlte, das ich mit 18 Jahren zur freien Verfügung erhalten hatte. Es war ein Guthaben von 10 000 DM darauf, womit ich gerade noch zurechtkam. Nach der Lehre verdiente ich als Einzelhandelskauffrau so viel, daß es für meinen Lebensunterhalt reichte.

Ich hatte damals immer wieder neue Freunde und am längsten einen Iraner. Das alles wurde von meinem Arbeitgeber nicht gern gesehen und erst recht nicht, als ich schließlich eine Beziehung zu einem drogenabhängigen Typ bekam. Dieser interessierte mich aber sehr, und ich machte sogar mit, was nicht gut für mich war.

Ich war inzwischen 21 Jahre alt geworden, und eines Tages kam mein Onkel zu mir und sagte, daß ich von meinen Großeltern 35.000 DM erben würde. Es könnte aber sehr lange dauern, bis das über die Bühne gehen würde, und er machte mir das Angebot, 20.000 DM von ihm sofort zu bekommen und auf den Rest zu verzichten. Da ich durch meine Drogen in einer krassen Geldnot war, willigte ich ein.

Ich war durch die Drogen nicht etwa zufrieden und glücklich geworden, sondern weiß inzwischen, daß der zufriedene, oder besser, gelöste Zustand nur einige Stunden nach der Drogeneinnahme anhält und man nachher unglücklicher ist als zuvor. Ich wollte davon loskommen, schaffte es aber nicht und beschritt deshalb den einzigen Weg in solchen Notsituationen: Ich wollte Selbstmord begehen. Ich machte viele Pläne und nahm schließlich ein Schlafmittel. Ich dachte, daß ich genug genommen hätte und wunderte mich, als ich am nächsten Morgen wieder aufwachte.

Mit 21 kam noch etwas ganz Schlimmes hinzu: Ich bekam Asthma, was von dieser Zeit an immer schlimmer wurde. Das war 1985. 1986 war ich drei Monate zur Kur und kündigte anschließend meine Stelle als Kassiererin in einem Supermarkt. Ich zog mit meinem damaligen Freund, der Psychologie studierte, nach Köln, trennte mich aber bald von ihm, weil wir uns immer mehr stritten. Ich arbeitete wieder als Kassiererin und fing an, mein Abitur nachzumachen. Ich arbeite jetzt in einem Bioladen und bin mitten im Abitur. Ich weiß noch nicht, ob ich danach studieren werde, und auch nicht, was. Vielleicht Philosophie oder Religion. Aber es ist alles noch offen.

Mit Männern habe ich immer Schwierigkeiten. Ich will schon einmal einen starken Mann haben, aber dann habe ich wieder Angst, einen solchen wie Opa zu bekommen. Bis jetzt habe ich immer nach kurzer Zeit Schluß gemacht, aber ich habe vor kurzem Ralf kennengelernt, und dieser hat tatsächlich Schluß mit mir gemacht. Das hat mir einen Schock versetzt. Ich bin jetzt mit Arnold zusammen, und zwar seit neun Monaten, was für mich schon sehr lange ist. Er ist vier Jahre jünger als ich und ein Mensch, der nie weiß, was er will und ständig seine Ziele ändert. Er hat mit seinen 22 Jahren noch kein Abitur und auch keine Ausbildung in irgendeiner Richtung, aber wir verstehen uns gut. Ich glaube, daß ich mit einem Mann mit einem schwachen Charakter doch besser zurechtkomme.

Um Ihnen die Arbeit zu erleichtern, habe ich Ihnen eine Aufzeichnung aller meiner Beschwerden und Krankheiten mitgebracht, angefangen von meinen Kinderkrankheiten bis zu dem jetzt sehr schlimmen Asthma."

Auswertung

Wie bei jedem Menschen, dem wir begegnen, sind wir bemüht, uns ein Gesamtbild von ihm zu machen. Wir wollen ihn abschätzen, ihn katalogisieren, uns ein Urteil bilden, ob er ein guter oder ein schlechter Mensch ist, d.h. ob seine guten oder schlechten Eigenschaften überwiegen. Erst recht müssen wir das bei unseren Patienten machen, die wir psychisch bewerten und beurteilen müssen.

Wir wissen von ihr, daß sie sehr frühreif war und früh das Bedürfnis nach sexueller Befriedigung hatte. Sie befriedigte sich schon mit vier Jahren und erwartete von ihrem Opa früh eine Aufnahme von sexuellem Kontakt. Mit 14 Jahren schon beschäftigt sie sich mit ihrem zwei Jahre jüngeren Vetter und hatte als junges Mädchen einen regen Partnerwechsel. Sie war sexuell also sehr aktiv.

Außerdem wissen wir von ihr, daß sie gestohlen und gelogen hat, ja, daß das bei ihr an der Tagesordnung war, denn sie hat das schließlich nicht nur einmal oder nur wenige Male getan.

Und trotz dieser nicht guten Eigenschaften, die einem zunächst in die Augen springen, möchte ich behaupten, daß sie im ganzen alles andere als ein schlechter Mensch ist. Sie ist tierlieb und konnte nicht mit ansehen, wenn die Tiere grausam, wie sie meinte, von ihrem Opa getötet wurden. Sie hat diesem auch nie verziehen, daß er, wie sie annahm, seinen Hund irgendwie beiseite geräumt hat, denn daß er weggelaufen sein soll, hat sie ihm nie geglaubt.

Nach dem plötzlichen Tod ihres Opas hat sie die schwerkranke Oma betreut, und das mit elf Jahren. Sie hat bei ihr geschlafen und sie jede Nacht mehrmals zur Toilette geführt. Das zu tun, war eine Selbstverständlichkeit für sie, aber sicher nicht für jeden Menschen in ihrem Alter.

Es gibt noch mehr, was für sie spricht. Bei ihrem Gespräch mit mir sprach sie freimütig über alle schlechten Eigenschaften, etwa, daß sie öfter gestohlen und nachher gelogen hat. Können wir sie überhaupt wegen des Stehlens, das man wegen der Häufigkeit als Kleptomanie bezeichnen dürfte, verurteilen? Sie hat geklaut, obwohl ihr vollkommen klar sein mußte, daß es bemerkt wird und der Verdacht natürlich auf sie fallen mußte, und das läßt den Verdacht zu, daß es eine unbedingt krankhafte Veranlagung, nämlich die Kleptomanie war, von der auch begüterte Frauen (es sind immer nur Frauen) nicht verschont bleiben, Frauen, die es überhaupt nicht nötig haben.

Sie war also offenherzig und ehrlich bei unserem Gespräch, so ehrlich, wie man es nach dem Vorausgegangenen nicht erwartet hätte. Für ihre Ehrlichkeit, die neben der krankhaften Kleptomanie vorhanden ist, spricht auch, daß sie später als Kassiererin beim Supermarkt beschäftgt war, und das für längere Zeit. Es waren keine kleinen Beträge, die durch ihre Kasse liefen, und man hätte ihr diesen Posten nicht zugestanden, wenn sie sich während ihrer Lehre oder später etwas hätte zuschulden kommen lassen, was an ihrer Ehrlichkeit hätte zweifeln lassen.

Weiter wissen wir, daß sie starke Kritik an ihrer Verhaltensweise übte. Als sie drogensüchtig war und keinen Ausweg mehr wußte, wollte sie Selbstmord begehen und hat es auch versucht. Sie wurde schließlich aber damit fertig und löste sich so weit aus diesem Abgrund, daß sie dabei ist, ihr Abitur nachzumachen und sogar an ein Studium denkt. Sie sprach über Philosophie oder Religion, die in die engere Wahl kommen, und ich war wie jeder andere zunächst dazu geneigt, das bei ihrer bisherigen Verhaltensweise als lächerlich und grotesk anzusehen, aber nicht jetzt, wenn man sich bemüht, die Intimsphäre dieses Menschen auszuleuchten.

Wenn wir das alles betrachten, dann kommen wir zu der Annahme, daß wir es hier nicht mit einer schwachen, sondern eher mit einer starken Persönlichkeit zu tun haben. Sie hat alle Belastungen, die schon mit der Geburt anfingen, abgestreift und ist ein Mensch geworden, der sich so stark fühlt, daß er sich schwacher und gestrauchelter Menschen, wie ihr jetziger vier Jahre jüngerer Freund einer ist, annehmen kann.

Nachdem wir uns ein Bild von dieser Frau gemacht haben, werden wir uns jetzt mit der Mittelsuche befassen. Für mich war die Mittelsuche denkbar einfach, denn für die ausgesuchte Farbenrubrik (2 E 8), die mit „Olivgrau" bezeichnet wird, fand ich während aller Jahre, in denen ich mit Farben arbeite, nur ein Mittel. Aber auch durch die Repertorisation müßten wir auf dieses Mittel kommen:

Bei der Gewichtung würde ich zunächst an die Kleptomanie (1) denken, aber auch an die Unehrlichkeit überhaupt (2), weil sie nicht immer nur gestohlen, sondern dazu auch fortgesetzt gelogen hatte.

Als nächstes käme das Asthma, das meist nachts auftritt (3) und noch eine Besonderheit hat, daß kalte Luft nämlich bessert, weshalb sie das Fenster immer offen hat (4). Auch, wenn sie tagsüber von draußen in die warme Wohnung kommt, hat sie regelmäßig mit der Luft zu tun (5).

Je mehr wir diese Rubriken vergleichen, desto weniger Mittel bleiben übrig, bis die letzte Rubrik schließlich nur noch ein Mittel aufweist, nämlich Bryonia.

Aber auch die nächsten Symptome weisen auf Bryonia, so die Sorgfalt und Genauigkeit, mit der sie ihre bisherigen Beschwerden und festgestellten Krankheiten aufgezeichnet hat (6), die lang anhaltende Enuresis nocturna (7), die spontan auftretenden Blutungen unter der Haut (8) und schließlich die rezidivierende Konjunktivitis (9) mit den Begleitbeschwerden.

Dazu gehören die Verklebung der Lider am Morgen (10), die roten Schwellungen auch besonders morgens (11) und die Lichtscheu, denn besonders Sonnenlicht, aber auch Tageslicht, werden schlecht vertragen (12).

Dazu kommt auch noch ein wichtiges psychisches Symptom, nämlich die Unzufriedenheit mit und die Kritik an sich selbst (13), was sich an vielen Beispielen zeigt. So hatte sie bis etwa zum elften Lebensjahr eine Adipositas, die ihr nicht gefiel, und es kam in ihrer Selbstkritik dann wie so oft zur Essensverweigerung, nämlich zur Anorexia nervosa, was bis zum 16. Lebensjahr andauerte, also von 1975 bis 1980.

Dann schlug das Pendel wieder um, und es stellte sich eine Bulimie, also ein ständiges Essensverlangen ein, wobei sie mit einem nachträglichen Erbrechen dafür sorgen mußte, daß sie nicht wieder zu dick wurde. Diese Bulimarexie dauerte von Anfang der achtziger Jahre bis 1988. Die Selbstkritik zeigte sich auch, als sie aus dem Leben gehen wollte, weil sie durch Drogenabhängigkeit unglücklich und verzweifelt geworden war.

Alles in allem haben wir hier einen für eine 26jährige sehr bewegten Lebenslauf vor uns und zudem eine schlimme Krankheitssituation, nämlich ein schweres und medikamentenabhängiges Asthma, das keinen Anhalt zu einer Besserung, sondern eher zur ständigen Verschlimmerung gibt.

Ich habe mich darüber gewundert, daß Bryonia in den Rubriken der gesteigerten Sexualität (Lasziv 671) oder „Mangel an moralischem Empfinden" (742) nicht aufgeführt ist, sondern nur bei „Leidenschaftlich" (14) und „Eigensinnig" (15), aber schließlich, war ihr sexuelles Verlangen wirklich überdurchschnittlich? Bei der Überlegung mußte ich das verneinen und kam zu dem Schluß, daß sie in dieser Beziehung keineswegs anomal war und ist, sondern der einzige Unterschied ist der, daß andere nicht darüber reden, während sie sehr freimütig ist.

Hinweise auf das Simillimum Bryonia

1: Kleptomanie (SR I 667): *Einwertig*

2. Unehrlich (SR I 399): *Einwertig*

3: Asthma nachts (K III 331): *Einwertig*

4: Kalte Luft bessert (K III 333):
    Nur vier Mittel, dabei Bryonia einwertig
   Atemnot, in frischer Luft besser (K III 340): *Zweiwertig*
   Atemnot, in kalter Luft besser (K III 340): *Zweiwertig*

5: Asthma im warmen Zimmer schlechter, wenn man aus dem Freien hereinkommt (K III 333):
   Einwertig als einziges Mittel

6: Gewissenhaft in Kleinigkeiten (SR I 171): *Einwertig*

7: Bettnässen nachts (K III 675): *Einwertig*

8: Ekchymosen (K II 143): *Zweiwertig*
   Blaue Flecke (K II 152): *Zweiwertig*

9: Bindehautentzündung (K III 13): *Einwertig*
   Rezidivierende Augenentzündung (K III 13): *Einwertig*

10: Lider verklebt (K III 21): *Zweiwertig*
    Lider verklebt morgens (K III 22): *Einwertig*
    Schleimabsonderung (K III 1): *Zweiwertig*

11:	Lider gerötet (K III 16):	Zweiwertig
	Augenschwellung (K III 27):	Zweiwertig
	Augenschwellung morgens (K III 27):	Einwertig
	Schwellung der Bindehaut (K III 27):	Einwertig
	Schwellung der Lider (K III 28):	Einwertig
	Schwellung der Oberlider (K III 28):	Einwertig
12:	Lichtscheu (K III 23):	Zweiwertig
	Lichtscheu Tageslicht (K III 24):	Zweiwertig
	Lichtscheu Sonnenlicht (K III 24):	Zweiwertig
13:	Unzufrieden mit sich selbst (SR I 391):	Einwertig
	Verzweiflung an der Genesung (SR I 381):	Zweiwertig
14:	Leidenschaftlich (SR I 770):	Zweiwertig
15:	Eigensinnig (SR I 765):	Einwertig

Therapie und Verlauf

Nach der Gabe von Bryonia M in Form von fünf Globuli rief die Patientin eine Woche später an und fragte, ob die Beschwerden, die sie am Tag der Einnahme und an den folgenden Tagen gehabt hätte, durch das Mittel ausgelöst worden wären. Sie schilderte, daß sie zunächst, und zwar am selben Tag und am nächsten, sehr müde gewesen sei. Dann sei sie für drei Tage sehr erkältet gewesen und zwar mit allem, mit Asthma, Schnupfen, Husten und Ohrenschmerzen.

Sie fühle sich jetzt aber besser und meine, daß sie besser Luft bekäme. Sie habe auch eine Verlassenheitsangst und andere ganz verrückte Ängste gehabt, die aber wieder weg wären. Seit zwei Tagen habe sie einen pickligen Ausschlag im Gesicht wie nie zuvor.

Ich freute mich natürlich, daß das der Beweis für die richtige Mittelwahl war und teilte der Patientin mit, daß sich ihr Organismus, oder besser ihr Immunsystem, mit dem auseinandersetzen müßte, was noch nicht in Ordnung gewesen wäre, und sie zunächst abwarten müßte.

Als sie nach drei Monaten zu mir kam, teilte sie mir mit, daß der Ausschlag schnell weggegangen wäre und sie sich jetzt recht wohl fühle. Sie sei aus ihren Medikamenten, unter denen auch ein cortisonhaltiges war, langsam ausgestiegen und nehme nur das ihr empfohlene Beruhigungsmittel (Eschscholtzia D 2).

Eine neue Gabe war erst ein halbes Jahr nach der ersten Verabreichung nötig. Ich gab Bryonia D 30 als Injektion. Drei Monate später wiederholte ich die erste Gabe, und damit ging es bis heute gut, das sind inzwischen zwei Jahre.

Fall 8

Agitierte Depressionen, neurotische Persönlichkeitsstruktur

Vor mir saß ein sehr aufgeregter Mann von 40 Jahren, der, kaum hatte er Platz genommen, ohne Unterbrechung redete. Es war wie eine in Gang gesetzte besprochene Kassette, die eine zu hohe Tourenzahl hatte. Durch das zu schnelle Sprechen dauerte es eine ganze Zeit, bis ich wußte, worum es sich handelte.

Er ist Beamter beim Finanzamt und steht kurz vor der Pensionierung. Diese soll durchgeführt werden, weil er unter so schweren Depressionen leiden würde, daß er seine Arbeit nicht mehr ausführen könnte.

Die Diagnose war in den vielen Kliniken gestellt worden, in die er wegen seiner Beschwerden eingewiesen worden war. Sie erschien mir aber unglaubwürdig. Diese „ruhelose Depression" ist doch gar keine echte Depression, sagte ich mir, sondern diese wäre damit verbunden, daß der Betroffene schwerfällig, redefaul und menschenscheu wäre. Er würde in einer introvertierten Vereinsamung leben. Das hier ist aber vollkommen anders. Dieser Kranke ist unwahrscheinlich mitteilungsfreudig und hat eher Angst, zu wenig als zu viel zu sagen.

Ich wußte schon nach kurzer Zeit, daß ich mit dem, was er mir sagte, nicht viel anfangen konnte, sondern was ich brauchte, war eine objektive Beurteilung, und so nahm ich die Ehefrau, die mitgekommen war, zu mir und unterhielt mich mit ihr alleine.

Von ihr erfuhr ich, daß er seit über 15 Jahren eine ganze Menge von Tabletten einnahm, die ihm von den vielen Neurologen, bei denen er inzwischen war, verschrieben worden waren. Er hatte die Übersicht darüber verloren und nahm sie wahllos ein. Sie, die ihn anfangs in dieser Richtung beeinflussen wollte, wurde schnell und rabiat von ihm belehrt, daß das nur seine Angelegenheit wäre, und er unterstrich das sogar mit Handgreiflichkeiten. Sie wußte, daß er bei seinen Gefühlsäußerungen keine Hemmung kannte und sehr jähzornig sein konnte. Es war nicht selten vorgekommen, daß er unter Schreien und Brüllen wahllos alles zerstörte, was ihm in die Hände kam. Ihr und allen Bekannten gegenüber war er immer bestimmend und rechthaberisch. Er nimmt gegenüber niemand ein Blatt vor den Mund. Auch meinte sie, daß er bis zu 80 Zigaretten am Tag raucht und oft fünf Flaschen Bier und mehr trinkt.

Anschließend unterhielt ich mich nochmal mit dem Patienten, wobei aber nicht viel Neues herauskam. Er war zwar ruhiger geworden, doch wiederholte er immer wieder, daß alle Leute gegen ihn wären und ihn betrügen wollten. Überhaupt wären alle Leute Betrüger, doch würde er jeden Betrug aufdecken. Er ist ein überheblicher Besserwisser und Diktator, der allen anderen Mißtrauen entgegenbringt, das wußte ich nach dem Gespräch.

Ich erinnerte mich, daß meine Großmutter mir einmal gesagt hatte: „Nimm dich vor kleinen Leuten in acht, denn sie sind immer gefährlich!" Das erschien mir sehr plausibel, wenn ich z.b. an Friedrich den Großen dachte, der mit seinen 159 cm den bekannten siegreichen achtjährigen Krieg gegen Maria Theresia geführt hatte. Mein Patient war zwar 164 cm groß, zählt aber wohl immer noch zu den „kleinen Leuten". Die Behauptung meiner Großmutter konnte ich übrigens bei allen späteren Bekanntschaften nur bestätigen.

Was erfuhr ich sonst noch über ihn? Er hatte oft Schwierigkeiten beim Sprechen. Er lallte und sprach Wörter wiederholt schwerfällig und schlecht aus. Beim Autofahren war er unsicher geworden, weil er sich nicht konzentrieren konnte und die oft notwendige schnelle Reaktion fehlte. Öfter hat er Gleichgewichtsstörungen.

Organisch hatte er Prostata-Beschwerden, wobei der Strahl lange auf sich warten ließ und nur langsam abging, außerdem Hämorrhoiden und öfter Rückenschmerzen.

Bei der Frage nach der Lieblingsfarbe gab er sich nicht viel Mühe, wählte dann aber Rot mit der Rubrik 10 B 8 in dem von uns gebräuchlichen Farbenbuch, korrigierte später aber auf 10 A 8, um dann wieder zu 10 B 8 zurückzukehren.

Ich behandelte anfangs mit Calcium carbonicum, Calcium phosphoricum, Phytolacca und einigen anderen Mitteln, hatte damit aber nicht viel Erfolg. Es ging dem Patienten zwar etwas besser, aber eine wirkliche Wende war nicht eingetreten. Vor allem konnte er nicht auf seine üblichen Psychopharmaka verzichten. Außerdem, und das möchte ich nicht vergessen zu erwähnen, gab ich noch ein aus pflanzlichen Stoffen zusammengesetztes Beruhigungsmittel.

Bei einer neuen Farbenwahl entschied sich der Patient schließlich für eine Pinkfarbe, nämlich 13 A 8, und blieb dabei. Inzwischen hatte ich auch einen Termin für ein längeres Gespräch, den ich dem Patienten zuteilen konnte.

Was übrigens die Farbenwahl anbetrifft, so ist die Unsicherheit immer ein Beweis dafür, daß die Wahl nicht richtig war. Wer seine richtige Farbe gewählt hat, bleibt dann dabei. So blieb unser Patient bei den folgenden Fragen immer bei der zuletzt gewählten Farbe.

Psychoanamnese

„Ich habe Schwierigkeiten, wo ich als Beamter beschäftigt bin, nämlich beim Finanzamt. Ich habe Probleme mit meinen Mitarbeitern, weil sie sich entweder überhaupt nicht entscheiden können oder zu lange dazu brauchen. Ich kann schnellere Entscheidungen treffen, doch erkennen die anderen sie nicht an. Ich habe dadurch immer wieder Probleme und soll in Kürze pensioniert werden. Ich erzähle später mehr darüber und fange zuerst mit meiner Kindheit an.

Ich habe einen Zwillingsbruder und eine Schwester, die neun Jahre älter ist. Meine Eltern hatten einen landwirtschaftlichen Betrieb in der Nähe von Köln, den mein Bruder übernommen hat, weil er in der Schule nicht gut mitkam. Für mich war ein anderer Beruf ausersehen worden.

Ich erinnere mich noch daran, wie unser Hof wegen der Kohlenförderung durch die Rheinische Braunkohle umgesiedelt worden ist. Vorher waren Verhandlungen geführt worden, die über fünf Jahre dauerten. Nachdem mein Vater 1985 verstorben ist, kam es zwischen meinem Bruder und mir zu finanziellen Auseinandersetzungen. Ich bin jetzt mit meinem Erbteil zufrieden, obwohl ich dabei bestimmt benachteiligt worden bin. Ursprünglich sollte ich überhaupt nichts bekommen, aber das habe ich nicht mit mir machen lassen.

Ich kam mit meinen Zeugnissen beim Finanzamt gut an und wurde mit 21 Jahren schon Inspektor. Ich blieb auch beim Finanzamt, obwohl man mich zur Kommunalverwaltung holen wollte. Das Angebot war gut, aber ich mag keine so raschen Veränderungen, weshalb das bei mir nicht zog. Ich lehnte das Angebot ab und wurde mit 26 Jahren zum Oberinspektor und mit 30 Jahren zum Amtmann befördert. Ich wäre heute sicher schon Steueramtsrat, wenn meine Krankheit nicht dazwischengekommen wäre.

Es fing mit 22 Jahren an. Ich kam damals zu einem Finanzamt, wo alles drunter und drüber ging. Es dauerte nicht lange, bis ich aufgeräumt hatte, doch war ich nervös geworden und konnte nicht mehr schlafen. Mein Arzt hat mir da zum ersten Mal Tavor verschrieben. Ich habe immer mehr davon genommen und merkte, daß ich immer unsicherer wurde und anfing zu zittern. Es kam dann eins zum anderen, und ich fing mit Alkohol an, um die Unsicherheit zu überwinden. Dann kam die Depression hinzu, weil ich bei meinem Ehrgeiz nichts Produktives mehr leisten konnte. Ich bekam von dem Neurologen, zu dem ich inzwischen gekommen war, zu dem Tavor noch andere Mittel, und ich erinnere mich noch an Saroten. Ich verlor die Übersicht über die Tabletten, so daß ich Unmengen davon zu mir nahm. Einmal waren das so viele, daß ich nicht mehr aufzuwecken war. Man hat das als Selbstmordversuch ausgelegt, aber es war alles andere als das, sondern ich habe deshalb so viele genommen, weil ich endlich einmal ausgiebig schlafen wollte.

Schlimm war für mich, als ich gegen meinen Wunsch zum Außendienst und damit zu Steuerprüfungen eingeteilt wurde. Ich hatte inzwischen immer mehr Ängste bekommen, womit sicher zusammenhing, daß ich kein Selbstvertrauen mehr hatte. Ich konnte nicht mehr richtig planen und mich nicht konzentrieren, so daß ich bei schriftlichen Arbeiten immer wieder von vorne anfangen mußte. Ich hatte keine Energie mehr. Ich bekam vor allem Angst, Angst vor Mißerfolgen, vor Fehlern in meiner Arbeit und sogar vor dem Autofahren. Mit dieser Unsicherheit sollte ich jetzt eine so verantwortliche Arbeit wie den Außendienst übernehmen. Das war unmöglich für mich.

Meine Frau sollte das bei meiner Dienststelle ändern, aber sie erreichte nichts. Ich ging von einem Neurologen zum anderen und wurde schließlich in eine psychiatrische Klinik eingewiesen. Dort wurden lange Gespräche mit mir geführt, aber ich verstand nichts. Der Professor nahm an, daß die Außendiensteinteilung die Schuld an meiner Erkrankung trug, und entließ mich mit der Anweisung, mich wieder zum Innendienst abzukommandieren. Das half aber nichts, und nach zwei Monaten wurde es wieder schlimmer. Ich kam zur psychiatrischen Heilstätte nach Gengelbach, wo man eine Entziehungskur durchführte, die ich aber nicht durchhalten konnte. Ich bekam dadurch solche Beschwerden, daß ich von heute auf morgen abreiste. Nach meiner Rückkehr stellte man bei meiner Dienststelle fest, daß nichts besser geworden war, und wollte mich pensionieren. Ich habe dieses Ansinnen aber abgelehnt. Ich hätte mein Gesicht verloren. Wir hatten in unserem Ort zwar keinen Kontakt mehr mit unseren früheren Bekannten, denn mit einem psychisch Kranken will keiner etwas zu tun haben, aber mit meiner frühen Pensionierung wäre es noch schlimmer geworden. Vor allem hatte ich davor Angst, daß mein Sohn dann weniger Selbstwertgefühl haben würde. Ich wollte nicht, daß er der Leidtragende sein sollte. Ich wurde von meiner Dienststelle dann, wenn ich nicht krankgeschrieben wurde, was aber öfter vorkam, für ausgefallene Kollegen eingesetzt, aber immer nur für vier bis sechs Wochen.

In den fünf Jahren meiner Krankheit, bevor ich zu Ihnen gekommen bin, also seit 1982, war ich elfmal in Kliniken, so etwa in der Ehrenwaldschen und in Ahrweiler. Bei mir wurde jede Therapie versucht, auch Psychoanalyse und Hypnose. Aber ich konnte die Therapeuten wegen ihrer vergeblichen Versuche nur auslachen. Wir waren nie einer Meinung, sondern es gab nur Auseinandersetzungen. Zuletzt war ich noch bei einem Heilpraktiker, der es mit Homöopathie und Akupunktur versuchte, aber auch das ergab keinen Erfolg.

Seitdem ich bei Ihnen bin, meine ich eine Besserung zu erkennen. Meine Ängste sind vor allem nicht mehr wie früher. Ich bin nicht mehr so menschenscheu und kann Aufregungen besser abfangen. Ich stehe dem Leben positiver gegenüber, und meine Lage erscheint mir nicht mehr so aussichtslos. Ich komme aber von meinen Psychopharmaka nicht los und nehme noch Saroten, Anafranil und Ludiomil ein.

Bei uns muß man mit Ellenbogen arbeiten. Man will mich seit meiner Erkrankung bevormunden, und das mache ich nicht mit. Ich kann von den anderen nichts annehmen, denn wenn ich nachdenke, dann ist mir doch keiner überlegen. Ich hatte früher oft Diskussionen mit meinem Chef und habe mich bis jetzt immer durchgesetzt. Das war ihm nicht recht, das weiß ich, aber ich hielt eben nicht den Mund. Egal, was kommt, ich gab Contra, wenn es notwendig war.

Ich bin eben streng bei der Arbeit. Wir müssen doch Detektive sein und die Sünden der Steuerpflichtigen aufdecken, und da bin ich den anderen überlegen. Die Landwirte müßten alle Buchführung machen, aber das macht kaum einer. Wir müssen dann schätzen, und es ist bei uns bekannt, daß ich beim Schätzen scharf bin. Ich überprüfe alles, und mir geht kaum einer durch die Lappen. Neulich habe ich die Betrügereien eines Eierhändlers aufgedeckt. Ich kam dahinter, daß er die Eier für 15 Pfennige gekauft und sie als Bio-Eier für 30 Pfennig verkauft hatte.

Ich habe mir seine Akte vorgenommen und bei der Prüfung festgestellt, daß er innerhalb der letzten fünf Jahre über 500 000 DM ausgegeben hat, aber nicht nachweisen konnte, woher er das Geld hatte. Er hatte Grundstücke, Maschinen, Motorfahrzeuge u.a.m. gekauft, aber keine oder wenigstens nicht so hohe Einnahmen verbucht. Ich habe die Kripo und die Steuerfahndung auf ihn angesetzt.

Das alles ist aber lange vorbei. Ich habe nicht mehr die Sicherheit von früher und habe Angst vor allem und jedem. Man nutzt meine Schwäche aus und will mich immer bevormunden. Jetzt will man mich ausbooten. Seit drei Monaten bin ich beurlaubt, und man will meine Pensionierung unbedingt durchsetzen. Bis jetzt konnte ich mich dagegen wehren, aber ich weiß, daß sie jetzt endgültig ist.

Ich habe noch etwas anderes, was mir Sorgen macht. Meine Frau hat die Bekanntschaft einer Frau gemacht, die Stimmen aus dem Jenseits hört. Sie hat dafür gesorgt, daß wir eingeladen wurden, und wir waren dort. Ich habe den Mut gehabt, ihr zu sagen, daß ich an einen solchen Unsinn nicht glaube. Ich konnte das aber nicht genügend begründen, und das war nicht gut. Meine Frau hat zwar Zweifel bekommen, aber ich konnte sie von meiner Meinung nicht überzeugen und habe nun Angst, daß meine Frau diesem Unglauben verfällt. Ich halte das für gefährlich. Mein Sohn hilft mir aber, meine Frau davon abzubringen."

Ausarbeitung

Was aus der Anamnese schon ersichtlich ist, wurde durch ein Gespräch mit der Ehefrau bestätigt: Der Mann war immer schon ein Diktator, auch schon vor seiner Krankheit, die die Herrschsucht und Intoleranz gegenüber der Meinung anderer aber verstärkte.

Neben diesem Symptom der Herrschsucht (1), durch die auch die Streitsucht und Rechthaberei (2) verursacht sein dürfte, gibt es noch zwei gewichtige Symptome, nämlich Unbeherrschtheit und Jähzorn (3) und schließlich den Ehrgeiz (4), der den strebsamen Beamten schnell avancieren ließ.

Jähzorn und Wutanfälle waren nach der Mitteilung durch die Ehefrau immer schon vorhanden und verbunden mit Schreien und einer Zerstörungssucht (5), die ihn alles Erreichbare zertrümmern oder zerreißen ließ (6). Er führte sich dabei wild auf (7) und war nicht mehr Herr seines Willens (8).

Wenn ich alle diese Symptome berücksichtige und mich dabei auch des Buches „Homöopathische Therapie der Geisteskrankheiten" von G. H. G. Jahr [5] bediene, wo ich das Mittel bei „Ehrgeiz" finde, bleibt schließlich Camphora als einziges Mittel übrig, dicht gefolgt von Veratrum album.

Als weitere Symptome kommen noch die ununterbrochene und vor allem hastige Redelust dazu (9) und seine Taktlosigkeit, denn er äußert immer ungezwungen seine Meinung, sei es nun seinem Chef oder der Dame gegenüber, die sich mit dem Jenseits unterhält (10). Er meint, daß er immer unverblümt die Wahrheit sagen müßte oder wenigstens das, was er dafür hält, und er tut das, selbst wenn das, was er sagt, unhöflich und beleidigend ist. Das geschieht nicht nur, wenn er in Wut geraten ist, sondern diktatorisch und überheblich, wie er nun einmal ist, glaubt er, die Leute immer maßregeln zu müssen. In der Rubrik „Beschimpft jeden" finden wir nur zwei Mittel, und zwar Camphora und Tarantula, beide zweiwertig (11). Er ist ein überheblicher Monomane (12), der immer glaubt, recht zu haben.

Auch die Empfindlichkeit gegenüber Geräuschen und das Auffahren dadurch gehören zum AMB von Camphora (13).

Auch die Depression gehört dazu (14), vor allem die nächtliche (15). Sie war eben besonders nachts, denn er litt ja immer unter Schlaflosigkeit, und da ist es nicht wichtig, was vorrangig war: Schlief er schlecht, weil er Depressionen hatte, oder hat er nachts viel gegrübelt, weil er schlecht schlief?

Außerdem wurde er öfter handgreiflich gegen seine Frau, und auch hier finden wir Camphora (16). Man könnte auch nach den organischen Beschwerden schauen, wobei es sich besonders um das Prostata-Adenom handelt, und auch da ist unser Mittel vertreten, wie der Interessierte im Kent nachschlagen kann.

Hinweise auf das Simillimum Camphora

1: Diktatorisch, herrisch, dogmatisch, despotisch (SR I 385): *Zweiwertig*

2: Streitsüchtig (SR I 783): *Zweiwertig*
Bestimmtheit, Rechthaberei (SR I 775): *Einwertig*

3: Jähzorn (SR I 24): *Einwertig*
Raserei, Wut (SR I 789): *Zweiwertig*
Raserei, Wut, anfallweise (SR I 795): *Einwertig*
Heftig (SR I 1026): *Einwertig*
Impulsiv (SR I 589): *Einwertig*

4:	Ehrgeizig (Jahr 249):	*Einwertig*
5:	Zerstörungssucht (SR I 384):	*Zweiwertig*
	Schreien (SR I 685):	*Dreiwertig*
6:	Zerreißt Sachen (SR I 971):	*Zweiwertig*
7:	Wildheit (SR I 1062):	*Einwertig*
8:	Verlust des Willens (SR I 1064):	*Einwertig*
9:	Geschwätzigkeit (SR I 692):	*Zweiwertig*
	Hastiges Sprechen (SR I 912):	*Zweiwertig*
10:	Indiskretion, Taktlosigkeit (SR I 605):	*Einwertig*
11:	Manie, beschimpft jeden (SR I 702):	*Zweiwertig*
12:	Monomanie (SR I 738):	*Einwertig*
13:	Geräuschempfindlich (SR I 877):	*Einwertig*
	Auffahren durch Geräusche (SR I 928):	*Einwertig*
14:	Depression (SR I 841):	*Einwertig*
15:	Depression nachts (SR I 846):	*Einwertig*
16:	Schlagen (SR I 934):	*Einwertig*

Therapie und Verlauf

Die Therapie aller psychisch Kranken mit homöopathischen Mitteln ist immer schwierig, denn selten kommt ein solcher zu mir, der nicht unter Psychopharmaka steht. Diese sedieren aber und lähmen die gesunde Reaktion des Organismus. Da es die Aufgabe der homöopatischen Mittel ist, Reaktionen zu aktivieren und damit den Kranken zu befähigen, mit seiner Krankheit fertig zu werden und den

Weg zur Gesundung zu finden, ist der Therapieerfolg in Frage gestellt oder besser gesagt, er wird durch die Verordnung von Psychopharmaka unmöglich gemacht.

Diese Mittel, die zunächst günstig zu sein scheinen, da sie den Kranken beruhigen und ihn so verändern, daß er für seine Umwelt wieder erträglich wird, machen ihn selbst aber zu einem unheilbar Kranken. Mich erinnert das an Vauvenargues: „Wer andere unglücklich macht, gibt gewöhnlich vor, ihr Bestes zu wollen." Es ist tatsächlich so: Der psychisch Kranke, der mit Psychopharmaka behandelt wird, wird dadurch unheilbar.

Ich habe früher versucht, Patienten mit psychisch schweren Krankheiten, die unter Psychopharmaka standen, mit homöopathischen Mitteln in Ordnung zu bringen. Es ist unmöglich. Es dauerte eine ganze Zeit, bis ich erkannt hatte, daß es nur einen Weg gibt, den psychisch Kranken wieder in Ordnung zu bringen: Das homöopathische Simillimum kann nur helfen, wenn das Psychopharmakon abgesetzt ist.

Es ist dies ein schwerer Weg, ein schwerer Weg besonders für die Familienangehörigen. Sie müssen den Kranken so ertragen, wie er bei dem schlimmsten Ausbruch seiner Krankheit ist. So war es auch in diesem Fall:

Als ich die Psychopharmaka abgesetzt hatte, was natürlich langsam geschah, erlebte die Familie, also die Ehefrau und der Sohn, die Qual auf Erden. Der Patient hatte Wutanfälle wie nie zuvor. Er schrie und tobte und zerstörte alles, was nicht niet- und nagelfest war. Die Ehefrau, die ich vorher darauf vorbereitet hatte, gab ihm die harmlosen von mir verordneten Beruhigungsmittel, die er schon eine ganze Zeit eingenommen hatte, so hoch dosiert, daß diese schlimme Zeit überbrückt werden konnte. Eine Woche nach Absetzen der Psychopharmaka erhielt der Patient Camphora D 30 und 14 Tage später dasselbe Mittel in der M. Potenz.

Der Patient besserte sich in seinem Gesamtbefinden dann zusehends und nahm vier Wochen nach der letzten Gabe seine Arbeit wieder auf, wenn auch versuchsweise. Sein Chef hatte vorher bei mir angerufen und mich danach gefragt, ob er dem Wunsch seines Angestellten, mit der Arbeit wieder anzufangen, nachkommen sollte. Der Patient besuchte mich dann alle vier bis sechs Wochen, so daß ich seine Verhaltensweise gut unter Kontrolle hatte und ein halbes Jahr nach der M. Potenz wußte, daß eine neue Gabe notwendig war. Ich gab zunächst die 30. und nach weiteren zwei Monaten eine neue

M. Potenz. Ein Jahr später konnte ich feststellen, daß der Patient wieder voll und ganz in seine Arbeit eingestiegen ist. Er wurde dabei von seinen Kollegen geachtet und, rigoros und pedantisch, wie er auch früher gewesen war, von den Steuerpflichtigen gefürchtet. Von einer Pensionierung war keine Rede mehr.

Er sagte einmal: „Ich fühle mich wieder wie in alten Tagen. Das bedeutet aber, daß ich vielen unangenehm geworden bin, weil ich mir nichts mehr gefallen lasse. Man zieht bei uns ja immer den kürzeren, wenn man sich unterdrücken läßt. Ich habe eben wieder mein altes Selbstvertrauen. Ich bin wieder schlagfertig geworden und schlage zurück, meist sogar, bevor ich angegriffen werde. Ich muß eben verbale Ohrfeigen verteilen, um meine Position zu halten."

Die Homöopathie hat aus einem pensionsreifen Angsthasen wieder einen Grobian gemacht, der unangenehm für seine Mitarbeiter und noch mehr für die Steuerpflichtigen ist. Das darf keinen Vorwurf auslösen. Man kann schließlich keinen Charakter grundlegend ändern. Der Patient ist lediglich „normalisiert" worden. Er ist jetzt wieder der typische Camphora-Mensch.

Ein anderes Mal sagte er: „Ich meine, daß ich nur meine Pflicht tue. Die anderen vernachlässigen ihre Pflicht, und darum bin ich eben anders als sie."

Wie sagte Schopenhauer?

„Wie man das Gewicht seines eigenen Körpers trägt, ohne es, wie doch das jedes Fremden, den man bewegen will, zu fühlen, so bemerkt man nicht die eigenen Fehler und Laster, sondern nur die der andern." Bei seinem letzten Besuch brachte der Patient die vom Finanzamt zum Abschluß jedes Jahres übliche Beurteilung mit. Sie war recht gut, und ich will sie nur auszugsweise wiedergeben:

„Er ist mit Fleiß und großem Interesse bei der Arbeit, die er überlegt und planvoll einteilt. Er hat eine gute Auffassungsgabe und ein durchdachtes Urteilsvermögen, wozu ein umfassendes und gründliches Fachwissen kommt. Der mündliche Vortrag ist klar und erschöpfend, die Folgerungen sind übersichtlich und folgerichtig und die Art der Arbeit konzentriert und wohlüberlegt.

Die Arbeit ist insgesamt sehr verantwortungsbewußt und gewissenhaft, und er wendet sein umfassendes Wissen wohlüberlegt und erfolgreich an, tritt immer fest und sicher auf und kann sich durchsetzen. Die ihm gestellten Aufgaben löst er mit seinen umfassenden Rechtskenntnissen und seinem großen Erfahrungsschatz zu unserer vollsten Zufriedenheit."

Fall 9

Bulimarexie

Der jüngere Bruder der vor mir sitzenden 26jährigen Patientin hatte lange Zeit gebraucht, um seine Schwester zu einem Besuch bei mir zu überreden. Sie hatte gesehen, was man mit der Homöopathie bei der Neurodermitis ihres Bruders erreichen konnte, und sich schließlich bei mir angemeldet.

Das Schlimmste ihrer vielfältigen Beschwerden war wohl ihre seit der Pubertät bestehende Bulimarexie. Es hatte damals mit einer unüberwindbaren Freßlust angefangen, wodurch sie sehr schnell zunahm und schließlich, um nicht immer mehr zuzunehmen, gezwungen war, nach dem übermäßigen Essen das Gegessene wieder zu erbrechen.

Diese Bulimarexie besteht seit etwa 10 Jahren und widerstand bisher allen Bemühungen, davon wieder loszukommen. Es war jedes Mal eine Flucht zum Essen, eine Flucht vor den vielen Ängsten und Sorgen, die das Mädchen hatte. Damals war ihr leiblicher Bruder gestorben, was sie sehr mitgenommen hatte. Er war ihr einziger Bruder, und sie erzählte mir, daß der, der sie jetzt zu mir geschickt hatte, ein Halbbruder von ihr sei.

Sie hat viele Blähungen, die abends weggehen und sehr übelriechend sind. Der Abgang der Winde führt zu einer Erleichterung. Ihre Menses kommen unregelmäßig und meist in Intervallen von drei Monaten, seltener schon nach zwei.

Ich weiß, daß die Ausheilung einer Bulimarexie eine extrem sorgfältige Repertorisation erfordert, wie sie eben nur nach einem mehrere Stunden andauernden Gespräch möglich ist und gab ihr einen entsprechenden Termin. Vorher ließ ich eine Schriftprobe anfertigen und in dem von mir gebrauchten Farbenbuch ihre Lieblingsfarbe aussuchen. Sie entschied sich für die Rubrik 7 E 8, die ein ziemlich dunkles Braun darstellt.

Psychoanamnese

„Ich wurde in München geboren und hatte einen Bruder, nämlich Franz, der vier Jahre älter war. Ich spreche in der Vergangenheit, weil er jetzt tot ist. Ich habe aber auch noch einen zwei Jahre jüngeren Halbbruder, der der Sohn meines Stiefvaters ist. Ich war viel mit diesem zusammen und habe ihn oft umsorgt, weil ich das Bedürfnis dafür hatte.

Ich erinnere mich noch daran, daß ich schon als Kind viel gegrübelt habe. Ich weiß noch, daß ich oft am Fenster saß und mich ganz meinen Gedanken hingegeben habe. Das hat sich bis heute nicht geändert, und ich bin auch heute noch eine solche „Grüblerin". Ich fühlte mich damals alleingelassen und vernachlässigt und meinte, daß meine Mutter sich nicht genug um mich kümmern würde. Alleinsein ist immer schlimm gewesen, denn ich brauche Menschen um mich.

Ich habe oft mit meinen beiden Brüdern gespielt, und es waren Spiele, bei denen wir uns verkleidet haben. Ich habe gern Kleider meiner Mutter angezogen, die natürlich viel zu groß für mich waren, was mir aber gut gefiel. Ich mag Kleider, die locker sind und mir viel Spielraum lassen. Ich habe dann mehr Bewegungsmöglichkeiten, und ich brauche immer viel Bewegung. So war ich früher in einer Ballettschule, in einem Turnverein für Bodenturnen, in einer Skischule und in einem Schwimmverein.

Ich ging immer gern in die Schule, und meine Lehrer waren immer lieb und nett zu mir und schmusten mit mir, obwohl ich nie eine gute Schülerin war. Ich hatte immer Schwierigkeiten mitzukommen. Warum ging ich aber trotzdem gern in die Schule? Ich brauchte Gesellschaft, und in der Schule hatte ich sie. Ich war nicht gut in Mathe, Physik und Biologie, wohl aber in Sprachen, Musik, Erdkunde und im Sport.

Ich bin mit meinen Mitschülerinnen immer gut ausgekommen und habe viel mit ihnen zusammen unternommen. Ich glaube übrigens, daß ich diejenige war, die am meisten modisch gekleidet war.

Mit acht Jahren bekam ich eine Hepatitis, wegen der ich sechs Wochen im Krankenhaus und zwar in einer geschlossenen Abteilung war.

Ich bin dreimal sitzengeblieben, und zwar in der 5., 8. und der 10. Klasse und bin dann vor dem Abitur von der Schule gegangen, weil ich Angst hatte, auch die Wiederholung nicht zu schaffen. Sicher spielte aber auch eine Rolle, daß ich mit 18 Jahren meinen Freund kennenlernte, den ich in Kürze, nämlich in 14 Tagen, heiraten werde. Ich zog damals zu ihm nach Berlin, wo ich den Entschluß faßte, mein Abitur nachzumachen, was 1987 auch klappte. Im Sommer 1988 fing ich mit meinem Studium an. Ich wollte Grundschullehrerin werden, was ich bald auch sein werde, weil ich immer das Verlangen hatte, pädagogisch tätig zu sein.

Mein leiblicher Bruder Franz beging 1988 Selbstmord, und zwar durch Erhängen. Er hatte eine übersteigerte Libido, die zudem abartig war. Er haßte Frauen, weil er bei ihnen impotent war und nur durch Masturbation zum Orgasmus kam. Er hatte das Verlangen, Frauen umzubringen, und dieser Drang war so stark, daß er keinen anderen Ausweg fand, als selbst in den Tod zu gehen.

Er lernte in der Kunstakademie und konnte gut malen, und wir fanden in seinem Nachlaß viele von ihm gemalte Bilder von erhängten Frauen. Es waren insgesamt furchtbare Bilder, auch solche von Hinrichtungen durch die Guillotine und viele andere mehr. Ich bin über seinen Tod nicht hinweggekommen und fing damals mit einer tiefenpsychologisch fundierten Gesprächstherapie an.

Ich suchte und fand Parallelen zum Schicksal meines Bruders. Auch ich kam nur durch Masturbation zum Orgasmus und befriedigte mich immer dann, wenn ich allein war, und ich war viel allein, was ich ja schlecht sein kann. So kam es dazu, daß ich das lange Zeit einmal oder auch zweimal jeden Tag machte. Ich fand das nicht gut und machte mir viele Vorwürfe, und ich hatte auch Angst, weil ich nicht viel anders war als mein Bruder. Ich kam zunächst schlecht wieder los davon, masturbiere aber seit zwei Jahren nicht mehr. Ich gehe aber auch nicht gern mit meinem Freund ins Bett, weil ich mit meinen Gedanken zu sehr abschweife und nur selten zum Orgasmus komme.

Das Alleinsein war und ist immer schlimm für mich. Ich denke dann viel nach, und es sind schlimme Gedanken, von denen ich nicht loskomme. Ich weine viel dabei, und mit 16 Jahren etwa hat es angefangen, daß ich dann auch zum Essen floh. Ich habe alles das gegessen, von dem ich wußte, daß es nicht gesund ist. Ich wog zeitweise mit meinen 168 cm bis 70 kg.

Wenn ich zu dick wurde, habe ich entweder wochenlang gehungert und mittags nur zwei Spiegeleier gegessen, oder ich habe nach dem Essen gebrochen, was anfangs selten vorkam. Es kam dann aber immer mehr dazu, wenn ich von der Schule kam, kaufte ich unterwegs alles mögliche ein und fiel zu Hause dann darüber her, um nachher zu erbrechen. Mir wurde danach jämmerlich übel, weshalb ich mir viele Vorwürfe machte. Ich bin sowieso immer Pessimist gewesen, aber die Stunden nach dem Erbrechen sind schlimm. Ich lasse die Rolläden runter und lege mich bis abends hin. So war es damals, und so ist es auch heute noch. Oft habe ich Selbstmordgedanken dabei. Ich denke immer daran, mich vom Balkon zu stürzen oder Schlaftabletten zu nehmen.

Als ich 1983 mit 18 Jahren meinen Freund kennenlernte und zu ihm nach Berlin zog, wurde das alles zunächst besser. Aber es kam etwas anderes hinzu. Mein Freund verführte mich dazu, mit ihm Cocain zu schnupfen, und das ging so zwei Jahre lang.

1989 kam es bei uns zu einer Krise, und ich zog von Berlin nach Düsseldorf, wo ich weiter studierte. Mein Freund wollte nachkommen, was ich aber ablehnte. Er wollte immer ein Kind von mir, und ich war davon überzeugt, daß ich nur Mittel zum Zweck sein sollte und er mich nicht aufrichtig liebte. Das war wohl einer der Gründe, warum ich von ihm weggegangen war.

Ich lernte in Düsseldorf einen anderen Mann kennen, der viel Zeit für mich hatte und durch seinen Einfluß dafür sorgte, daß ich mit dem Masturbieren aufhörte und mich mehr auf den Mann einstellte. Mit der Zeit kam ich aber immer wieder zum Fressen. Ich habe eben Angst vor allem, was auf mich zukommen kann und beruhige mich dann damit. Vor allem hatte ich aber viel Verlangen, zu meinem Freund zurückzugehen, und ich tat das dann nach Beendigung meines Studiums. Wir wollen, wie ich schon sagte, in 14 Tagen heiraten, aber ich gehe mit derselben Angst, die ich allem Neuen entgegenbringe, in die Ehe.

Ich habe noch mehr Ängste. Ich habe überhaupt viele Ängste. Ich fürchte die Begegnung mit Menschen, die mir nicht vertraut sind. Die erste Begrüßung ist am schlimmsten, und ich bin unsicher und verkrampft. Wenn ich allein bin, habe ich auch Angst, daß ein Verstorbener zu mir kommt, und ich denke dann vor allem an meinen Bruder. Es kann so schlimm werden, daß ich aus dem Haus und stundenlang durch die Stadt laufen muß. Ich schaue mir dann die Geschäfte an und kaufe die unmöglichsten Sachen. Ich reise auch gern, aber nicht etwa, um mir Landschaften oder Städte anzuschauen, sondern nur, um unter Leute zu kommen. Ich kann auch dann mit Geld nicht umgehen und es nicht festhalten.

Ich bin religiös und bete, wenn ich in Not bin, was ja öfter vorkommt. Ich glaube daran, daß die Seele nach dem Tod weiterlebt, und konnte mich deshalb auch nicht entschließen, Selbstmord zu begehen, obwohl ich oft daran dachte.

Ich bin mit meinem Studium so gut wie fertig. Was ich nachher machen will? Obwohl ich sehr naturverbunden bin, will ich aber nicht auf eine Waldorf-Schule (nach Rudolf Steiner) gehen. Seit Rudolf

Steiner haben sich die Zeiten geändert, und man kann die Kinder nicht nach dem alten Muster erziehen. Ich bin mehr dafür, daß die Kinder sich frei entwickeln und auch ihrem Verlangen nach moderner Musik wie Rock oder Pop nachgehen können. Ich will auf einer Montessorischule unterkommen, weil dort alles freier ist. Mir selbst bedeutet Musik viel, denn sie belebt mich irgendwie. Sie darf nicht hart sein, sondern eher melodisch wie etwa die der Beatles.

Ich kann jähzornig sein. Ich kann dann schreien, fluchen und die Türen werfen. Ich kann auch Dinge auf den Boden werfen."

Ausarbeitung

Wie in jedem Fall beginnt unsere Arbeit mit der Hierarchisierung oder der Gewichtung, wie man heute vorzieht zu sagen. Damit kommt die erste Aufgabe auf uns zu, nämlich die, alle Symptome ihrer Wertigkeit nach einzustufen. Die charakteristischen und eigenheitlichen Symptome haben nach dem § 153 des 6. Organon den Vorrang, und damit ist diese Anamnese reichlich versehen.

Es gibt fünf solcher auffälligen Symptome, und das sind:
1: Freßsucht (1),
2: Diese Frau ist nicht etwa befriedigt, wenn sie ihren Bauch gefüllt hat, sondern im Gegenteil depressiv, weil sie wieder einmal ihrer Sucht Folge geleistet hat (2),
3: Verschwendung (3),
4: Furcht vor Geistern (4),
5: Furcht, die Bekanntschaft mit Fremden zu machen (5).

Bei der Repertorisation sehen wir recht bald, daß ein Mittel sich immer mehr in den Vordergrund schiebt, und das ist Causticum, gefolgt von Calcium carbonicum und China. Nun weiß ich ja, daß diese beiden Mittel Rot als Lieblingsfarbe haben, Causticum aber Braun, und zwar genau das Braun, das die Patientin ausgesucht hatte, was mir die Mittelwahl natürlich viel leichter macht.

Wenn wir jetzt den anderen Symptomen nachgehen, stellen wir fest, daß Causticum sie fast alle deckt.

Diese Patientin flieht zum Essen, weil sie darin eine Befriedigung, einen Ausgleich für ihren inneren Unfrieden sucht. Daß sie kein inneres Gleichgewicht hat, geht bis in ihre Kindheit zurück. Sie weiß, daß sie schon damals oft am Fenster gesessen und über ihre Sorgen gegrübelt hat (6), die dadurch verursacht worden waren, daß sie sich von ihrer Mutter unverstanden und vernachlässigt fühlte. Sie war immer unzufrieden und am meisten wohl mit sich selbst (7). Das führte dazu, daß sie immer und besonders, wenn sie alleine war, schlimme und hartnäckige Gedanken hatte (8), die sie nicht verscheuchen konnte. Es gab ja vieles, das sie seelisch belastete, so der Selbstmord und vor allem die Abartigkeit ihres Bruders, mit dem sie vieles gemeinsam hat, die Selbstvorwürfe (9), daß sie kein natürliches Verlangen nach dem Koitus (10), sondern nach Masturbation (11) hat und auch die Angst davor, was noch alles auf sie zukommen kann (12).

Sie fühlt sich nie wohl, wenn sie alleine ist, sondern sucht immer Gesellschaft (13), weshalb sie nach ihren Angaben auch gern auf Reisen geht (14). Sie weint, wenn sie viele Ängste hat (15), und hat dann auch Suizidgedanken (16), weil das Leben ihr nicht mehr lebenswert erscheint (17). Sie geht oft zum Gebet, weil sie an Gott (18) und an ein Fortbestehen der Seele nach dem Tod glaubt. Sie ist immer ein Pessimist (19), hat aber besonders schwermütige Gedanken vor, bei und nach der Regel (20). Sie fühlt sich beengt durch enganliegende Kleidung und muß alles locker tragen (21). Sie kann aber auch jähzornig werden, wirft dann die Türen und Gegenstände auf den Boden, wobei sie schreit und flucht (22).

Hinweise auf das Simillimum Causticum

1: Freßsucht (SR I 548): *Einwertig*

2: Traurig nach dem Essen (SR I 854): *Einwertig*

3: Verschwenderisch (SR I 922): *Einwertig*

4: Furcht vor Geistern (SR I 489): *Zweiwertig*

5: Furcht vor Fremden (SR I 510): *Einwertig*
Schlimmer durch die Gegenwart von Fremden (SR I 934):
Einwertig

6: Brütet (SR I 110): *Einwertig*
Selbstbetrachtung (SR I 629): *Einwertig*

7: Unzufrieden mit sich selbst (SR I 391): *Einwertig*

8: Quälende Gedanken (SR I 989): *Zweiwertig*
   Hartnäckige Gedanken (SR I 980): *Einwertig*
   Andrang von Gedanken (SR I 985): *Einwertig*

9: Gewissensnot, Reue (SR I 806): *Einwertig*

10: Abneigung gegen den Koitus (SR III 443): *Zweiwertig*

11: Neigung zur Masturbation (SR III 499): *Einwertig*
    Sexuelle Ausschweifung (SR I 685): *Zweiwertig*

12: Furcht, es könnte sich etwas ereignen (SR I 490): *Dreiwertig*
    Furcht vor einem Unglück (SR I 497): *Zweiwertig*
    Furcht vor Unheil (SR I 484): *Zweiwertig*
    Angst um die Zukunft (SR I 75): *Zweiwertig*

13: Verlangen nach Gesellschaft (SR I 142): *Einwertig*
    Angst, wenn allein (SR I 60): *Einwertig*

14: Verlangen zu reisen (SR I 1004): *Einwertig*

15: Ängstliches Weinen (SR I 1043): *Einwertig*

16: Neigung zum Selbstmord (SR I 950): *Einwertig*
    Neigung zum Selbstmord aus Schwermut (SR I 955): *Einwertig*

17: Lebensüberdruß (SR I 1034): *Einwertig*

18: Religiöse Gemütsbewegungen (SR I 803): *Einwertig*

19: Pessimist (SR I 771): *Einwertig*

20: Traurig vor den Menses (SR I 859): *Zweiwertig*
    Traurig während der Menses (SR I 859): *Zweiwertig*

21: Lösung der Kleidung erleichtert (SR II 72): *Zweiwertig*
    Kleiderdruck verschlimmert (SR II 73): *Zweiwertig*

22: Schreien (SR I 885): *Zweiwertig*
    Fluchen (SR I 181): *Einwertig*

23: Menses verspätet (SR III 527): *Dreiwertig*

Therapie und Verlauf

Nachdem ich Causticum M (1000) in Form von fünf Globuli gegeben hatte, kam die Patientin drei Monate später zu mir, aber nicht etwa wegen neuer Beschwerden, sondern nur, um über den unerwarteten Erfolg zu berichten. Sie teilte im einzelnen mit:

Was sie überraschte, war, daß der Essenszwang zehn Tage nach der Einnahme nachließ und seitdem nicht mehr aufgetreten ist. Aber das war nicht alles, sondern sie stellte fest, daß ihre Einstellung dem Leben gegenüber sich vollkommen verändert hatte. Sie, die vorher nur mit ihren eigenen Sorgen und Kümmernissen beschäftigt war und den anderen Familienangehörigen gegenüber „hartherzig" erschien, kümmerte sich seit dieser Zeit um die anderen, was besonders ihre Oma als eine vom Schicksal geschenkte „Wohltat" empfand, denn sie hatte noch nie vorher erlebt, daß ihre Enkelin sich so mit ihr beschäftigte und so offenherzig war.

Sechzehn Tage nach der Einnahme stellte sich ein Eisprung ein, den sie immer deutlich empfand, und sie wußte, daß 14 Tage später die Menses kommen müßten, und so war es auch. Die Menses, die vorher nur alle zwei bis drei Monate gekommen waren, wobei das Schwergewicht auf den drei Monaten lag, waren jetzt erstmalig schon nach sechs Wochen gekommen. Das nächste Mal kamen sie wieder nach knapp sechs Wochen, und dabei blieb es dann auch.

Aber das war noch nicht alles. Sie hatte eine Arbeit zu bewältigen, die sie schon vor acht Wochen bekommen hatte. Die Arbeit hatte ein religiös-philosophisches Thema und erschien ihr so schwer, daß sie keinen Mut gehabt hatte, damit anzufangen. Sie empfand auf einmal eine unwahrscheinliche Aktivität und erledigte diese Arbeit ohne alle Schwierigkeiten in vier Wochen.

Sie hatte an den Daumennägeln immer Querrillen, was sie sehr störte. Vom Tag der Einnahme an muß eine Veränderung eingetreten sein, denn die Nägel beider Daumen sind jetzt zu etwa 2/3 glatt.

Weiter erzählte sie mir, daß sie sich jetzt als Ehefrau sehr wohl fühlen würde und den Eindruck hätte, daß die vielen früheren Sorgen einer erledigten Vergangenheit angehörten.

Nach einem knappen Jahr stellten sich Gelüste nach Süßigkeiten ein, wovon die Patientin nach ihren Erfahrungen wußte, daß das die Vorboten ihrer früheren Freßlust sein müßten. Nach einer neuen Gabe desselben Mittels in derselben Dosis war alles wieder in Ordnung.

Fall 10

Puerilismus

Ein Kollege ruft mich an und fragt, ob ich mich mit einem 22 Jahre alten Lehrling beschäftigen könnte, der ihm viel Kummer machen würde. Ich bat ihn, mir zunächst schriftliche Einzelheiten einzureichen, was dann auch geschah.

Er teilt mir mit, daß er den Lehrling vor einem knappen Jahr eingestellt habe. Zunächst sah es gut aus, denn das Mädchen war arbeitswillig und folgsam und machte auch, ohne zu murren, Überstunden. Dann zeigte sich aber, daß die Ehrlichkeit zu wünschen übrig ließ. Zunächst fiel ihm auf, daß sie mit Kitteln erschien, die den Aufdruck „Universitätskliniken" trugen, worauf er sie zur Rede stellte. Ihre Mitteilung, daß sie die Kittel geschenkt bekommen habe, erschien ihm wenig glaubwürdig.

Wenn er sie einmal zurechtgewiesen hatte, was nicht immer zu vermeiden war, rächte sie sich, und zwar auf eine ganz besondere Art: Sie schnitt hinter seinem Rücken Löcher in die Fenstervorhänge, die mit viel Mühe wieder gestopft werden mußten. Natürlich leugnete sie auch jetzt, jedoch mußte mein Kollege aus verschiedenen Hinweisen schließen, daß nur sie es getan haben konnte.

Dann kam ein unerwartetes Ereignis: Eine große Firma schickte ihm die Arbeitsunfähigkeitsbescheinigung eines Lehrlings männlichen Geschlechts, die nach der Aufmachung an der Echtheit zweifeln ließ. Die Personalien waren dem Kollegen nicht bekannt. Nach anfänglichem Leugnen gab die erwähnte Angestellte unter Weinen zu, daß sie diese Fälschung gemacht habe. Es sei eine flüchtige Bekanntschaft gewesen, der sie einen Gefallen habe tun wollen, ohne einen Vorteil davon gehabt zu haben. Mein Kollege wollte den Lehrling nicht ohne weiteres entlassen, weil er einmal auch Vorzüge hätte, zum anderen es schwierig sei, mitten im Jahr einen neuen Lehrling zu bekommen.

Ich wartete fast mit Spannung auf den ersten Besuch. Die junge Dame sah nicht schlecht aus. Sie war mit Geschmack angezogen, wenn dieser verschiedentlich auch etwas absonderlich war. Sie hatte die hübschen fast schwarzen Haare zu einem Knoten gebunden und darauf eine imitierte Käseschnitte und eine ebensolche Maus befestigt. Bei dem nächsten Besuch war es eine Geige. Sie war nett und freundlich und kam bei den Patienten sicher gut an, was für eine Praxis ja auch wichtig ist. Sie erzählte mit einer seltenen Offenheit über ihre Beschwerden und wählte mit Sicherheit Schwarz als Lieblingsfarbe aus.

Sie klagte über Beschwerden, die auf eine chronische Sinusitis schließen lassen, über schon seit Jahren bestehende Unterbauchschmerzen, die vor den Menses schlimmer wurden, aber auch sonst anfallsartig auftraten, und schließlich über einen zähen, gelblichen und übelriechenden Ausfluß.

Psychoanamnese

„Von meiner Geburt weiß ich aus späteren Mitteilungen meiner Mutter, daß ich eine Frühgeburt und deshalb nicht lebensfähig war. Ich kam in einen Brutkasten und mußte die Hände festgebunden bekommen, weil ich meine Schläuche sonst herausgerissen hätte. Wichtiger war vielleicht noch, daß ich ein Steißbeinteratom hatte und deshalb sehr früh operiert werden mußte.

Ich war als Kleinkind, wie ich auch aus späteren Mitteilungen erfuhr, sehr viel allein, weil meine Mutter als Gardinennäherin beschäftigt war und mein Vater, der in seiner Freizeit auf mich aufpassen sollte, viel in die Wirtschaften ging. Ich muß viel geschrien haben und hatte abends viel Hunger, wenn meine Mutter nach Hause kam.

Ich war das erste Kind und freute mich sehr, als ich hörte, daß ich bald ein Geschwisterchen bekommen sollte. Als mein Bruder zur Welt kam, war ich zwei Jahre alt. Ich war dann nicht mehr so froh mit ihm, sondern mehr und mehr eifersüchtig. Ich muß mich einmal schlimm angestellt haben, als ich feststellte, daß man ihn in mein Bett gelegt hatte, und ich soll keine Ruhe gegeben haben, bis man ihn wieder rausgeholt hatte.

Die schlimmste Angst bei Kindern, nämlich die vor Dunkelheit, habe ich nie gehabt. Wenn ich schlief, brauchte kein Licht zu brennen, und ich fühlte mich schon damals wohler, wenn das Licht nicht so hell war. Auch heute mache ich zu Hause nie helles Licht an, sondern eine oder mehrere Kerzen, was ich sehr gemütlich finde. Ich schaue dann auf die Kerzen und denke viel nach. Ich überlege, was an diesem Tag alles passiert ist und was ich hätte besser machen können. Dieses Nachdenken ist nicht immer leicht für mich, denn die Gedanken gehen oft weg, und ich fange an zu träumen, was ich aber auch nicht schlimm finde. Ich kann mich oft nicht richtig konzentrieren, und gerade, wenn es notwendig ist, machen meine Gedanken sich selbständig. Das ist dann weniger schön. Ich werde dann aus dem Meditieren oder dem autogenen Training gerissen.

Ich habe die dunklen Tage lieber als die hellen, und deshalb mag ich auch den Winter gern, denn dann wird es früher dunkel. Es ist nicht so, daß ich nicht in helles Licht schauen kann, ich kann auch in die Sonne sehen und brauche keine Sonnenbrille, aber ich mag eben lieber das gedämpfte Licht.

Ich gehe auch mit Vorliebe nachts aus. Ich streife dann durch die Lokale und tanze einmal da und einmal dort, und meist wird es 4 oder 5 Uhr morgens, bis ich wieder zu Hause bin. Ich kann schlecht allein sein und besuche oft Bekannte und Freunde, wo ich dann auch übernachte.

Nun wieder zurück zu meiner Kindheit. Ich muß schon damals immer langsam gewesen sein, langsam in dem, was ich tat, in meinen Reaktionen und auch in meinen Antworten. Auf jeden Fall fiel ich dadurch immer auf. Auch heute bin ich langsam, wenigstens wird mir das immer vorgeworfen.

Ich habe, soweit ich mich erinnern kann, nie vor irgend etwas Angst gehabt, mit einer Ausnahme: Ich hatte als Kind immer Angst, von anderen Kindern geprügelt zu werden, wohl, weil ich mich schlagen ließ, ohne mich zu wehren. Vielleicht lag das auch an meiner Langsamkeit, an der Schwierigkeit, schnell zu reagieren. Erst mit 15 oder 16 Jahren wurde das anders, denn dann habe ich erst gemerkt, daß ich ziemliche Kräfte habe.

In den ersten Schuljahren hatte ich eine Freundin, zu der ich öfter nach Hause ging. Deren Bruder hat sich immer mit ihr gezankt, und zwar so lange, bis sie weinte. Ich kann niemand weinen sehen, und deshalb mußte ich dann immer weggehen. Der Bruder wußte bald, daß er mich damit aus dem Haus treiben konnte, und hat das dann immer wieder getan. Einmal war ich wütend und habe ihn in den Finger gebissen.

Ich habe nie gern mit gleichaltrigen, sondern lieber mit jüngeren Kindern gespielt. Bei denen konnte ich die Mutter sein und sie betreuen. Ich konnte mit dem Gesprächsthema der Gleichaltrigen nichts anfangen, denn das war mir einfach zu banal. Es drehte sich in der Hauptsache um ihre Beziehungen zu Jungen, wie sie auch oft das Flaschenspiel machten: Sie saßen im Kreise und zwar so, daß ein Junge immer gegenüber einem Mädchen saß. In der Mitte lag eine Flasche, die gedreht wurde und je nach der Stellung der Flasche mußte der betreffende Junge das gegenüber sitzende Mädchen küssen. Oft kam es auch vor, daß zwei oder drei Jungen ein Mädchen auf dem Boden festhielten, so daß ein Junge sich auf sie legen und sie abknutschen konnte. Das alles war mir zuwider, und als sie dasselbe mit mir versuchten, habe ich den Jungen so in den Finger gebissen, daß sie das nie mehr mit mir versucht haben.

Ich habe damals schon viel gelesen. Mit neun oder zehn Jahren habe ich Karl May gelesen und später neben anderem auch Angelique. Meine Lieblingsfächer in der Schule waren Kunst und Geschichte, während Mathematik ein ganz schlimmes Fach für mich war. Ich habe mich im Unterricht nie zu Wort gemeldet, sondern nur geantwortet, wenn ich persönlich gefragt wurde. Warum war das so? Wahrscheinlich auch deshalb, weil ich eben viel Zeit zur Überlegung und zur Antwort brauchte. Anders war es, wenn wir Theaterstücke aufführten, was öfter geschah, denn dann habe ich immer gern eine Rolle gespielt. Auch Klassenfahrten machte ich gern mit, wie ich auch heute noch gern verreise. Große Reisen kann ich aber nicht machen, weil mir das Geld fehlt.

Ich war im fünften Schuljahr, als meine Mutter an einer Psychose erkrankte. Sie glaubte und war davon überzeugt, daß mein Vater sie vergiften wollte, und wollte sich scheiden lassen. Später war immer wieder die Rede davon, aber meine Eltern sind doch zusammengeblieben, und ich meine, nur wegen uns Kindern. Auch heute ist meine Mutter noch krank. Sie meint, daß wir abgehört würden und daß andere mit einem Fernglas bei uns reinschauen und alles beobachten würden.

Ich war 16 Jahre, als ich von der Gesamtschule auf die Schule für Farbe und Raumgestaltung wechselte. Schon in der Gesamtschule hatten meine Mitschülerinnen begonnen, sich wie Waver anzuziehen. So war der Ausdruck für die neue Richtung: Zu dem wuscheligen „Hexenkopf" gehörte eine vollkommen schwarze Bekleidung, und damit waren wiederum „Schwarze Messen", „Teufelsanbetungen", „Schlafen im Sarg" und die Einnahme von Drogen verbunden. Ich machte das anfangs nicht mit, denn einmal wollte ich kein Nachahmer oder Mitläufer sein und zum anderen war das zu schockierend für mich. Später kleidete ich mich aber auch schwarz, weil das mir doch imponierte und ich schon dadurch befriedigt war, daß man mir auf der Straße nachschaute.

Mit 17 Jahren war es so weit, daß ich mit meiner Familie und der Umwelt nicht mehr zurechtkam. Ein Weltuntergang erschien mir durch die Verhaltensweise der Menschen sicher, und ich verabscheute es, daß meine Mitbürger durch ihre unüberlegten Handlungen alles kaputt machten. Ich hatte einfach die Schnauze voll und las Bücher über Tod und Selbstmord. Ich hörte mit Genugtuung depressive Musik wie „The cure" oder „The mission" und machte mir in meinem Zimmer eine schwarze Ecke mit Totenköpfen und Schwertern. Zum Selbstmord konnte ich mich nicht entschließen, weil mir zu ungewiß erschien, was mich nachher erwarten würde. Und eines Tages hatte meine Mutter meine ganze schwarze Ecke niedergerissen.

Mit 18 Jahren hörte ich auf der Kunstschule auf. Ich war hingegangen, um Modedesignerin zu werden, wozu aber das Fachabitur notwendig war. Meine Lehrer waren der Meinung, daß ich das nicht schaffen würde, was auch meiner Überzeugung entsprach, weil ich in Mathematik eben zu schlecht war. Ich habe mich dann kurz entschlossen, mich bei der für Kostümbildung zuständigen Stelle vorzustellen, und legte dort meine Kostümentwürfe vor, die aber abgelehnt wurden, weil sie angeblich keine eigenen Entwürfe darstellten.

Ich hatte viele Interessen und Wünsche, z.B. mich zur Goldschmiedin, Fotografin oder Werbedesignerin auszubilden, entschloß mich aber schließlich, Krankenpflegerin zu werden und begann die dreijährige Ausbildung.

Ich bestand die nach einem halben Jahr fällige Zwischenprüfung nicht und begann die einjährige Ausbildung zur Krankenpflege-Helferin, nach deren Abschluß ich schließlich meine Lehre als Arzthelferin anfing.

Mit 21 Jahren, als ich in der Ausbildung als Krankenpflege-Helferin war, lernte ich meinen ersten Freund kennen, mit dem ich auch schlief. Er war mit 18 Jahren drei Jahre jünger als ich und bezeichnete sich als „Psychopath". Es dauerte drei Monate, bis wir zusammen verkehrten, und kurz danach machte er Schluß. Ich habe lange geheult, bis ich darüber hinweggekommen war.

Ich hatte schon gesagt, daß mich Tag und Nacht nichts zu Hause hält und ich immer unterwegs sein muß. Karneval verkleide ich mich immer als Mephisto, weil dieser mir im „Faust" so gut gefiel.

Ich habe zwei Hündinnen, und zwar Shitzus, mit den Namen Nina und Nicole. Nina ist fünf und Nicole vier Jahre alt. Ich liebe beide sehr, und wenn ich zu Hause bin, sind sie immer bei mir und dürfen sogar bei mir schlafen. Ich wohne ja noch bei meinen Eltern, und wenn wir zusammen essen, vermisse ich die beiden sehr. Sie müßten eigentlich wie Kinder behandelt werden, und ich habe schon daran gedacht, mir zwei Kinderstühle mit der dabei üblichen eigenen Vorrichtung für die Eßschüsseln zu besorgen, aber meine Mutter war damit nicht einverstanden.

Ich habe auch überlegt, meinen beiden Hunden ein Hundeklo auf unserem Klo anzulegen, denn ich finde es nicht richtig, daß sie auch im Winter nach draußen müssen, was mir ja auch nicht viel Spaß machen würde. Die Konstruktion ist aber zu schwierig.

Ich gehe oft in einen Kinderspielladen, um mir Spielzeug anzuschaffen, wie Puppen oder einen neuen Puppenwagen, Stofftiere u.a., aber es kommt nie dazu, da ich nie genügend Geld habe.

Wenn ich träume, stelle ich mir oft vor, wie schön es wäre, noch ein Kind zu sein. Man hat dann keine Probleme, und man weiß nicht, wie beschissen die Welt ist.

Schade, daß ich kein Vampir bin. Ich könnte dann die, die ich liebe, ewig leben lassen, denn sie würden ja auch Vampire, wenn ich sie beißen würde. Die Bösen könnte ich dann langsam, aber sicher zu Tode quälen. Schön wäre es dann für mich, tagsüber zu schlafen und nur nachts unterwegs zu sein. Ich wollte aber nie in einem Sarg schlafen. Ich gehe nicht gern auf einen Friedhof, und ich könnte nie zu den Gräbern meiner Eltern gehen. Der Gedanke wäre dann schlimm für mich, daß sie, die ich geliebt habe, so tief unter der Erde liegen. Obwohl ich schwarz gern habe, mochte ich immer nur blonde Puppen."

Das Gespräch mit der Mutter

Da die Mutter die Tochter begleitete, bat ich sie für kurze Zeit zu mir und um Auskünfte. Sie sagte dann folgendes:
"Ursula war als Kind immer sehr brav und anhänglich. Sie mußte immer mit mir gehen und war dabei sehr ruhig und still, selbst wenn sie lange warten mußte. Zu schlagen brauchte ich sie nie, denn sie gehorchte immer. Wenn auf dem Schulhof geschlagen wurde, ging sie entsetzt zur Seite, um nicht hineingezogen zu werden. Sie war nicht ängstlich, aber sie stand allem Bösen und Schlimmen hilflos gegenüber.

Sie hatte eine Unmenge von Puppen, an denen sie auch heute noch hängt. Sie mochte immer nur blonde Puppen. Sie hat viel am Daumen gelutscht, und sie macht das auch heute noch, wenn sie Kummer hat, besonders im Schlaf.

Schlimm war, daß sie immer sehr vergeßlich war und sich alles notieren mußte. Als wir mit ihrer Lehrerin und auch mit ihrer Ärztin darüber sprachen, meinten diese, Ursula wäre noch zurückgeblieben und würde erst mit 30 Jahren richtig erwachsen sein. Dumm wäre sie aber auf keinen Fall, sondern sehr intelligent.
Wenn sie gut gelaunt ist, singt sie gerne."

Auswertung

Durch die Lieblingsfarbe Schwarz ist die Reihe der in Frage kommenden Mittel schon sehr begrenzt. So kam ich durch die Repertorisation zunächst auf Conium, das sehr viele Symptome im AMB einschließt, so „Flieht das Licht" (SR I 686), „Stilles Wesen, Licht ist unerträglich" (einziges Mittel bei 788), „Verlangen nach Gesellschaft" (142), „Schlimmer beim Alleinsein" (143), „Langsamkeit" (903, dreiwertig), „Langsames Antworten" (50) u.a.m.
Die Gabe des Mittels in der M. Potenz ergab keine zufriedenstellende Reaktion, also mußte ich neu repertorisieren.
Bei der Gewichtung stehen zwei Symptome an erster Stelle, nämlich einmal das Stehengebliebensein in der Kindheit mit dem kindischen Benehmen, und zum anderen das Ergriffensein durch die Kenntnisnahme von traurigen Geschehnissen mit dem starken Mitgefühl. Bei der Betrachtung beider Symptome rückt Cicuta virosa, der Wasserschierling, in den Vordergrund, während Conium maculatum der Wiesen- oder Fleckenschierling ist.
Wir finden das Mittel bei „Kindischem Benehmen", bei „Albern und einfältig" (1), bei „Verlangen, mit Kinderspielzeug zu spielen" (2), wo unser Mittel als einziges Mittel und dreiwertig aufgeführt ist, und schließlich bei „Verlangen zu beißen" (3). Cicuta ist dann noch als einziges Mittel aufgeführt bei „Bildet sich ein, wieder ein Kind zu sein" und „Handelt auch wie ein Kind" (4).
Für dieses kindliche Benehmen spricht ihre Beziehung zu ihren beiden Hunden, für die sie einen Kinderstuhl besorgen will, das Daumenlutschen und das Beißen, was sie gerne tut und was sicher dazu beiträgt, daß sie gerne ein Vampir sein möchte.
Das zweite wichtige Symptom ist ihr Mitgefühl und Mitleid (5). Traurige Geschichten ergreifen sie tief, und sie ist empfindlich dafür und wird traurig durch diese (6), wobei Cicuta zweimal als einziges Mittel aufgeführt ist. Sie kommt dadurch zum Weinen und Heulen (7).

Sie versinkt abends gern in Selbstbetrachtungen (8) und meditiert (9). Aber das ist nicht leicht für sie, weil sie sich überhaupt nicht gut konzentrieren und ihre Gedanken nicht festhalten kann (10). Sie starrt dann gedankenlos in die Kerze (11).

Wie die Mutter mitteilte, ist sie vergeßlich und muß alles notieren (12). Sie ist leicht erschrocken durch unverhoffte Annäherungen oder auch durch unerwartete Geräusche (13). Wenn sie gut gelaunt ist, singt sie gerne (14).

Bestimmten Menschen gegenüber empfindet sie Verachtung und Haß und möchte sie als Vampir langsam zu Tode quälen (15). Sie schimpft auf sie, weil sie die heile Welt zerstören (16).

Nachts ist sie ruhelos und will aus dem Haus (17).

Hinweise auf das Simillimum Cicuta virosa

1: Kindisches Benehmen (SR I 133): *Dreiwertig*
Alberne, einfältige Verhaltensweise (SR I 203):
Einwertig

2: Verlangen, mit Kinderspielzeug zu spielen (SR I 774):
Einziges Mittel und dreiwertig

3: Verlangen, zu beißen (SR I 106): *Einwertig*

4: Bildet sich ein, wieder ein Kind zu sein (SR I 243):
Einziges Mittel und zweiwertig
und handelt wie ein Kind (SR I 243):
Einziges Mittel und zweiwertig

5: Mitgefühl, Mitleid (SR I 961): *Zweiwertig*

6: Traurige Dinge ergreifen sie tief (SR I 562): *Dreiwertig*
Empfindlich auf traurige Geschichten (SR I 881):
Einziges Mittel und einwertig
Traurigkeit durch traurige Erzählungen (SR I 864):
Einziges Mittel und dreiwertig

7:	Weinen (SR I 1037):	*Dreiwertig*
	Heulen (SR I 563):	*Zweiwertig*
8:	Selbstbetrachtung (SR I 629):	*Einwertig*
	In Gedanken versunken (SR I 4):	*Einwertig*
9:	Meditation (SR I 707):	*Einwertig*
10:	Schwierige Konzentration (SR I 148):	*Einwertig*
	Zerstreut (SR I 1):	*Zweiwertig*
	Geistesabwesend (SR I 5):	*Einwertig*
11:	Gedankenloses Starren (SR I 922):	*Einwertig*
12:	Vergeßlich (SR I 525):	*Zweiwertig*
	Gedächtnisschwäche (SR I 711):	*Zweiwertig*
13:	Erschreckt leicht (SR I 534):	*Einwertig*
	Empfindlich gegen Geräusche (SR I 877):	*Einwertig*
14:	Singen (SR I 897):	*Zweiwertig*
15:	Verächtlich (SR I 172):	*Dreiwertig*
	Haß (SR I 554):	*Vierwertig*
	Haß und Rache (SR I 556):	*Einwertig*
16:	Tadelt andere (SR I 808):	*Einwertig*
17:	Ruhelosigkeit nachts (SR I 816):	*Einwertig*

Therapie und Verlauf

Nach der Ausarbeitung rief ich zunächst den Kollegen an und empfahl ihm, Gnade vor Recht walten zu lassen. Ich teilte ihm mit, daß es sich um einen Menschen handeln würde, der in Wirklichkeit noch gar nicht erwachsen, sondern in den Kinderschuhen steckengeblieben wäre. Deshalb habe er auch noch kein richtiges Verständnis für

„erlaubt" und „verboten" und auch noch nicht die richtige Einstellung gegenüber seinem „Vergehen".

Auf die orale Gabe von Cicuta M in Form von fünf Globuli geschah dann auch allerhand. Der Kollege teilte mir mit, daß sein Lehrling in den ersten 14 Tagen für nichts zu gebrauchen war. Er verstand praktisch nichts und mußte die kleinsten Anweisungen mehrmals gesagt bekommen. Der Denkprozeß lief langsam ab, und ebenso reagierte sie in allem noch langsamer als vorher. Mir erzählte sie beim nächsten Besuch, daß sie am darauffolgenden Tag sehr müde gewesen sei und eine unerklärliche Lust gehabt habe zu weinen. Sie war ausgesprochen schlecht gelaunt.

Nach diesen 14 Tagen wurde aber alles besser. Die Angestellte wurde wieder ansprechbarer und zutraulicher und gewann rasch Kontakt zu den Patienten. Es dauerte ca. vier Wochen nach der Gabe, bis die Bauchschmerzen nachließen, und die nächste Regel kam fast ohne Schmerzen. Auch der Ausfluß wurde sehr viel besser. Die Sinusitis als chronische Krankheit mußte natürlich noch über längere Zeit behandelt werden, und zwar mit niedrigen Potenzen verschiedener Mittel, die folgerichtig gegeben wurden.

Mein Kollege war in der Folgezeit mit seiner Angestellten zufrieden. Sie war zuverlässig und fleißig geworden wie keine andere. Als sie nach fast zwei Jahren wieder zu mir kam, weil sie nach ihrer Meinung eine neue Gabe desselben Mittels haben müßte, erzählte sie von vielen Änderungen, die in ihrem Leben eingetreten seien. Sie habe vor fast einem Jahr einen dauerhaften Freund kennengelernt. Sie wollten in vier Wochen heiraten, und gerade deshalb brauche sie eine Auffrischung. Sie erzählte mir viel von sich, von ihrer eigenen Wohnung, daß sie ihre Hunde bei ihrer Mutter gelassen hätte, weil ihr Freund sie nicht haben wollte, und während des Gesprächs kam ich immer mehr zu der Überzeugung, daß in diesem Menschen eine unwahrscheinliche Wandlung eingetreten war: Die junge Dame war endlich erwachsen geworden.

Ich gab ihr dieses Mal nicht Cicuta virosa, sondern Cicuta maculata, denn ich wollte sehen, wie sie darauf reagierte.

Ich hatte Ursula gebeten, nach etwa zwei Monaten wieder bei mir vorbeizuschauen, und sie tat das auch. Sie erzählte mir, daß diese Reaktion ihrer Meinung nach noch stärker gewesen wäre als die erste. Sie sei dieser Meinung, weil etwas ganz Ungewöhnliches geschehen wäre. Sie habe in den nächsten Nächten Angst vor Einbrechern bekommen, was sich von Nacht zu Nacht steigerte. Diese Ängste seien so unerträglich geworden, daß sie bei ihren Eltern schlafen mußte, bis ihr Mann, der bei der Bundeswehr sei, zum Wochenende wieder nach Hause kam. Das habe acht bis zehn Nächte angehalten.

Sie erinnere sich daran, daß sie auch in der Kindheit, als sie noch sehr klein war, solche Ängste gehabt habe. Diese Ängste seien etwas ganz Besonderes, weil sie sonst ja nie Ängste hätte.

Es ist sehr schwer, jetzt ein Urteil zu fällen, welche von beiden Reaktionen die stärkere war. Die erste lag immerhin zwei Jahre zurück, und ich habe erfahren, daß die Leute sich nach dieser Zeit meist nicht mehr gut erinnern können.

Knapp ein Jahr später rief mein Kollege mich an und bedankte sich noch einmal für die Behandlung. Ursula habe ausgezeichnete Zwischenzeugnisse gehabt und stehe jetzt kurz vor der Abschlußprüfung. Er würde sie so gern behalten, aber das sei leider nicht möglich, da sie inzwischen geheiratet habe und schwanger geworden sei. Sie sei tatsächlich seine fleißigste und zuverlässigste Kraft geworden.

Fall 11

Chronische Proktokolitis

Zu mir kommt ein in der Industrie beschäftigter Syrer, der seit seinem 15. Lebensjahr Durchfälle hat. Er war natürlich bei vielen Ärzten und in vielen Kliniken, ohne daß ihm bisher geholfen werden konnte. Der jetzt 51jährige war in keinem guten Ernährungszustand. Er hatte mit 13 Jahren Typhus bekommen und noch einmal mit 15, und dieser letzte wurde mit Chloromycetin behandelt, und zwar 1953. Seitdem hat er den Durchfall, den er mir dann näher beschreibt:

Er hat an einem Vormittag bis zu zehnmal Stuhldrang, der ganz plötzlich und ohne jede Vorankündigung kommt und ihn zwingt, unmittelbar zum Klo zu gehen. Dort kommt der Stuhl dann mit Wucht herausgeschossen.

Meist ist es ein Durchfall, und das ist ihm ganz recht, denn viel schlimmer ist es, wenn er harten Stuhl hat. Er hat dann einen Darmschmerz, der besonders stark vor dem Stuhl ist und ihn zwingt, so lange zu pressen, bis der Stuhl kommt, während beim Durchfall keine Schwierigkeit der Entleerung besteht. Zwei Besonderheiten sind bei diesem Pressen vorhanden: Einmal muß er so stark pressen, daß regelmäßig eine Prostatorrhö erfolgt, und zum anderen ist es durch das viele Pressen inzwischen zu einem Darmprolaps gekommen.

Nach der Stuhlentleerung ist ein starker und mehrere Minuten anhaltender Afterschmerz vorhanden, weniger stark aber auch vor dem Stuhl.

Der Durchfall wird durch den Genuß von Milch ausgelöst, oft aber durch Essen überhaupt. Bei Durchfall ist die Farbe fast immer grün.

Früher hatte er zweimal Nierensteine, die aber ohne Eingriffe abgingen.

Zur Zeit klagt er viel über Brennen und Stechen in der Herzgegend, was in Ruhe auftritt und bei Bewegung nachläßt. Vom Internisten veranlaßt, mußte er tagelang ein EKG mit sich tragen, woraus man ersehen konnte, daß nur zu einer Tageszeit Unregelmäßigkeiten auftraten, und zwar gegen 14 Uhr.

Es kam dann ein Herzschlag zu früh, während der nächste später erfolgte. Es wurde die Diagnose eines Klappenfehlers gestellt. Was die Herzschmerzen anbetrifft, so ziehen diese in den linken Arm, und er kann deswegen nicht mehr links liegen, was seine Lieblings-Schlaflage ist.

Auch über Schwindel klagt er, und daß dieser besonders beim Sitzen aufträte, aber auch beim Aufstehen vom Sitzen und beim Sehen nach oben.

Der Patient kam öfter zu mir, und ich versuchte immer wieder, allein durch das Verfolgen der Darmsymptome das passende Mittel zu finden. Erschwerend war dabei, daß er noch viele andere Symptome angab, was darauf hinwies, daß er sich unwahrscheinlich intensiv selbst beobachtete. So sagte er, daß der After beim Sitzen besonders weh tat und auch der Steiß, daß der Schmerz vom After her in die Knie und ins Kreuz ziehen konnte u.a.m. Ich kam so auf Senega, Ratanhia, Apocynum u.a., hatte aber keinen Erfolg, und so entschloß ich mich zu einem längeren Gespräch.

Was mir beim Patienten auffiel war, daß er immer verschlossen und mürrisch, also immer schlecht gelaunt war, und ich hatte immer den Eindruck, daß er voller Vorwurf war, weil ich noch keinen Erfolg hatte, aber er kam trotzdem regelmäßig wieder.

Seine Lieblingsfarbe war zunächst Orange (6 A 8), dann aber Weiß, wobei er blieb.

Psychoanamnese

"Als ich sieben Jahre alt war, starb mein Vater, den ich sehr geliebt hatte. Das war ein Schicksalsschlag, den ich lange nicht verkraften konnte. Wir waren vier Kinder, zwei Jungen und zwei Mädchen, und ich bin der Älteste.

Für uns alle war der Tod meines Vaters eine Katastrophe, denn wir waren danach in großer wirtschaftlicher Not. Mein Vater war ein Beamter mit nur kleiner Besoldung, und so bekam meine Mutter zu wenig Geld, um damit auskommen zu können. Wir hatten aber einen reichen Onkel, der uns dann unterstützte, aber er wollte dabei nicht, daß wir „aus dem Schneider" kamen, mit anderen Worten, er ließ uns die Abhängigkeit von ihm spüren. Wir hatten also ständig Angst davor, noch nicht einmal genug zum Essen zu haben, und ich als Ältester natürlich am meisten, besonders, da meine Mutter die Angst und das Verantwortungsgefühl bei mir ständig schürte, indem sie sagte, daß ich anstelle des Vaters die Verantwortung für die Familie tragen müßte. Das war wohl auch ein Grund dafür, daß ich viel für die

Schule arbeitete und immer zu den Besten gehörte. So kam es von selbst, daß ich mich den anderen gegenüber überlegen fühlte, einmal, weil ich meines Vaters Stelle vertrat, und zum anderen, weil ich eben ein guter Schüler war. Diese Überheblichkeit und Arroganz hat sich bis heute bei mir erhalten.

Ich habe meine Mutter gehaßt, weil sie mich immer wieder modellieren wollte, ohne dabei aber immer ehrlich zu sein, sondern sie stellte alles so dar, wie es ihr gerade paßte. Sie hat mir dadurch ein Mißtrauen eingeprägt, das ich überall und immer habe, gegen meine Mitarbeiter, meinen Chef, meine Kinder und meine Frau. Ich habe eben zu niemandem mehr Vertrauen, und das bezieht sich sowohl auf die Ehrlichkeit als auch auf die sorgfältige und gut überlegte Arbeit. Die anderen bauen nur Mist, und ich bin der einzige, auf dessen Arbeit man sich verlassen kann.

Man merkte wohl schon damals meine Überheblichkeit, denn mir wurde wie auch heute viel Neid entgegengebracht, wodurch man erreichte, daß ich mich immer mehr zurückzog und mich abkapselte. Ich unterhielt mich nicht mehr mit den anderen, sondern wurde immer schweigsamer und stiller. Ich wurde immer unzugänglicher und beschäftigte mich meist mit mir selbst und nahm meine Vorteile wahr. So war es schon damals, und so ist es auch heute noch.

Ich selbst kenne das Gefühl „Neid" nicht. Das ist auch selbstverständlich, denn auf wen sollte ich neidisch sein, bin ich doch so gut wie kein anderer. Ich will eben immer etwas Besonderes sein und verhalte mich auch so. Was die anderen tragen, ist für mich kein Maßstab, und was die anderen tun, noch viel weniger.

Als ich 18 Jahre alt war, mein Abitur in der Tasche hatte und mich in der Universität angemeldet hatte, gelang es mir, eine Einreisegenehmigung nach Deutschland zu bekommen, wo ich als Praktikant in einer Stahlbaufirma arbeiten sollte. Als ich in der Bundesrepublik ankam, hatte ich nur mein Abitur in der Tasche und 50 DM, wollte aber hoch hinaus, was mir auch gelungen ist.

Nach zwei Jahren Praktikantenzeit gelang mir der Einstieg in das Studium, wozu mir aber ein glücklicher Zufall verhalf. Ich begegnete einem reichen Mann, der mir aus irgendeinem Grunde viele Sympathien entgegenbrachte und mir monatlich 200 DM schenkte, was damals, 1959, viel Geld war. Ich habe mir später oft überlegt, weshalb er das für mich getan hat und meine, daß da einiges zusammengekommen ist, was ihn dazu bewogen hat, und außer der Sympathie spielte sicher eine Rolle, daß ich ein Exot bin und vor allem, daß er einen kranken Sohn hatte. Mit 30 Jahren machte ich dann meine Doktorarbeit und bin heute als Ingenieur mit Energie-, Wärme- und Chemieanlagen beschäftigt.

Ich hoffte, mit meiner Zielstrebigkeit und meinen bisherigen technischen Erfolgen weiterzukommen, als es mir bis heute möglich war, merkte aber bald, daß mir Grenzen gesetzt sind. Ich bin eben ein Ausländer, was als Student keine abwertende Rolle spielte, wohl aber in der freien Marktwirtschaft. Futterneid und Konkurrenzkampf herrschen dort vor, und jedes Mittel ist recht, sich zu profilieren. Härte, Falschheit und Intrigen dienen dazu, dem anderen eins auszuwischen und dadurch einen Vorteil für die eigene Person zu erzielen. Ich fühle mich dabei nicht wohl. Ich melde jedes Jahr ein oder zwei neue Erfindungen an, aber diese werden unterbewertet und oft unter den Tisch gekehrt.

Ich glaube, daß dabei eine ausschlaggebende Rolle spielt, daß ich zu ehrlich bin. Ich sage immer das, was in mir vorgeht und weiß, daß ich dann oft rücksichtslos bin, aber ich kann eben nicht anders. Ich bin auch meinem Chef gegenüber zu ehrlich und sage ihm vor versammelter Mannschaft, daß er von der Materie nichts versteht und im Unrecht ist.

Ich käme sicher weiter, wenn ich mit ihm einmal zusammen zum Segeln gehen würde, als ihm meine Meinung an den Kopf zu werfen. Ich kann aber nicht heuchlerisch und deshalb kein Diplomat sein. Ich bleibe aber lieber so wie ich bin und habe mir selbst gegenüber ein gutes Gewissen.

Meine Mutter war in dieser Beziehung ein abschreckendes Beispiel für mich, und ich möchte niemals so werden wie sie. Oft passiert es, daß meine Freundin mich unter dem Tisch tritt, wenn ich wieder einmal etwas Unpassendes gesagt habe.

Mir gefällt nicht, daß meine Kinder mir immer fremder werden, und ich glaube, daß das auch geschieht, weil ich ihnen gegenüber zu ehrlich bin. Kommt doch neulich mein 24jähriger Sohn, der in Gießen studiert, zu mir und beklagt sich über seinen Hauswirt, der ihn wegen Lärm und dadurch ausgelöster Diskussionen rauswerfen will. Ich hörte mir das eine Zeitlang an und meinte, daß ich dem Hauswirt recht geben müßte und ihn auch rauswerfen würde, wenn ich an dessen Stelle wäre. Daß mein Junge mit ähnlichen Anliegen nicht mehr zu mir kommt, ist klar.

Ich habe vier Kinder, und zwar eine 30jährige Tochter, mit der ich vollkommen entzweit bin, einen 24- und einen 16jährigen Sohn von meiner Frau, mit der ich seit längerem nicht mehr zusammen lebe, und eine neunjährige Tochter von einer anderen Frau, mit der ich aber auch nicht zusammen bin. Ich lebe mit einer Freundin zusammen, die ich seit mehreren Jahren kenne. Außer mit ihr habe ich eigentlich keine Kontakte und gehe auch kaum zu anderen Leuten. Ich fühle mich wohl, wenn ich alleine bin, und oft kann ich auch meine Freundin über Tage und sogar für eine oder zwei Wochen nicht sehen. Ich sage ihr das, und sie bleibt dann in ihrer Wohnung, die sie immer noch hat.

Ich bin ein rüder Einzelgänger, ich bin eine schweigsame Sphinx.

Ich habe viele Ängste. Das ist bei meiner Selbstherrlichkeit sonderbar, aber ich habe sie. Es sind dies Ängste vor Dingen, die nicht abwendbar sind, also vor Geschehnissen, die unverhofft eintreten, etwa vor einem Unglück, das meine Kinder betreffen kann, oder vor einer Krankheit, die mich befällt, aber auch vor Armut, wobei sicher meine Kindheitserlebnisse eine Rolle spielen. Öfter habe ich einen Traum, in dem ein Hund mich anfällt und beißt, ohne daß ich mich dagegen wehren kann."

Ausarbeitung

Der Mann hatte alles ohne Vorbehalt gesagt, eine gute Basis. Das Gespräch hatte dann auch einen vollen Erfolg, wie Sie sehen werden. Welche Gemütssymptome stehen an erster Stelle? Es sind dies fünf, und zwar

- Mißtrauen gegenüber jedem,
- zurückziehen von der Umwelt (oder Abkapselung), wobei er sich nur noch mit sich selbst beschäftigt,
- mürrisch und schweigsam,
- verächtlich gegenüber dem Können und Wissen anderer mit Selbstüberhebung,
- unwahrscheinliche Ehrlichkeit und Offenheit.

Der Patient hat durch das Gespräch viel bei mir gewonnen, und zwar einmal, weil ich seine Ehrlichkeit bewundern mußte, mit der er sich oft unbeliebt macht, was ihm egal ist, und zum anderen, weil ich gemeinsame Eigenschaften bei uns beiden feststellte.

Bei der Suche im Repertorium, wobei ich natürlich nur nach Mitteln suchte, die auch auf seine Darmerkrankung wirken müssen, wurde ich bald fündig. Als ich auf „Mißtrauen" kam, fiel mir die kleine Rubrik „Mißtrauen mit Verlangen nach Einsamkeit" auf (1), was m.E. genau der seelischen Verfassung unseres Patienten entspricht, und hier Croton tiglium unter nur zwei Mitteln, was ja die zweite Bedingung, nämlich Beziehung zu Darmkrankheiten zu haben, erfüllte.

Als ich dasselbe Mittel dann noch in der Rubrik „Kann an nichts denken außer an sich selbst" (2) fand, war die Sache eigentlich für mich schon gelaufen, besonders, da diese Rubrik nur ein Mittel führt.

Da man aber immer wieder wissen will, wie weit das gefundene Mittel ein insgesamt deckendes Mittel ist, suchte ich weiter und fand so ziemlich alle psychischen und auch organischen Symptome zum AMB zugehörig.

Ich fand es bei „Mürrisch" (3), bei „Abneigung zu reden" (4) und bei „Egoismus" (5), aber auch bei seinen Ängsten vor Ereignissen, gegen die er sich nicht wehren kann, nämlich bei „Furcht vor einem Unglück" und davor, daß sich „etwas ereignen könnte" (6).

Bei „Mürrisch" ist das Mittel noch in einer besonderen Rubrik aufgeführt, und zwar bei „Mürrisch nach Schmerzen" mit drei anderen Mitteln (7), und wer hatte mehr Schmerzen als dieser Patient, der seit seinem 15. Lebensjahr, also seit 37 Jahren, darunter leidet?

Weiter finden wir das Mittel bei den Schwindelsymptomen, und zwar bei „Schwindel im Sitzen" (8) und beim „Aufwärtssehen" (9).

Dann kamen die Darmsymptome an die Reihe, und hier finden wir das Mittel bei den meisten Symptomen dreiwertig.

Es ist aufgeführt bei „plötzlicher Stuhldrang" (10), bei „plötzliche Entleerung mit großer Gewalt" (11) und bei „Stuhl schießt heraus" (12), weiter bei „Durchfall nach dem Essen" (13), bei „Afterschmerz nach dem Stuhl" (14), bei „Darmprolaps" (15) und schließlich bei „grüner Stuhl" (16).

Die beiden Gemütssymptome „Überheblichkeit" und „Wahrheitsliebe" sind im AMB nicht aufgeführt, und es bedarf des Vergleichs mit anderen Fällen.

Allen hat in seiner Enzyklopädie (III, 608) über Mind bei Croton tiglium geschrieben (6): „Disinclined to speak; uttering no complaints. Sadness. Great depression of spirits. Anxiety. Great anxiety. A peculiar feeling of anxiety, as though some misfortune were about to happen. Solitous mood. Fretful. Peevishness and fretfulness; everything is unpleasant to him. Morose mood. He is very morose and dissatisfied."

Hinweise auf das Simillimum Croton tiglium

1: Mißtrauen mit Verlangen nach Einsamkeit (SR I 960):
    Nur zwei Mittel, dabei einwertig

2: Kann an nichts denken außer an sich selbst (SR I 978):
    Einziges Mittel und einwertig

3: Mürrisch, mißmutig (SR I 743):   *Zweiwertig*

4: Abneigung zu reden, wortkarg (SR I 962):   *Einwertig*

5. Egoismus (SR I 871):   *Einwertig*

6: Furcht vor Unglück (SR I 497):   *Einwertig*
    Furcht, es könnte sich etwas ereignen (SR I 490):
    Einwertig

7: Mürrisch nach Schmerzen (SR I 751):
    Nur vier Mittel, dabei einwertig

8: Schwindel im Sitzen (K I 168):   *Einwertig*

9: Schwindel beim Aufwärtssehen (K I 168):   *Einwertig*

10: Stuhldrang plötzlich (K III 621):   *Dreiwertig*

11: Entleerung plötzlich, mit großer Gewalt (K III 652):
    Dreiwertig

12: Entleerung schießt heraus (K III 652):   *Dreiwertig*

13: Durchfall nach dem Essen (K III 606):   *Dreiwertig*

14: Afterschmerzen nach dem Stuhl (K III 636):   *Einwertig*

15: Darmprolaps (K III 618):   *Einwertig*

16: Stuhl grün (K III 653):   *Dreiwertig*

Therapie und Verlauf

Der Patient kam am 16.2.1987 zum ersten Mal zu mir, und ich gab ihm die erste Gabe des Mittels in der 30. Potenz als intravenöse Injektion am 19.9.1988, worauf er für eine Woche schmerzfrei war. Dann kamen nur noch wenige Beschwerden, was bis zum 6.1.1989 anhielt, worauf er Croton tiglium in der M. Potenz in Form von fünf Globuli erhielt.

Unmittelbar danach hatte er keine Beschwerden mehr, aber nur für fünf Tage, denn dann ging auf der rechten Seite ein Nierenstein ab, wobei ich nicht weiß, ob das durch das Mittel eingeleitet worden war. Danach war er aber weiter beschwerdefrei, was bis Anfang Dezember 1989 anhielt. Dann mußte er wieder drei- bis sechsmal vormittags zum Stuhl, ohne aber Beschwerden dabei zu haben. Das war aber eine Veranlassung dafür, ihm eine erneute Gabe zu verabreichen, und zwar in der CM. (100.000) Potenz. Der gehäufte Stuhldrang war in kurzer Zeit verschwunden. Viel mehr, woran mir sehr gelegen hätte, war nicht herauszubekommen, denn er schweigt, wenn er keine Notwendigkeit sieht, über etwas zu reden.

Ein Jahr später waren keine neuen Beschwerden aufgetreten.

Also keine ergiebige Schilderung über die Reaktion, aber das ist dem Croton-tiglium-Patienten eben eigen. Was mich aber gerade in diesem Fall überraschte, war eine mit warmen Worten ausgedrückte Dankbarkeit für die Heilung.

Croton tiglium

1.) weiß
2.) 6 a 8

Voller Mißtrauen,
Mißtrauen mit Verlangen n. Einsamkeit (960)
Zurückziehen von der Umwelt, Verlangen, Abgeschiedenheit.

Denkt an nichts außer an sich selbst (978), Egoismus (871)

Abneigung zu reden (962)

Mürrisch, depressiv nach Schmerzen (751)

Kennt keinen Neid,
denn es ist sowieso niemand so gut wie er selbst,
Selbstüberhebung, Arroganz

Unwahrscheinliche Offenheit und Ehrlichkeit

Furcht vor einem Unglück (490, 497), vor einer Krankheit,
vor etwas, gegenüber dem er machtlos ist

Schwindel im Sitzen (168), beim Aufwärtssehen (168)

Stuhldrang plötzlich (621), Entleerung mit Gewalt (652)

Durchfall nach dem Essen (606)

Afterschmerz nach Stuhl (636), Darmprolaps (618)

Stuhl grün (653)

Nierensteine

Fall 12

Verwirrtheitspsychose

Zu mir kommt die Ehefrau eines Mannes, der in der Psychiatrie der in meiner Nähe liegenden Universitätsklinik liegt. Er hatte 1988 drei Monate dort gelegen, 1989/1990 sieben Monate und jetzt, seit dem 20. Juni 1990, wieder drei Monate. Seit der letzten Entlassung nach den sieben Monaten war er also nur drei Monate zu Hause, bis er wieder aufgenommen werden mußte.

Es waren jedes Mal dieselben Beschwerden und dieselbe Krankheit, weshalb er aufgenommen werden mußte, nämlich eine Verwirrtheitspsychose als besondere Form der Schizophrenie.

Die Ehefrau meint, daß sie zu der Überzeugung gekommen wäre, daß ein weiterer Verbleib in der Klinik aussichtslos sei, da bisher keine Besserung eingetreten und auch keine zu erwarten wäre. Sie wollte ihren Mann auf eigene Verantwortung aus der Klinik holen, aber nur, wenn ich die weitere Behandlung übernehmen würde. Sie hätte von meinen Erfolgen mit homöopathischen Mitteln bei ähnlichen Krankheiten gehört.

Ich machte die Frau darauf aufmerksam, welches Risiko sie auf sich nehmen würde. Sie müßte die Betreuung ihres Mannes und ständige Aufsicht übernehmen, ohne daß ein Erfolg meiner Behandlung gesichert wäre, da man vorher nicht sagen könnte, wann ich das allein wirkende Mittel, nämlich das ähnlichste oder Simillimum, finden würde.

Es dauerte nicht lange, bis die Frau Für und Wider gegenseitig abgewogen hatte und als Resonanz ihren Mann aus der Klinik holte. Sie kam mit ihrem 56jährigen Mann unmittelbar zu mir.

Zugleich brachte sie den Entlassungsbericht vom vorigen Aufenthalt (1. August 1989 - 16. März 1990) mit, den ich zusammen mit dem Bericht der neuen Entlassung (nach Behandlung 20. Juni - 5. Oktober 1990) wiedergeben möchte:

Bericht nach der Entlassung vom 16. März 1990
(Klinikaufenthalt 1. August 1989 bis 16. März 1990)

Stationäre Aufnahme des 55jährigen Grafikers, verheiratet und Vater dreier erwachsener Töchter. Die Wiederaufnahme nach nur wenigen Tagen war unumgänglich geworden, weil, auf eigenes Drängen sehr frühzeitig an den Arbeitsplatz zurückgekehrt, er wieder emotional entgleist war, seine Handlungen nicht mehr zu steuern wußte und, stark angstgetrieben, autoaggressive Impulse verbal und in Handlungsandeutungen durchbrachen.

Bei der körperlichen Untersuchung des sportlich erscheinenden Mannes wurden weder intern noch neurologisch krankhafte Befunde erhoben. Psychisch waren Verwirrung, psychomotorische Unruhe und Bedrohungserleben aus übergroßer Angst ableitbar. Als Inhalt der Angst war ihm berufliches Versagenserleben faßbar, doch auch sexuelle Inhalte bahnten sich ihren Weg zu beiläufigen Bemerkungen, eingebettet und getarnt in vielstimmige und sprunghafte Denkverwirrungen. Auch unter hochdosierter Neurolepsie mit Clozapin konnte die Betreuung über Wochen nur unter dem Schutz einer geschlossenen Station sichergestellt werden. Autoaggressive Durchbrüche und heftige Verzweiflungsstürme erforderten wiederholt einen erneut festeren therapeutischen Zugriff, wenn dieser, mit Blick auf eine erwägte Entlassung, vorsichtig gelockert worden war. In Einzelpsychotherapie konnten die Kristallisationspunkte der Triebangst und existentieller Ängste nur sehr vorsichtig angegangen werden. Lange Zeit waren sie dem Patienten nur in psychotischer Verfassung formulierbar, sie drängten dann vehement hervor, zuletzt gelang es ihm aber, diese Themata zu bearbeiten, ohne noch die Gefahr einer psychischen Desintegration zu laufen. Wir konnten ihn so, nachdem wir ihn noch einige Zeit in psychischer Stabilität beobachtet haben, nach Hause und in eine weitere ambulante Betreuung entlassen.

Bericht nach der Entlassung vom 5. Oktober 1990
(Klinikaufenthalt 20. Juni bis 5. Oktober 1990)

Epikrise:

Stationäre Aufnahme des 56jährigen Grafikers 3 Monate nach der letzten Entlassung aus stationärer Behandlung. Der Ehefrau war erneut der verwirrte ideenflüchtige Gedankenfluß ihres Mannes aufgefallen. Er selbst berichtete über viele Gedanken, die er nicht festhalten könne, seine große Unschlüssigkeit bezüglich aller Handlungen des täglichen Lebens.

Bei der Aufnahme hier waren der interne und neurologische Untersuchungsbefund regelrecht. In pschopathologischer Hinsicht imponierte die Störung des formalen Gedankenganges im Sinne der inkohärenten Verwirrtheit. Dabei inhaltliche Zentrierung auf Verschuldens- und Versagensideen. Antrieb und Psychomotorik waren erheblich gesteigert, dabei wirkte Herr R. äußerst gequält.

Die Frau kam mit ihrem Mann zu einem kurzen Besuch zu mir, und es gelang mir, mit viel Mühe seine Farbe und Handschrift zu bekommen. Ich verglich beides mit meinen bisherigen Erfahrungsunterlagen und kam darauf, daß das passende Mittel wohl bei den Cuprum-Salzen liegen müßte. Ich begann mit der Gabe von Cuprum sulfuricum in der M. Potenz (5 Globuli per os).

Daraufhin ging es dem Patienten schon am nächsten Tag so gut, daß seine Ehefrau die Entlassung nicht bereute und voller Hoffnung war. Dieser gute Zustand blieb auch zu Hause bestehen, obwohl seine Frau die empfohlenen Psychopharmaka nach einigen Tagen absetzte.

Sechs Wochen nach der Entlassung kehrte sich das Bild aber um, und der Mann rutschte wieder in seine Psychose. Die Frau mußte ständig bei ihm sein, damit er sich selbst nichts antat und schließlich sogar ihre Stellung aufgeben. Sie rief fast ständig an und schilderte seinen Zustand. Einige Auszüge aus den Telefonaten: „Er macht oft Anstalten, sich umzubringen. Wenn er eine Kordel bekommen kann, legt er sich diese um den Hals und sucht eine Stelle, um sie zu befestigen, oft die Fenster- oder eine Türklinke. Er steckt seine Faust oder große Gegenstände in seinen Hals, um sich zu ersticken. Er versucht, sich mit allen möglichen Gegenständen zu verletzen, und ich muß ständig Messer oder Scheren in Sicherheit bringen. Oft schlägt er auf sich ein.

Für ihn sind alle Wände und geraden Linien schief, und er sieht Blut aus den Wänden fließen. Er schreit, daß der dritte Weltkrieg ausgebrochen und er daran schuld sei. Einmal hat er den Brotkorb umgelegt und hatte eine wahnsinnige Angst vor der Schlange, die darunter war. Im Bett meinte er, daß wir beide unter Wasser wären. Immer wieder wollte er sich nackt ausziehen.

Er sieht, daß der Bruder und der Vetter seiner Frau durch die Jalousien schauen und ihn mit Maschinenpistolen anvisieren.

Er sieht einen Sarg und schreit, daß dieser aus der Wohnung gebracht werden müßte."

Ich schickte zunächst Cuprum metallicum M hin, und als das keine Wirkung zeigte, zweifelte ich daran, daß ein Kupfer-Salz in Frage käme und verordnete eine Gabe Cobalt nitricum M, dann wieder Cuprum und zwar als Cuprum arsenicosum, was aber auch wirkungslos blieb. Auch eine Gabe von Cuprum sulfuricum M brachte nichts.

Schließlich kam ich auf Cuprum cyanatum M und hatte damit anscheinend das richtige Mittel gefunden, denn am nächsten Tag war der ganze Spuk vorbei, und der Patient wurde in kürzester Zeit wieder vollkommen normal, so normal, wie er eben 1987 vor seiner ersten Entgleisung gewesen war.

Seit der Entlassung aus der Klinik waren inzwischen drei Monate vergangen und seit der Verschlimmerung sechs Wochen. Jetzt blieb der Patient aber in Ordnung, so in Ordnung, daß ich ihn nach weiteren drei Monaten zu einer Psychoanamnese bestellen konnte.

Der Grund dafür war nicht, daß ich ein neues Mittel suchen wollte, denn ich war überzeugt, daß Cuprum cyanatum das richtige Mittel ist. Ich wollte vielmehr ein AMB von diesem Mittel aufbauen, über das ich nirgends, weder im Boericke, noch im Allen oder sonstwo, etwas finden konnte. Es gibt doch kein AMB, das sicherer ist als das, was wir aus drei oder noch mehr geheilten Fällen aufbauen! Außerdem sollte das Gespräch zeigen, wie weit er wiederhergestellt ist, ob er wirklich wieder so gut dabei ist, wie seine Frau sagte, oder ob das nur eine Täuschung war.

Psychoanamnese

Zunächst ließ ich den Patienten noch einmal seine Lieblingsfarbe aussuchen, und diese wich nur ganz wenig von der ersten ab: Beim ersten Mal war es 21 B 8 und jetzt 21 A 8, aber er meinte, daß so wenig Unterschied zwischen den beiden Rubriken bestünde, daß beide in Frage kämen. Nun zu meinem Gespräch:

„Ich wurde als zweiter Sohn eines Handwerkers in einer mittelgroßen Stadt an der Brenz in Baden-Württemberg geboren. Mein Vater war Sattler-, Polster- und Tapeziermeister.

Mein Bruder ist etwa 1 1/2 Jahre älter als ich und meine Schwester um etwa denselben Zeitraum jünger.

Mein Vater war 1939 - 1949 im Krieg bzw. in russischer Gefangenschaft. Meine Mutter bekam während dieser Zeit ein Kind von einem anderen. Ich habe also einen Halbbruder, den ich aber noch nie gesehen und von dem wir noch nie etwas gehört haben. Ich habe das erst 1981 erfahren, als meine Mutter starb und wir Auszüge aus dem Register des Standesamtes besorgen mußten.

Das hat mich seitdem sehr beschäftigt, und ich konnte keine Achtung mehr vor meiner Mutter haben, die ihren Mann und uns Kinder betrogen hatte. Mein Vater, der jetzt 86 Jahre alt ist und bei meinem Bruder in meinem Geburtsort lebt, hat mir dann erzählt, daß seine Eltern ihn daraufhin gedrängt hatten, sich scheiden zu lassen.

Ich hatte als Kind sehr viele Ängste. Ich hatte immer Angst, in mein Bett zu gehen, weil ich sicher wußte, daß ich am nächsten Tag nicht aufwachen würde, weil ich sterben würde. Ich hatte viele Alpträume und ging immer zu meiner Mutter ins Bett, weil ich dann weniger Ängste hatte. Ich hatte noch mehr Ängste. Ich sah auf den Schränken anstelle der Taschen oder Koffer oder auch nur der Schatten Ungeheuer tierischer oder menschlicher Art.

Ich bekam schlecht Luft, und meine Mutter ging mit mir zu einer Ärztin. Ich war damals erst fünf Jahre alt, aber ich weiß noch genau, daß sie Töpfer hieß und ihre Hausbesuche als Reiterin auf einem Pferd absolvierte. Beim Röntgen wurde festgestellt, daß mein Herz zu groß und meine Brust zu eng war, und Frau Töpfer empfahl mir viel Bewegung an der frischen Luft und Sport. Ich ging dann viel zum Schwimmen und begeisterte mich immer sehr für alle möglichen Sportarten.

Bei meinen Ängsten spielten sicher die vielen Bombengeschwader, die über uns hinwegzogen, eine Rolle, wenn wir selbst auch wenig bombardiert wurden. Die Angriffe galten einem Eisenbahnknotenpunkt in unserer Nähe. Während des Golfkrieges werden jetzt alle Kriegserinnerungen wieder lebendig. Ich sehe jeden Tag von damals wieder deutlich vor mir.

Meine damalige Neugier war schuld daran, daß ich verletzt wurde. Ich weiß noch, daß der Bürgermeister den Amerikanern die Stadt bereits übergeben hatte, als sich einige Idealisten noch hinter einem Maschinengewehr verschanzten und nicht aufgaben. Ich wollte draußen sein und zugucken, als drei amerikanische Panzer kamen und dieses Nest unter Beschuß nahmen. Ich bekam dabei einen Granatsplitter ab, der mir den linken Unterschenkel aufriß. Die Heilung dauerte sehr lange, weil viel Schmutz mit hineingekommen war.

Einige Jahre später bekam ich eine neue Verletzung, als ich bei einem Radrennen gegen ein Auto stieß, weil ich nicht mehr rechtzeitig bremsen konnte. Es war ein alter Wagen, der nach außen noch eine Türklinke hatte, und diese riß mir dann das linke Bein auf, nur war es diesmal der Oberschenkel. Der Fahrer des Wagens wollte mich nicht zum Arzt oder Krankenhaus bringen, weil er Angst hatte, sein Wagen würde zu schmutzig, und so mußte ich zum nächsten Arzt humpeln, wobei ich sicher eine Stunde unterwegs war. Dieser verfrachtete mich in sein Auto und brachte mich zum nächsten Krankenhaus, wo ich sechs Wochen bleiben mußte, weil es eine ziemlich große und tiefe Wunde war, nachdem die Klinke in mein Bein gerammt war.

Mit etwa acht Jahren hatte ich erlebt, wie ein Radfahrer einen Berg hinunterkam und mit seinem Kopf mit voller Wucht eine Hauswand rammte. Er war sofort tot, und es sah furchtbar aus. Dieses Erlebnis spielte sicher eine Rolle, daß ich immer viel Angst vor dem Tod hatte.

Wir befanden uns während des Krieges in ziemlich ärmlichen Verhältnissen. Mein Vater hatte 1932 sein Geschäft eröffnet, und es ging noch nicht besonders gut, als 1939 der Krieg ausbrach und mein Vater eingezogen wurde. Wir hatten nur etwa 100 RM zur Verfügung, und ich weiß noch, daß alleine die Miete 30 RM kostete. Der Rest mußte für die Ernährung von vier Personen reichen.

Als mein Vater wegging, war ich fünf Jahre alt, und 15, als er zurückkam. Ich war enttäuscht von ihm, denn ich hatte mehr von dem Leben nach seiner Rückkehr erwartet. Wir blieben ärmlich, und während andere schon ein Auto hatten, mußte mein Vater einen Handwagen schieben. Das Geschäft lief nur langsam an, und er meckerte ständig über jeden und alles. Er hatte einen regelrechten Stammtisch-Patriotismus und war z.B. für die Todesstrafe. Er meinte, wenn jemand einen Taxifahrer ermordet hätte, müßte er natürlich geköpft werden. Ich war gegen vieles, was er sagte, und auch dagegen. Wenn eine Todesstrafe vollstreckt wurde, so ist das irreparabel, selbst wenn sich nachher die Unschuld herausstellt.

Ich hatte auf der Realschule ein Stipendium und machte dort mit 16 Jahren die mittlere Reife. Nach der Rückkehr meines Vaters fiel das Stipendium weg, und es hätte Schulgeld gezahlt werden müssen, wenn ich das Abitur machen wollte. Mein Vater war aber dagegen und besorgte mir eine Lehrstelle als Musterzeichner oder Dessignateur im Textilgewerbe. Dieser Musterentwurf ist gar nicht so leicht, weil die Muster so gestaltet werden müssen, daß sie in die Länge und in die Breite ausgedehnt werden können, weshalb man sie als Rapport bezeichnet. Ich mußte sehr viel selbst entwerfen und machte dazu einen Fernkurs im Zeichnen, und außerdem betrieb ich viel Sport wie Schwimmen, Wasserball und Handball. Nach meiner Gesellenprüfung blieb ich noch ein Jahr dort. Ich habe dabei übrigens meine spätere Frau kennengelernt, die in derselben Lehre, aber ein Jahr später als ich, war.

Ich wußte, daß ich von dort weg und nach Paris wollte. Jetzt hörte ich aber, daß in unserer Nähe, nämlich in Ulm, eine neue Hochschule für Gestaltung, und zwar als Neuschaffung des „Bauhaus" von Dessau, entstanden ist. Bauhaus war ja die große Kunstschule, die ursprünglich in Weimar und später in Dessau war und wo Leute wie Feininger, Klee, Kandinsky und Schlemmer unterrichtet haben. Ich studierte von 1955 bis 1959 dort und schloß mit einem Diplom als Designer ab. Ich bekam anschließend ein Angebot eines großen Betriebes für Küchengeräte und war dort bis 1962 in der Werbung tätig. Wir haben 1959 geheiratet, und meine Frau ging natürlich mit nach Frankfurt, wo sie auch eine Stelle fand. 1962 bekam ich ein Angebot aus der Französischen Schweiz und war dort als Chef-

Grafiker tätig, war dazu aber verantwortlich für Reproduktion und den Druck der gesamten Werbung. Ich mußte zunächst meine französischen Kenntnisse auffrischen, hatte aber immer Schwierigkeiten damit, weshalb ich ein Angebot von einer großen deutschen Gesellschaft sehr begrüßte. Ich wußte inzwischen auch, daß das Klima in einer großen Firma besser ist als in einer kleineren mit etwa 2000 Angehörigen, wo es eben nach der „Hackordnung" zugeht und mehr Intrigen vorhanden sind, was bei mir immer zu Magenbeschwerden führt.

In dieser Firma in Köln war ich 24 Jahre tätig, und zwar von 1964 - 1988, als ich wegen meiner Nervenkrankheit aufhören mußte und berentet wurde.

Was ich in dieser Firma vorfand und mir nicht gefiel, war der fehlende Schwung und die fehlende Ordnung, ausgerichtet nach der „Kölner Frohnatur". Ich als Schwabe war immer preußischer als die Preußen und habe überall, wo ich war, ein strenges Reglement geführt. So war es jetzt auch hier, wo ich mit der gesamten Werbung zu tun hatte.

1979, als ich 15 Jahre dort tätig war, wurde meine Frau wegen eines Darmkrebses operiert. Ich hatte eine wahnsinnige Angst, meine Frau zu verlieren, besonders vielleicht auch deshalb, weil der behandelnde Arzt mir mitgeteilt hatte, daß meine Frau nach der Statistik noch eine Lebenserwartung von nur fünf Jahren hätte.

Ich habe meine Frau fast jeden Tag besucht und mich viel um sie gekümmert, und so hat es mich sehr getroffen, als meine Töchter mir vorwarfen, sie zu vernachlässigen. Ich weiß nicht, ob ich Ihnen schon gesagt hatte, daß wir drei Töchter haben, die 1962, 1964 und 1966 geboren wurden.

Im Frühjahr 1988 wurde ich krank. Ich weiß noch, wie es anfing: Ich wußte genau, daß eine meiner Töchter, und zwar die jüngste, sich umbringen wollte. Ich wollte mich für sie opfern und mich umbringen. In dem ersten Krankenhaus, in das ich eingewiesen wurde, schrie ich dann auch immer nach der „Todesspritze".

Außerdem wußte ich, daß der Atomkrieg ausgebrochen war und wurde sehr geräuschempfindlich. Im Bett links neben mir lag der Pharao und rechts ein 16jähriges wolfsrachiges Kind, und beim Blick aus dem Fenster sah ich in einem gegenüberliegenden Fenster zwei Kollegen von mir, die ihre Maschinenpistolen auf mich gerichtet hatten. Dann muß alles schlimmer geworden sein, denn ich kann mich kaum an etwas erinnern."

Seine Frau sagte mir dann, daß es im Frühjahr 1987 schon einmal ein Vorzeichen seiner späteren Krankheit gab. An einem Wochenende geschah es, daß er auf einmal einen unwahrscheinlichen Rededrang hatte. Das Ende des Satzes hatte keine Beziehung mehr zum Anfang, und es kam ein vollkommenes Durcheinander heraus. Als er im Bett lag, schüttelte er seinen Kopf hin und her, und seine Frau mußte ihm die Hand halten.

Sie meinte, daß es durch eine Belastung im Betrieb ausgelöst worden wäre, denn irgendeinen Druck oder Zwang konnte er nie ertragen. Sie machten dann einige Tage Pause und fuhren weg, und es war alles wieder in Ordnung.

Zum Beginn seines ersten richtigen Schubes im Frühjahr 1988 machte sie folgende Angaben: Es fing wieder mit Rededrang an, der viel Ähnlichkeit mit dem vorhergegangenen hatte. Dazu kamen viele ungezielte Bewegungen. Er ergriff ihren Arm und zerrte sie hin und her, warf sie auf dem Rasen immer wieder auf den Boden und zog ein Messer aus der Schublade, um sie beide umzubringen.

Mir lag viel daran, noch einiges über seine allgemeine Verhaltensweise zu erfahren, ich wußte aber von vornherein, daß ich mich deswegen weniger an ihn als vielmehr an seine Frau wenden müßte.

So kam auch nicht viel aus ihm heraus:

„Ich bin lieber mit meiner Frau alleine als in Gesellschaft. Ich sehe in jeder Gesellschaft einen Zwang. Wenn ich hinkomme, werde ich schon als „Ulknudel" begrüßt und fühle mich verpflichtet, zur allgemeinen Erheiterung beizutragen, weiß aber nachher nie, ob ich über das mir gesetzte Ziel hinausgeschossen bin."

Was sagt seine Frau dazu?

„Er macht in Gesellschaft oft den Hampelmann und ärgert sich am nächsten Tag darüber. Läßt sich aber nicht bremsen, wenn er in Fahrt ist.

In einer Beziehung ist er sehr verschieden. Er kann gutherzig und weichfühlend sein, aber auch grob und abweisend. So war er als Kind am Grab eines Onkels, den er überhaupt nicht kannte, und mußte weinen, weshalb er aber zurechtgewiesen wurde.

Er hatte eine Sekretärin, die Alkoholikerin war. Er war immer nett zu ihr, weil er Mitleid mit ihr hatte.

Wir haben uns entgegen seinem ursprünglichen Willen eine Katze angeschafft. Als sie starb, hat er in der ganzen Sterbenacht bei ihr gesessen. Diese Nacht muß sehr schlimm für ihn gewesen sein, weil er immer ein Grauen vor dem Tode hatte.

Als ein Freund Sorgen hatte, litt er auch darunter, konnte dem aber keinen Ausdruck geben, weshalb der Freund Anteilnahme vermißte.

Wenn seine Mutter zu uns zu Besuch kam, unterhielt er sich die ganzen Tage nicht ein einziges Mal mit ihr, wahrscheinlich, weil sie keine gemeinsamen Interessen haben. Er schreibt aber immer liebe Briefe an sie und hat furchtbar getrauert, als sie vor acht Jahren starb.

Er nimmt nicht gerne Freundschaften an, vielleicht, weil er sich dann immer verpflichtet fühlt und nicht weiß, ob er den Anforderungen nachkommen kann. Er redet oft wochenlang nicht mit mir und brütet vor sich hin. Wenn andere dabei sind, zeigt er eine Fröhlichkeit, die aber nur gespielt ist.

Wenn er brütet, will er nicht, daß er gestört wird. Er kann wütend werden, wenn er einen lang aufgestauten Ärger hat.

Ich fühle, daß er von mir abhängig ist. Sollte seinen Kindern etwas zustoßen, würde er schrecklich darunter leiden, aber vielleicht noch mehr, wenn mir etwas passieren würde. Er hätte mir gegenüber ein schlechtes Gewissen, wenn er nochmal heiraten würde. Er hat mich vor 20 Jahren einmal betrogen und mir das mit Tränen gestanden. Er kommt jetzt noch nicht darüber hinweg, sondern macht sich fortwährend Vorwürfe."

Schlußfolgerung

Es gab ja zwei Gründe, warum ich nach der Ausheilung dieser schizoiden Psychose eine Psychoanamnese durchführte.

Einmal wollte ich den Anfang machen, ein AMB von Cuprum cyanatum aufzubauen. Ich habe inzwischen einen anderen Patienten, der dieselbe Farbe und eine sehr ähnliche Handschrift hat, mit demselben Mittel behandelt und brachte dadurch seine seit 1944 (!) bestehende Cyclothymie zur Ausheilung. Seine Charakterzüge sind ähnlich den geschilderten, und ich weiß inzwischen aus anderen Krankengeschichten, daß die Cuprum-Salze wohl die dankbarsten Mittel bei Psychosen sind. Es kommt eben nur darauf an, das richtige Salz zu finden, denn das nicht in Frage kommende Cuprum-Salz ist vollkommen wirkungslos.

Mindestens ebenso wichtig für die Durchführung einer Anamnese war aber die Feststellung, ob der Patient vollkommen wiederhergestellt ist. Aus dem Gespräch ist das sicher, und diese Sicherheit ist sehr viel größer als etwa die Zusicherung seiner Frau, daß ihr Mann wieder gesund sei, oder als ein kurzes Gespräch, denn es bringt das unwahrscheinlich gute Gedächtnis des Patienten und seine Folgerichtigkeit eindeutig zum Ausdruck. Während des Gespräches erschien er vollkommen normal, und es ergab sich auch nicht die Andeutung seines vorherigen kranken Zustandes.

Einen sichereren wissenschaftlichen Nachweis gibt es nicht.

Noch etwas zu den Salzen: Wenn man bedenkt, daß nach dem Medikamentenverzeichnis im Synth. Rep. von Natrium alleine 27 verschiedene im Gebrauch sind, kann man sich vorstellen, wie aufwendig die Suche nach dem spezifischen Salz ist.

Wie war der weitere Verlauf?

Der Patient kam bereits nach drei Monaten zu mir und bat um eine neue Gabe seines Mittels. Warum wollte er sie haben? Er konnte noch nicht so recht an eine vollständige Ausheilung glauben und wollte das Mittel in seiner Nähe haben, damit er jederzeit darüber verfügen könnte. Ich gab es ihm mit, nicht ohne sowohl ihn als auch seine Frau zu ermahnen, es erst dann zu nehmen, wenn eine wirkliche Notwendigkeit vorliegen sollte. Es sind fast vier Jahre vergangen, ohne daß er das Mittel nehmen mußte. Die Gewißheit, daß er das Mittel jederzeit zur Verfügung hat, genügt.

Auswertung

Nachträglich, nachdem ich das Simillimum also schon kenne, will ich eine Auswertung vornehmen, und zwar, wie ich in anderen Fällen schon sagte, um festzustellen, wieviele Beziehungen die Symptome unseres Falles zu den im festgelegten AMB enthaltenen Symptomen haben, und zum anderen, ob man durch die Auswertung dieser Symptome auf das Simillimum gekommen wäre.

Natürlich ist das letztere eine nur irreale Feststellung, weil ich ja bei den Schizophrenen vor der Ausheilung keine Anamnese habe, weil diese sich eben nicht mitteilen können.

Zunächst gehe ich davon aus, daß in diesem Patienten zwei verschiedene Seelen wohnen oder, mit anderen Worten, sein Innenleben sich nach der Erkrankung wesentlich verändert hatte. Worauf soll ich die Mittelsuche aufbauen, auf seinem gesunden oder auf dem kranken Zustand?

Ich ziehe das Symptomenbild des Kranken vor, denn dieser verschlossene Mensch ließ in seinem normalen Zustand keinen Einblick in seine Persönlichkeit zu, was bei dem Kranken und damit Ungehemmten aber wegfiel.

Es handelt sich um eine Geisteskrankheit, und zwar, wie besonders aus dem ersten klinischen Bericht hervorgeht, um eine solche, bei der besonders die Ängste vorherrschend sind (1). Hier sind sieben Mittel aufgeführt.

Das weitere Bezeichnende für die Besonderheit seiner Geistesverwirrung ist die außerordentliche und erregte Geschwätzigkeit, die nach Angaben seiner Frau 1987 bei seiner ersten Entgleisung schon auftrat und sich nachher in seinem krankhaften Zustand immer wieder zeigte (2). Hier sind nur vier Mittel aufgeführt, und das einzige in beiden Rubriken vorhandene ist Cuprum.

Cuprum zeigt sich auch in seiner Manie (sich zu töten), die mit ständiger Erregung und Raserei verbunden ist (3). Er wollte zeitweise auch beide töten, also sich und auch seine Frau (4). Diese Raserei, die anfallsweise auftrat, hatte immer heftigen und gewalttätigen Charakter (5) und war mit Schreien verbunden (6).

Das war die Schilderung seines Verwirrtheitszustandes, bei dessen Symptomen Cuprum oft vertreten ist. Doch finden wir dasselbe Mittel auch bei seinen Charaktereigenschaften, als er noch gesund war.

Auch hier waren schon zwei Seelen in seiner Brust. Er, der an und für sich keine Geselligkeit mochte (7), sondern statt dessen scheu war (8) und dazu schweigsam (9) und sich lieber zurückzog, konnte aber auch genau anders sein. Wenn er in Gesellschaft war, brach sein Rededrang durch (2), und er hatte Verlangen, zu spaßen und zu scherzen (10), um den Erwartungen der anderen gerecht zu werden.

Es war dann unbegreiflich, daß der, der so lustig sein konnte, meist ein Verlangen danach hatte, sich zurückzuziehen und über das nachzudenken, was er falsch gemacht haben könnte. Er kommt nicht darüber hinweg, daß er vor 20 Jahren einmal seine Frau betrogen hat und macht sich ständig Vorwürfe (11). Er ist mißtrauisch gegenüber allen, weil er fürchtet, daß diese zuviel von ihm erwarten (12), kann aber auch Milde zeigen (13) wie z.B. einer Angestellten gegenüber, die Alkoholikerin war. Milde steht bei ihm also im Wechsel mit Eigensinn oder Aburteilung, wie er seiner Mutter nie verzeihen konnte, daß diese während des Krieges ein Kind von einem anderen bekommen hatte (14). Cuprum steht hier als einziges Mittel und zwar zweiwertig.

Hinweise auf das Simillimum Cuprum metallicum

1: Geisteskrankheit (SR I 614): *Zweiwertig*
   Geisteskrank mit Angst (SR I 116): *Einwertig*

2: Geschwätzigkeit (SR I 692): *Zweiwertig*
   Erregte Geschwätzigkeit (SR I 694): *Zweiwertig*

3: Manie (SR I 701): *Zweiwertig*
   Manie mit Raserei (SR I 794): *Einwertig*

4: Verlangen zu töten (SR I 662): *Einwertig*

5: Raserei, Wut (SR I 789): *Zweiwertig*
   Raserei anfallweise (SR I 795): *Zweiwertig*
   Raserei, heftige, gewalttätige (SR I 797): *Einwertig*
   Wut führt zu Gewalttaten (SR I 1028): *Einwertig*
   Wildheit (SR I 1062): *Einwertig*

6: Raserei mit Schreien (SR I 796): *Einwertig*

7: Abneigung gegen Gesellschaft (SR I 138): *Zweiwertig*

8: Zaghaftigkeit, Kleinmut (SR I 997): *Zweiwertig*
   Scheu (SR I 1000): *Zweiwertig*

9: Abneigung gegen Reden (SR I 962): *Einwertig*

10: Spaßen, Scherzen (SR I 657): *Einwertig*

11: Gewissensnot, Reue (SR I 806): *Zweiwertig*

12: Argwöhnisch, mißtrauisch (SR I 959): *Zweiwertig*

13: Milde (SR I 721): *Zweiwertig*

14: Milde im Wechsel mit Eigensinn (SR I 721):
    Zweiwertig (einziges Mittel)

Wie wir wissen, war nicht Cuprum metallicum das Simillimum, sondern ein anderes Cuprum-Salz, nämlich Cuprum cyanatum.

Cuprum cyanatum

1.) 21 B 8
2.) 9 A 8

(Seitenhinweise gelten für Cuprum metallicum)
Mangel an Selbstvertrauen, Furcht vor Mißerfolg,
Gefühl der Hilflosigkeit, Entmutigung (997, 1000)

Empfindlich für Tadel

Selbstvorwürfe, Reue (806)

Meidet die Gesellschaft (138),
braucht aber einen Menschen bei sich

Schweigsam, redet nicht gern (962)
Brütet, will nicht gestört werden

Sehr gutes Gedächtnis
Nachtragend

Kann sich nie zeigen, wie er ist
Empfindet Mitleid,
kann das aber nicht zeigen (721)
Mitleid im Wechsel mit Eigensinn (721)
Ordentlich und sogar pedantisch
Kann wütend werden,
wenn lange aufgestauter Ärger vorhanden (789)

Angst vor dem Tode (475)

Geisteskrank:
Geisteskrank mit Angst (614, 616)
mit Geschwätzigkeit, erregter (692, 694)
mit Wut, Raserei (704, 789, 795, 797, 1028, 1062)

mit Schreien (796)
mit Verlangen zu töten (662), aber vor allem, sich zu töten

Als Kind:
Alpträume, wollte sich nicht hinlegen, weil er Angst hatte, nicht wieder aufzuwachen

Organe:
Magenempfindlich

Der Patient selbst war so freundlich und hat mir am 10. März 1992 den Verlauf niedergelegt:

„Seit 1987 bin ich an einer Psychose und zwar einer Schizophrenie erkrankt. Ich war verschiedentlich in einer Nervenklinik und zwar 1988 zwei Monate, 1989/1990 über sieben Monate und schließlich wieder 20. Juni 1990 bis 5. Oktober 1990. Meine Frau hat mich zu diesem Zeitpunkt auf eigene Verantwortung aus der Klinik geholt und begab sich mit mir zur Behandlung zu Herr Dr. Hugbald V. Müller nach Köln.
　Es dauerte drei Monate, bis Dr. Müller das für mich richtige Mittel fand. Während dieser Zeit hat meine Frau ihren Beruf aufgegeben und konnte auch keine Einkäufe tätigen, da sie mich auch für kurze Zeit nicht alleine lassen konnte.
　Nach der Gabe des Mittels war ich in kurzer Zeit wiederhergestellt. Ich fühlte mich schon einen Tag später als normaler Mensch, und diese Besserung vertiefte sich noch in den folgenden Tagen. Ich erhielt das Mittel am 5. Januar 1991.
　Ein Jahr später erst nahm ich dasselbe Mittel (Cuprum cyanatum M) wieder ein, weil ich meinte, daß es wieder nötig wäre. Als ich die neue Gabe am 6. Januar 1992 genommen hatte, war ich in der Mitte der folgenden Nacht plötzlich hellwach und hatte ein merkwürdiges Gefühl am Körper, wie elektrisiert. Seitdem geht es mir wieder sehr gut."

Auch jetzt, Ende 1994, fühlt sich der Patient ausgeheilt.

Fall 13

Migräne, Mammacarcinom

Diese 50jährige, große, aber sehr schlanke Frau kommt in der Hauptsache wegen ihrer Migräne zu mir, die sie seit ihrem 24. Lebensjahr hat, und zwar ununterbrochen. Einen ähnlichen Kopfschmerz wie die jetzige Migräne hatte sie vorher nur einmal, als sie in München war. Er war als Föhn-Kopfschmerz bezeichnet worden, kam danach aber nicht wieder bis eben zu dem in ihrem 24. Lebensjahr, der durch eine Prüfungsangst ausgelöst worden war und sich dann immer wiederholt hat. Er tritt während der Periode auf und wird besonders schlimm, wenn ein Wochenende dazu kommt. Der erste Schmerz war hinter dem rechten Auge, wechselt seither aber immer die Seite. Er ist stechend und besonders schlimm am inneren Augenwinkel. Da sie sowieso immer sehr empfindlich gegen Schmerzen war, sind die Migräneanfälle unerträglich, wenn sie keine starken Schmerzmittel nimmt. Sie legt sich bei dem Kopfschmerz nicht hin, sondern bewegt sich dann lieber.

Vor einem Jahr war bei ihr Brustkrebs festgestellt worden, wobei auch Lymphdrüsen beteiligt waren, weshalb auf die Operation eine Strahlentherapie erfolgte.

Bei der Frage nach der Lieblingsfarbe fiel die Wahl auf ein mittelhelles Lindgrün nämlich die Rubrik 26 A 6 in dem von mir benutzten Farbenbuch.

Psychoanamnese

„Ich wurde in einem kleinen Ort im Sudetenland geboren. Als ich ein Jahr alt war, ist mein Vater gefallen, und drei Monate später bekam meine Mutter ihr zweites Kind, eine Tochter. Das war 1941. Kurz nach Kriegsende ist meine Mutter mit uns beiden Kindern geflohen. Sie hatte einen Lastwagenfahrer gefunden, der sie mitnahm, und so kamen wir nach Dresden, wo ihr Vater lebte, der uns dann aufnahm. Ihre Mutter war schon an Krebs gestorben, als sie 15 Jahre alt war.

Als mein Großvater 1949 starb, hat meine Mutter sich mit uns in den Westen abgesetzt. Sie ging zu ihrem Bruder nach Köln, wo sie einen zunächst kleinen Betrieb als Schneiderin aufmachte. Ich war damals neun Jahre alt.

Wenn ich an meine Kindheit in Dresden zurückdenke, war sie alles andere als schön. Da unsere Mutter berufstätig war, waren wir bis nachmittags im Kinderhort, wo alles farblos, unpersönlich und langweilig zuging. Ich kam mir unfrei und alleingelassen vor. Wir konnten nicht ungezwungen mit anderen spielen und fühlten uns dauernd unter einem gewissen Zwang. Es gab keine Abwechslung, und wir lernten noch nicht einmal ein Fahrrad kennen.

Mein Leben in Köln kam mir von Anfang an rosiger vor. Ich fand in der Schule Anschluß und gewann eine nette Freundin, wobei die Freundschaft bis zum Schulende bestehenblieb. Hinter uns stand ihre große und intakte Familie, bei der ich mich oft aufhielt. Ich war sozusagen das sechste Kind und wurde zu allen Veranstaltungen wie Konzerten, Besuchen und auch auf Reisen mitgenommen.

Auch in der Schule fühlte ich mich geborgen und empfand dort dieselbe Nestwärme wie in der geschilderten Familie, die Nestwärme, die mir zu Hause fehlte. Meine Mutter hatte viel zu tun und konnte sich uns beiden nicht so widmen, wie sie sicher wollte. Wir wußten das und hatten auch Verständnis dafür, ich und meine Schwester, die übrigens genauso kontaktfreudig ist wie ich und nette Freunde fand.

Obwohl es mir damals an und für sich gut ging, war doch nicht alles bei mir in Ordnung. Ich hatte viele Ängste. Als Beispiel will ich etwas nennen, was ich erlebte, als ich zwölf Jahre war. Ich war im Schwimmstadion, als ein Gewitter kam. Ich kam gerade noch rechtzeitig nach Hause. Dann aber ging das Gewitter richtig los, und ich weiß noch, daß ich meine Nase an den Scheiben platt drückte und gegen den Himmel schaute. Dann erlebte ich etwas ganz Schlimmes. Ich sah, wie gegenüber der Blitz einschlug. Es ist zwar nichts passiert, aber von dem Zeitpunkt an hatte ich eine wahnsinnige Angst, wenn ein Gewitter aufzog. Ich kauerte mich in eine Ecke mit der Furcht, der Blitz könnte bei uns einschlagen.

Ich hatte noch andere Ängste. So hatte ich immer Angst, etwas falsch zu machen. Ich war in meinem ganzen Leben nicht sicher, keine Fehler zu begehen. Ich will es allen Leuten recht machen und weiß nicht, ob ich das immer kann. Als Lehrerin hatte ich später auch Angst davor, bei den Kindern nicht die nötige Autorität zu besitzen und mit ihnen nicht zurechtzukommen. Ich habe auch Angst vor Schmerzen, da ich Schmerzen schlecht ertragen kann.

Ich kam in der Schule gut mit und mochte Deutsch, Sprachen, Kunst und Musik, ganz besonders aber Geschichte, die ich später zusammen mit Deutsch studiert habe. Ich war auch gut in Mathematik und Chemie, während Physik und Latein mir weniger lagen.

Ich hatte in der Schule noch keine Angst vor Prüfungen, wohl aber während des Studiums, als ich mich also für den Beruf der Lehrerin entschieden hatte. Vor einer dieser Prüfungen war es besonders schlimm, und ich bekam damals den schlimmen Kopfschmerz, worunter ich bis heute zu leiden habe. Ich hatte ihn einmal vorher, und zwar als ich in München war. Die damalige Migräne soll durch den Föhn verursacht gewesen sein, aber ich hatte sie dann nicht mehr bis eben zu dieser Prüfung, bei der ich 24 Jahre alt war.

Der Kopfschmerz tritt immer während der Menses auf, die er nicht einmal ausläßt und ist meist während des Wochenendes besonders schlimm. Während meiner ersten Berufsjahre war diese Migräne sehr schlimm, weil sie mich sehr streßten, und ich mußte viele Medikamente nehmen.

Eine andere Angst ist, von anderen abhängig zu werden. Ich will das nie sein, denn ich bin mißtrauisch und weiß nicht, ob ich mich auf andere verlassen kann. Ich brauche immer wieder Sicherheiten. Ich kann nicht wie andere in den Tag hineinleben, sondern muß alles in Rechnung gestellt haben.

Ich fing 1969 als Lehrerin an, und zwar auf einem Gymnasium, wo ich nur Jungen unterrichtete. Bei meinem angeborenen Perfektionismus hatte ich es oft schwer, was viel Kraft zehrte. 1970, also mit 29 Jahren, habe ich geheiratet, und zwar einen Mann, den ich beim Skilaufen kennengelernt hatte. Zuerst war es nur eine flüchtige Bekanntschaft, denn er war mit seiner Verlobten dort, und ich war in männlicher Begleitung. Durch Zufall begegneten wir uns wieder. Wir waren beide im Auto und mußten vor einer Ampel längere Zeit warten.

Da wir nebeneinander standen, konnten wir uns recht gut unterhalten und verabredeten uns für den kommenden Abend. Ich verliebte mich in ihn, und ein Jahr später haben wir geheiratet. Mein Mann ist im kaufmännisch-elektrotechnischen Zweig eines Konzerns. Wir haben drei Söhne bekommen.

Der erste kam 1972, der zweite 1975 und der dritte, nicht geplante, schließlich 1979. Ab 1973 wurde mein Mann immer wieder versetzt, und ich mußte das mitmachen. Zuerst ging es nach Berlin, und ich habe mich beurlauben lassen. In Berlin war es sehr schwer für mich, denn ich brauche Kontakte und habe mir deshalb ja meinen Beruf ausgesucht. In einer fremden Stadt ist es für mich aber schwer, denn dort kennt man ja keinen Menschen. Ich habe deshalb Vertretungen, Abendkurse und dgl. mehr durchgeführt.

Wir waren fünf Jahre in Berlin und kamen dann für zwei Jahre nach Köln, wo ich in meiner alten Schule weiterarbeitete. Von Köln kamen wir schließlich nach Brasilien, wo wir sechs Jahre blieben. Wir lebten in Sao Paulo, einer Industriestadt mit 15 Millionen Einwohnern. Trotz meiner drei Kinder brauchte ich eine Beschäftigung, und so kauften wir eine Farm in der Nähe von Sao Paulo, von wo wir die Gemüsemärkte in dieser Stadt belieferten. Wir hatten eine Landarbeiterfamilie für die Bewirtschaftung eingestellt, und so klappte alles besser als erwartet.

Wir hatten guten Absatz, weil die Belieferung mit Gemüse denkbar schlecht war. Es gab außer Bohnen und Reis kaum etwas. Der große Reiskonsum ist darauf zurückzuführen, daß sich viele Japaner dort angesiedelt und die Versorgung damit übernommen hatten. In Brasilien haben sich alle Rassen zusammengetan und sind in der Wertung gleichwertig, denn der Brasilianer ist tolerant. Sao Paulo ist die größte deutsche Industriestadt im Ausland. Es gibt in Sao Paulo 700 000 Deutsche.

Nach sechs Jahren wußten wir, daß wir zurückmüssen, wenn wir nicht für immer in Brasilien bleiben und in Deutschland wieder Fuß fassen wollten. 1986 waren wir wieder in Deutschland, und es war besonders für meinen Mann gar nicht leicht, sich dort wieder zurechtzufinden. Ich mußte überlegen, was ich machen wollte. Ich war inzwischen nicht mehr beamtete Lehrerin und mußte mich mit etwas anderem beschäftigen. So fing ich mit Reisejournalistik an, was aber nicht viel brachte und gab dann Nachhilfe und Deutschunterricht für Ausländer. Nach zwei Jahren hatten wir endlich wieder einen festen Wohnsitz, wo ich mit Unterricht an einer Volkshochschule anfing. Es dauerte gar nicht lange, da mußte ich damit wieder aufhören. Man eröffnete mir, daß ich Brustkrebs hätte. Ich war verzweifelt. Zu der Migräne, die mich in meinem ganzen Leben verfolgte, nun auch das noch.

Eine wichtige Angst habe ich noch nicht erwähnt. Es ist dies die Angst vor Herzkrankheiten. Das liegt einmal daran, daß mein Vater mit 69 Jahren einen Herzinfarkt erlitten hat, an dem er gestorben ist, und dasselbe ist mit meinem Onkel geschehen, der nur 65 Jahre alt wurde. Die andere Ursache für meine Angst ist, daß ich immer

Herzschmerzen bekomme, wenn ich aufgeregt bin. So war es auch jetzt, als mein Gynäkologe mir eröffnete, daß ich Brustkrebs hätte. Es dauerte nicht lange, daß ich stechende Schmerzen bekam, aber besonders schlimm wurde es in der Nacht. Ich konnte natürlich nicht gut schlafen, und als ich endlich etwas eingeschlafen war, wurde ich durch ganz starke Stiche in der Herzgegend geweckt, so daß ich aufstehen mußte. Es war ganz schlimm, und ich bekam eine wahnsinnige Angst, sterben zu müssen.

Diese Angst vor dem Herztod ist schlimm für mich, aber mindestens genauso aufreibend für mich ist die vor dem Krebstod. Aber dann wäre mir der Herztod schon lieber, denn er ist doch nicht so schleichend wie der andere.

Wenn ich deprimiert bin, höre ich gerne klassische Musik oder auch Barockmusik. Früher habe ich gerne Jazz gehört und habe auch sehr gern getanzt. Ich bin religiös, aber nicht kirchlich gebunden. An dem Fortleben der Seele nach dem Tod habe ich Zweifel."

Auswertung

Diese Patientin hat zwei Krankheiten, die andauernd und zermürbend sind und deshalb als „Leiden" bezeichnet werden können. Das ist einmal die seit ihrem 24. Lebensjahr bestehende Migräne und zum anderen der Brustkrebs mit Lymphbeteiligung.

Ich habe mich zuerst mit der Migräne befaßt, und zwar mit deren besonderen Symptomen. Als sonderbares Symptom erschien mir der Ort, denn „hinter den Augen" treten die Schmerzen relativ selten auf. Dann wendete ich mich natürlich zu den Ängsten, die in einer seltenen Vielzahl auftreten. Besonders bemerkenswert erschien mir die „Furcht vor einer Herzkrankheit", die bei der Patientin immer wieder auftrat.

Beim Vergleich dieser beiden Rubriken, nämlich Kopfschmerzen hinter den Augen (1) und Furcht vor Herzkrankheit (2), werden nur zwei Mittel in beiden Rubriken geführt, nämlich Daphne und Lachesis.

Da mir Türkis aber als Farbe für Lachesis bekannt ist, für Daphne aber ein Grün, das der von der Patientin gewählten Rubrik entspricht, lag mir Daphne näher.

Als ich zusätzlich die Rubrik „Furcht vor Herzkrankheiten durch Schmerzen in der Herzgegend" (3) fand, erschien mir Daphne als die richtige Wahl, erinnern wir uns doch an die schlimme Nacht nach der

Eröffnung, daß sie Brustkrebs habe. Die Mittelwahl beeinflußt auch die Tatsache, daß Daphne in der letztgenannten Rubrik als einziges Mittel angeführt ist.

An und für sich genügt diese Übereinstimmung des Krankheitsbildes mit dem AMB, aber ich fand noch andere Hinweise, die ich anführen möchte:

Bei dem Kopfschmerz kann sie keine Ruhe einhalten, was sonst üblich ist, sondern muß sich bewegen (4). Sie ist im allgemeinen sehr empfindlich (5), wie sie auch zaghaft (6) und unsicher ist, weil sie immer Angst hat, Fehler zu begehen. Besonders empfindlich ist sie gegenüber Schmerzen (7). Außerdem ist sie auch schreckhaft (8) und häufig depressiv (9).

Hinweise auf das Simillimum Daphne

1: Kopfschmerzen hinter den Augen (K I 300): *Einwertig*

2: Furcht vor Herzkrankheiten (SR I 491): *Einwertig*

3: Furcht vor Herzkrankheiten
mit Schmerz in der Herzgegend (SR I 491):
Einziges Mittel und einwertig

4: Ruhelos bei Kopfschmerzen (SR I 827): *Einwertig*

5: Empfindlich (SR I 873): *Einwertig*

6: Zaghaft (SR I 997): *Einwertig*

7: Empfindlich gegenüber Schmerzen (SR I 880):
Einwertig

8: Schreckhaft (SR I 534): *Einwertig*

9: Depressiv (SR I 842): *Zweiwertig*

Therapie und Verlauf

Nach der oralen Gabe von Daphne M in Form von fünf Globuli kam die Patientin erst nach fünf Monaten wieder zu mir und meinte, daß es früher nicht nötig gewesen wäre. Sie fühle sich seit dieser Gabe sehr wohl, und die Migräne sei seitdem nicht mehr aufgetreten. Sie schilderte mir dann die Reaktion nach der Gabe:

Sie war nachmittags bei mir und fühlte sich am selben Tag, mehr aber am nächsten Tag, sehr müde. Sie war „wie erschossen" und mußte sich am Nachmittag ganz gegen ihre Gewohnheit hinlegen. Als sie am darauffolgenden Tag mit dem Auto fuhr, mußte sie aufpassen, weil sie sich nicht konzentrieren konnte (ich mache alle Patienten auf die mögliche Müdigkeit und das Unvermögen der Konzentration aufmerksam).

Die Migräne kam bei den nächsten beiden Perioden nur noch angedeutet, dann aber nicht mehr. Sie fühlte sich sehr wohl und brauchte auch ein Jahr nach der ersten Gabe noch keine neue.

Folgerung

Die Patientin sprach nicht viel von ihrem Mann. Deshalb fragte ich mich, wie das Verhältnis zwischen den beiden war. Es war nicht gut, das konnte ich aus vielem ableiten. Ich wußte, daß sie sich unter einem ständigen Druck von seiner Seite aus befand und eine gewisse Angst vor ihm hatte. Jedes Mal, wenn sie bei mir war, was immer ziemlich lange dauerte, rief er sie an und fragte nach.

Als sie zur Psychoanamnese bei mir war, die über drei Stunden ging, kam er nach zwei Stunden und machte ihr und vor allem mir Vorwürfe, warum es so lange dauern würde. Das alles geschah in einem sehr barschen Ton, ohne jede Freundlichkeit und erst recht ohne Dankbarkeit, weil ich für seine Frau eben so viel Zeit aufbrachte. Dadurch konnte ich natürlich auf die Position der Frau an der Seite dieses Mannes schließen.

Warum ich dieses Thema anschneide? Weil ich festgestellt habe, daß Krebs meist nur dann auftritt, wenn das seelische Gleichgewicht im Organismus gestört ist. Krebs ist unseren Erkenntnissen nach keine Infektionskrankheit, sondern eine Zellentartung, die von der Entstehung jedes Individuums an programmiert ist, aber nicht zur Entwicklung kommt, solange keine Fehlsteuerung stattfindet. Der psychisch geschädigte Mensch ist dafür aber prädisponiert.

Ich erinnere mich an einen anderen Daphne-Fall, der mit diesem eine verblüffende Ähnlichkeit hat. Auch dabei war das eheliche Gleichgewicht nicht in Ordnung, und so kam es auch hier zu einem Karzinom. Es war auch hier ein Mammakarzinom, wobei sehr früh Lebermetastasen entstanden. Nachdem ich Daphne als Simillimum gefunden hatte, konnte ich die Frau noch fünf Jahre (!) am Leben erhalten, wobei es ihr sogar recht gut ging. Dann aber schlief die 70jährige Patientin ohne besondere Schmerzen ein.

Ich möchte noch etwas zur therapeutischen Ähnlichkeit zwischen dem europäischen Seidelbast, dem Mezereum (Daphne mezereum) und dem indischen (Daphne indica), sagen, das bei uns unter dem Namen Daphne verwendet wird. Sie haben beide eine ziemliche Ähnlichkeit in der Farbe, nur daß Daphne etwas heller ist, aber keine in der Schrift, so daß sie beide vollkommen verschiedene Mittel darstellen. Mit Mezereum hätte ich bei dieser Patientin keinen Erfolg gehabt.

Daphne indica

   1.) 26 A 6
   2.) 10 A 8
   1.1
   1   = realistisch (im Gegensatz zu esoterisch)
   0.1 = keine Affekthandlung (wohlüberlegt)

Viele Ängste
Angst vor Herzkrankheiten (491) mit Herzschmerzen (491)
zu versagen, Fehler zu begehen (wenig Selbstbewußtsein)
vor allem, was auf sie zukommt
von anderen abhängig zu werden

Zaghaft (997), empfindsam (873)
Empfindlich gegen Schmerzen (880)
Leicht erschreckt (534)

Mißtrauen

Bedürfnis nach Kontakten, kann schlecht allein sein

Neigung zur Depressivität

Wechselseitige Migräne, hinter dem jeweiligen Auge, stechend, zum ersten Mal ausgelöst durch Prüfungsangst

Mammacarcinom

Fall 14

Psychotische Persönlichkeitsstruktur, endogene Depression

Das war ein schwieriger Fall. Die 61jährige Patientin kam immerhin vier Jahre zu mir oder vielmehr, mußte zu mir gebracht werden, bis ich das Simillimum fand, welches dann eine regelrecht wunderbare Heilung herbeiführte.

Bis 1986 war alles in Ordnung. Sie hatten sich beim Tanzen kennengelernt und heirateten dann nach einigen Jahren, wobei sie immerhin 40 Jahre war. Sie prügelten und vertrugen sich und fühlten sich dabei in ihrem Element. Das liegt daran, daß beide ihre Lieblingsfarbe im Grünen haben, und das ist die Garantie dafür, daß das Leben alles andere ist als langweilig. Anscheinend brauchten beide ein solches bewegtes Leben, ein Leben, das voller Unrast und Abwechslung ist.

Wie gesagt, bis 1986 war alles in Ordnung. Dann aber wurde sie plötzlich sehr krank. Der Anlaß dafür war wohl die Beerdigung ihrer Schwiegermutter, wobei sie einen regelrechten Schock bekommen haben muß. Von heute auf morgen war sie voller Ängste, mehr noch, sie war in einer regelrechten Panik. Sie hatte Angst, von ihrem Mann verlassen zu werden, Angst vor jeder fremden Person und vor allem vor Einbruch und Raub. Mitten in der Nacht fing sie an zu schreien und war davon überzeugt, daß Einbrecher und Mörder in der Wohnung wären. Ein Urlaub am Gardasee mußte abgebrochen werden.

Als sie zum ersten Mal zu mir kam, war sie nicht ansprechbar, sondern jammerte, keifte und schrie in einem fort. Wenn sie ruhig war, schmatzte sie unaufhörlich. Was sollte ich tun, womit sollte ich beginnen? Als der Mann mir sagte, daß sie auch viel Angst vor Wasser habe oder vielmehr vor dem rauschenden Wasser, wußte ich, daß das ein Hinweis auf Lyssinum ist und gab Lyssinum M in Form von fünf Globuli. Zu meiner Genugtuung war, als die beiden nach sechs Wochen wieder zu mir kamen, die Psychose weitgehend behoben. Dafür bestand jetzt aber eine schwere Depression, dazu die Unruhe.

Ich vergaß zu erwähnen, daß die Patientin, bevor sie zu mir kam, in einer Nervenklinik war, aus der der Mann, nachdem er nach sechs Wochen keine Besserung bemerkt hatte, sie aber auf eigene Verantwortung herausholte und auf Empfehlung ihrer Hausärztin zu mir brachte.

Frau S.
Stationär vom 18. Dezember 1986 bis zum 31. Januar 1987

Sehr geehrter Herr Kollege,
wir berichten im folgenden über Ihre Patientin
und bedanken uns für die freundliche Einweisung.

Diagnose:

Längerdauernde depressive Reaktion (ICD-Nr. 309.1) bei Verdacht auf hirnorganisches Psychosyndrom (ICD-Nr. 290.2)
Die Patientin kommt mit ihrem Ehemann zur Aufnahme. Sie selbst spricht kaum, geht unruhig hin und her, um dann ganz apathisch im Stuhl zu sitzen. Sie sagt, daß sie seit einigen Tagen nicht mehr habe essen können, tagsüber schwunglos gewesen sei und auch nachts nicht richtig geschlafen habe.
Der Ehemann berichtet, daß die Patientin seit ca. drei Wochen Angstgefühle habe und seit einer Woche nur noch wenig esse und trinke.
Die weitere Vorgeschichte ist Ihnen bestens bekannt.

Psychopathologischer Befund:

Patientin ist bewußtseinsklar, zu allen Qualitäten orientiert, mnestische Störungen sind nicht zu eruieren, die Patientin spricht kaum und wenn, nur sehr leise, die Mimik ist verarmt, sie bietet meist ein autistisches Bild, sitzt in einem Stuhl und ist zu irgendwelchen Tätigkeiten kaum zu bewegen. Die Stimmung ist dabei sehr niedergedrückt, sie sagt: „Es ist immer das gleiche, es wird nicht besser, die Beine schmerzen so." Halluzinationen oder Wahninhalte vom Ausmaß einer Psychose sind nicht zu eruieren. Eine Suizidalität besteht nicht.

Therapie und Verlauf:

Die Patientin zog sich weitgehend in sich zurück, Gespräche waren während der gesamten Behandlungsdauer nur eingeschränkt möglich und reduzierten sich lediglich auf Äußerungen zum Befinden. Als sie weiter über starke Schmerzen in den Beinen klagte, stellten wir sie dem Chirurgen in Lemgo vor, die die Thrombektomie bei arterieller Verschlußkrankheit durchgeführt hatten. Diese schlossen eine erneute Komplikation von Seiten der Gefäße aus, worauf die Patientin mit noch tieferer Niedergeschlagenheit reagierte.

Nachdem die Psychose weg war, war dies ein Antrieb für ihren Mann, mit seiner Frau über Jahre weiter zu mir zu kommen, obwohl ich niemals eine erhebliche Besserung bemerkt hatte. Sie jammerte und schrie weiter, war kaum ansprechbar und ständig in Bewegung. Vielleicht ist noch zu erwähnen, daß sie organisch ein Glaukom hatte, im Gesicht und besonders auf der Nase eine Acne rosacea, die oft pustulös war, und daß sie ständig über Schmerzen in den Unterschenkeln klagte. Sie war früher beiderseits wegen einer Thrombose operiert worden, wovon nach der Thrombektomie Narben in beiden Leisten zurückgeblieben waren.

In all diesen Jahren sah ich also wenig Erfolg. Lediglich auf Lachesis und Rhus-tox. war eine vorübergehende leichte Besserung da. Ich behandelte weiter und wartete auf ein Wunder, was aber nicht geschah. Und doch kam es schließlich zu einem unerwarteten Erfolg, dessen Veranlassung ein Zufall war. Mir war es in all diesen Jahren gelungen, die Lieblingsfarbe der Patientin herauszufinden, und nur dadurch, daß ich sie bei jedem Besuch, es waren in den vier Jahren, da der Mann zuverlässig alle zwei Monate kam, immerhin über 20, immer wieder danach fragte. Ich legte ihr meine Farbtafeln vor und ließ nicht eher Ruhe, bis sie sich geäußert hatte. Natürlich kam bei der Unzuverlässigkeit der Patientin keine eindeutige Farbnuance heraus, sondern die Farbe variierte zwischen 24 A 7 und 26 A 4 (nach dem Taschenlexikon der Farben von Kornerup und Wanscher, Muster-Schmidt Verlag). 25 A 4 wurde meist ausgesucht, und das war maßgeblich für mich. Außerdem brachte der Mann mir eine Schriftprobe mit, natürlich aus der Zeit vor der Erkrankung.

Die Veranlassung zu dem „Wunder" war, daß eine meiner Angestellten Harnwegsbeschwerden hatte, für die ich Equisetum repertorisierte. Ich hatte es in der 30. Potenz gegeben und erlebte nicht nur eine schlagartige Besserung der organischen Beschwerden, sondern eine grundlegende Änderung des Gemütslebens meiner Angestellten, die zwar in ihrer Leistung außerordentlich zuverlässig war, aber nie aufhörte, unzufrieden zu sein und sich über alles mögliche zu beschweren.

Ihre Farbe und auch die Schrift hatten eine starke Ähnlichkeit mit den Merkmalen unserer Patientin, und so entschloß ich mich, dieses Mittel, und zwar in der M. Potenz, bei dieser zu versuchen. Die Folge war eine vollkommene Wiederherstellung. Ich wußte damit, daß das Simillimum für sie Equisetum war und hatte durch diese Erkenntnis die Möglichkeit, das gesamte Gemütsbild dieses Mittels, das noch unbekannt war, festzuhalten, wovon ich auch Gebrauch machte. Ich lud die Patientin zu einer Psychoanamnese ein.

In diesem Fall geschieht also alles umgekehrt. Wir schwimmen gegen den Strom. Die Psychoanamnese geschieht nicht, um das Simillimum zu finden, sondern um das Gemütsbild eines Mittels festzuhalten, eines Mittels, von dessen Gemütsbild so gut wie nichts bekannt ist.

Nach der Wiederherstellung bestätigte die Patientin meine richtige Entscheidung für 25 A 4, indem sie jetzt sicher 25 A 4 und auch noch etwas heller wählte, so 25 A 3, und lieferte mir eine ausgezeichnete Schriftprobe. Es ist erstaunlich, wie sie nach fast fünf Jahren ihres Nichtstuns und ihrer Apathie alles, das Schreiben, das selbständige Einkaufen, aber auch das Kochen und Bügeln, so beherrschte, als ob sie es gestern zum letzten Mal gemacht hätte.

Psychoanamnese

„Ich bin die älteste von acht Geschwistern. Wir sind vier Mädchen und vier Jungen, und ich war 25 Jahre alt, als der jüngste zur Welt kam. Ich wurde in einem kleinen Ort bei Lippe-Detmold geboren, wo ich später auch getraut worden bin.

Ich hatte immer viel Spaß am Kochen, und ich glaube, daß ich gut gekocht habe, denn die eingeladenen Leute kamen immer gern zum Essen. Ich koche auch heute wieder gern, und es kommt mir vor, als ob ich nie ausgesetzt hätte, und dabei waren es doch fünf Jahre, daß ich ein richtiger Versager war.

Ich koche nicht nur gern, sondern ich koche wieder alles und mache auch die gesamte notwendige Hausarbeit. Mein Mann sagte, daß ich mit meinen 66 Jahren zuviel arbeiten würde und mich mehr schonen sollte, aber ich muß arbeiten, weil ich viel nachzuholen habe und es auch gern tue. Ich muß etwas tun, um mich wohl zu fühlen. Neben dem Kochen gehe ich auch gern auf Reisen. Ich weiß, daß das etwas Gegensätzliches ist, aber so ist es eben.

Nach meiner Genesung vor etwa einem Jahr haben wir viele Reisen unternommen. Wir waren in Bad Wildungen, in Königsfeld im Sauerland, in Rostock und in Grömitz an der Ostsee und haben für 14 Tage eine Schiffsreise gemacht. Die Reise nach Rostock war unsere erste Reise, und mein Mann wollte sehen, ob ich eine solche Reise wieder aushalten könnte. Besonders schön war es in Grömitz, und wir wären im Hotel Kaiserhof gerne länger geblieben, aber unser Appartement war schon vergeben. Wir reisen beide gern, und ich erinnere mich noch an unsere Ziele vor meiner Krankheit. Wir waren damals in Monaco, in Grasse in Frankreich, dem Ort mit den Parfumwerken, in Dubrovnik, Rijeka und anderen Orten. 1986, als wir am Gardasee waren, hat meine Krankheit ja angefangen. Jetzt aber ist das Leben wieder schön geworden, und ich habe Spaß daran.

Besonders gern habe ich auch Einkaufen. Es macht mir Freude, meine Sachen wieder alleine auszusuchen. Vorher habe ich meine Schränke aber aufgeräumt und meine alten Klamotten weggeworfen. Es waren einige Säcke, die zusammenkamen.

Wir wohnen in Bad Oeynhausen, und da habe ich im benachbarten Bad Salzuflen meinen Neffen Heinrich getroffen, kurze Zeit, nachdem ich wieder gesund geworden bin. Ich sagte zu meinem Mann „Schau, da ist doch Heinrich, ich gehe zu ihm". Worauf mein Mann sagte: „Laß doch diesen Quatsch, der ist das niemals". Aber ich ließ mich nicht beirren, sondern ging zu ihm, und er war es tatsächlich. Er hat sich riesig gefreut, daß es mir wieder so gut ging, und durch ihn haben meine Schwestern und Brüder es erfahren. Übrigens hat keine meiner Schwestern einen Führerschein, und auch ich möchte niemals einen machen. Ich habe viel zuviel Angst vor dem Fahren. Mein Mann drängt mich ja sehr und will mir sogar einen kleinen Wagen schenken, aber ich lasse mich nicht überreden.

Ich rede gern mit Ihnen, denn ich habe Ihnen viel zu verdanken. Ich sage Ihnen alles, was Sie wissen wollen. Ich soll mich noch an das erinnern, was vor meiner Krankheit war? Da gibt es nicht viel zu erzählen, denn es ist nie viel vorgefallen. Ich habe gern getanzt und war viel zum Tanzen. Da habe ich auch meinen Mann kennengelernt, der auch gern tanzt. Bis zu meiner Krankheit, also bis zu meinem 60. Geburtstag, waren wir noch viel zum Tanzen. Über meine Kindheit ist nicht viel zu sagen. Es war schön bei uns, nur sind meine Eltern leider früh gestorben, mein Vater mit 67 und meine Mutter mit 63 Jahren. Er hatte schon lange Zeit Zucker, und ich weiß noch, daß er viel Sauerkraut gegessen hat, wenn er „zum TÜV", zur Kontrolle, mußte. Mein Vater hatte ein Baugeschäft und Häuser und auch unsere Friedhofskapelle gebaut. Einer meiner Brüder hat das fortgeführt, und ein anderer hat ein Beerdigungsinstitut und führt es noch fort, obwohl er auch schon 60 ist. Mein Vater war immer sehr lustig und hat viel gelacht, und wir haben viel mitgelacht. Ich bin ein fröhlicher Mensch und lache gern.

Es ist schön, daß das Leben wieder lebenswert ist. Ich habe schon gesagt, daß ich viel unternehme und viel einkaufen gehe. Tagsüber schmieden wir unsere Pläne, wohin wir reisen. Wir haben viele Pläne. Demnächst fahren wir auf jeden Fall in den Schwarzwald, nach Freudenstadt und vor allem nach Tonbach bei Beiersbronn, wo es die beste Schwarzwälder Kirschtorte gibt. Im Schwarzwald wandern wir immer viel, und wir haben beide Kniebundhosen dafür. Auch nach

Frankreich wollen wir und da vor allem nach St. Maxim, wo wir schon viermal waren.

Abends setze ich mich gerne vors Fernsehen, was ich lange Zeit nicht mehr genießen konnte. Jetzt verstehe ich alles wieder und kann dabei sitzen. Vorher mußte ich liegen, weil es nicht anders ging, und habe nichts mitbekommen.

Ich genieße auch wieder meinen Schmuck. Sehen Sie, wie er glänzt und schillert. Ich habe ja alles gesäubert und gereinigt, auch meinen Schmuck. Ich habe ihn einfach in ein Wasserbad mit einer Tablette zum Reinigen meiner Zahnprothese gelegt, und jetzt sieht er wieder wie neu aus."

Mich interessierte natürlich noch vieles, und so habe ich noch viel gefragt. Natürlich interessierte mich vor allem, ob sie viel mit der Blase zu tun hatte, denn es ist ja bekannt, daß Equisetum vor allem als wichtiges Mittel für die Harnwasserbeschwerden gilt. Nein, damit hatte sie nie etwas zu tun gehabt. Ich nahm mir vor, ihrem Mann nachher dieselbe Frage zu stellen, denn es kam mir so unglaubwürdig vor, daß ein Mittel, das als Blasenmittel bekannt ist, diese Frau, die nie etwas damit zu tun hatte, geheilt hat. Vielleicht war ihr Gedächtnis doch noch nicht ganz intakt, obwohl sie sich ja an unwahrscheinlich viel erinnern kann. Tieren gegenüber empfindet sie keine besondere Zuneigung, besonders möchte sie kein Haustier haben. Dieses fesselt zuviel ans Haus, und sie will ja möglichst viel unternehmen.

Vor Wasser hatte sie ja, als sie krank war, Angst und dagegen eine unwahrscheinliche Abneigung. Ihr Mann hatte immer Mühe und Not, sie in die Badewanne zu bringen, und so hat er sie nur morgens gewaschen, und zwar im Liegen, weil es immer eine Tortur für sie war, aufstehen zu müssen. An ein Duschen von oben, und auch nur des Kopfes, war überhaupt nicht zu denken, denn sie schrie dann, wenn sie das Geräusch des Wassers so dicht am Ohr vernahm.

Auf meine diesbezügliche Frage meinte sie, daß das alles nicht mehr so wäre. Sie würde jetzt ganz gern in die Wanne steigen, und seit vier Wochen mache ihr auch das Duschen nichts mehr aus.

Sie höre gern Musik, meinte sie auf meine Frage, und es gäbe eine ganze Reihe von Leuten, die sie besonders gern singen höre, so Mireille Matthieu, Wencke Myrrhe, Theo Lingen und auch Roy Black, der ja jetzt gestorben sei. An nicht verstandesmäßige Dinge glaube sie nicht.

Als das Gespräch mit ihr abgeschlossen war, unterhielt ich mich mit dem Ehemann. Er war natürlich darüber glücklich, daß das Leben für sie, und damit auch für ihn, wieder einen Sinn bekommen hatte.

Meine diesbezügliche Frage konnte auch er nur damit beantworten, daß seine Frau nie mit der Blase zu tun hatte.

Es sei so überraschend und erfreulich gewesen, daß nach der Gabe des einen Mittels das eingetreten sein, was er immer erhofft, woran er aber schließlich nicht mehr geglaubt hatte. Die Besserung habe sofort nach der einmaligen Gabe begonnen und sich seitdem ständig fortgesetzt. Es sei inzwischen ein Zustand erreicht worden, der besser sei als der vor ihrer Erkrankung vor fünf Jahren. „Ich hatte sie ja damals auf meine eigene Verantwortung aus der Nervenklinik geholt und zu Ihnen gebracht. Es war schwer für mich, die vier Jahre zu Ihnen zu kommen, denn sie leistete gegen die Fahrt jeden möglichen Widerstand, schrie in einem fort und wollte unterwegs aus dem Wagen springen, so daß ich immer meine Schwester dabei haben mußte, die sie festhielt. Ich habe nur durchgehalten, weil sie durch ihre erste Behandlung aus ihrer schweren Psychose herausgerissen worden ist und ich mir immer wieder eine weitere Besserung versprach (die erste Behandlung war eine einmalige Gabe von Lyssinum M, was bei einer späteren Wiederholung aber nichts mehr brachte).

Sie ist wieder so aktiv geworden wie vor ihrer Krankheit und wirft mich aus der Küche, wenn sie am Kochen ist. Was ich mache, ist immer falsch, und wie auf mich schimpft sie auch auf meine Schwester. Früher war es genauso schlimm oder vielleicht noch schlimmer, denn wir sind beide Hitzköpfe und haben uns sogar öfter geschlagen, wobei es aber bei leichteren Ohrfeigen blieb. Genauso schimpft sie aufs Fernsehen, worin nie etwas Vernünftiges sei. Wenn wir uns streiten, weint sie auch viel. Morgens beim Frühstück fragt sie mich schon, was wir unternehmen wollen, und ich frage meist zurück, wohin sie denn möchte, und sie sagt es dann. Vorige Woche wollte sie in die Lüneburger Heide, und zwar nach Fallingbostel, was immerhin 200 km von uns entfernt ist, was wir aber mit der Rückfahrt an einem Tag erledigen konnten. Bad Wildungen lag dann schon näher. Sie hat in den fünf Jahren eben viel versäumt und will das nachholen."

Folgerung

Was lernen wir aus dieser Krankengeschichte?
1. Auch Equisetum, das ich übrigens als Equisetum hiemale gab, ist ein Polychrest, denn alle unsere Mittel sind Polychreste, wenn sie richtig gewählt werden.

Mit Polychrest werden also nicht die am stärksten wirksamen Mittel bezeichnet, wie meist angenommen wird, sondern die, die in den Repertorien meist vertreten sind, weil mit ihnen die meisten Prüfungen durchgeführt worden sind.

2. Equisetum kann, obwohl als „Blasenmittel" bekannt, nicht nur angewandt werden, wenn Blasenbeschwerden vorhanden sind. Wir müssen uns von alten Erfahrungen und Überlieferungen freimachen und nach vorwärts streben, und dafür ist gerade die Farbe und die Schrift am besten geeignet. Ich habe jetzt die Farbe und Schrift von Equisetum als wichtigste und nur auf dieses Mittel hinweisende Symptome. Wenn ich bei einem Patienten auf dieselbe Farbe und Schrift stoße, weiß ich, ohne ein Wort zu wechseln, daß Equisetum sein Simillimum ist.

3. Durch eine nachträgliche Psychoanamnese erfahren wir das breiteste Arzneimittelbild, viel umfangreicher, als es je mit einer Prüfung möglich ist. Natürlich müssen wir bei mehreren Patienten dieses Mittels die Anamnese durchführen, um ein einwandfreies AMB zu bekommen.

Ein Vergleich mit den bisher bekannten Gemütssymptomen zeigt uns den Nutzen dieses Vorgehens. So finden wir im Synthetischen Repertorium (1. Auflage) Equisetum hiemale nur zweimal angegeben und zwar bei

„Reizbarkeit", Band I, S. 634 und
bei „Geistige Arbeit unmöglich", Band I, S. 1068,
jedesmal einwertig,

und Equisetum arvense nur bei „Schreien" (I, 886),
einwertig

Im Hand Book of Materia Medica von Allen ist bei Equisetum hiemale auf Seite 472 aufgeführt:

Generalities and Mind:
Stiffness of muscles of trunk. Uneasiness in different parts, uneasiness in evening. General malaise. Weakness.
Irritability and easy fatigue.

Als Resultat ergibt sich, daß man durch ein noch so eingehendes Repertorisieren niemals auf das Mittel gekommen wäre.

Leider konnte die Patientin ihre Wiederherstellung nicht lange genießen. Etwa ein halbes Jahr nach der Aufnahme der Anamnese rief der Ehemann an und teilte mit, daß seine Frau einen Schlaganfall erlitten habe und dabei verstorben sei.

Natürlich traf diese Mitteilung mich schwer, denn ich hatte mich so gefreut, daß ich der Frau dazu verhelfen konnte, wieder etwas von ihrem Leben zu haben. Sie hat das aber auch zu reichlich getan. Da sie von Natur dazu veranlagt war und viel nachzuholen hatte, immerhin war sie eine gute Köchin und Genießerin, hatte sie des Guten zuviel getan.

Als sie zuletzt bei mir war, fiel mir ihre Gewichtzunahme auf, und ich gab ihr eine Warnung mit auf den Weg. Anscheinend hat sie diese nicht beachtet, so daß die Folgen nicht ausblieben.

Equisetum hiemale

1.2.
(1= Verstand, Realist, nicht aufgeschlossen für Übernatürliches)
(2= Ohne Vernunft, fähig zu unüberlegtem Jähzorn)

Gemütssymptome:

Jähzornig, leicht wütend,
ist dann fähig zu unüberlegter Handlung, zum Schlagen

Rechthaberisch, zänkisch, eigenwillig

Weinerlich

Starker Stimmungswandel,
denn lacht auch gern und kann fröhlich sein,
wenn alles nach ihrem Willen geschieht
Lust zu reisen
      einzukaufen
      zu kochen

Musik zu hören,
Schlager zu hören,
vor allem zu tanzen

Während der Depression:

Lustlosigkeit für alles, Apathie
Verdacht seniler Demenz
Autistische Verhaltensweise
Ruhelosigkeit
Andauerndes Schmatzen
Anthropophobie, Misanthropie
Andauerndes Quengeln, Keifen, Zetern, Jammern
Furcht vor Wasser
und besonders vor den Wassergeräuschen,
Furcht verlassen zu werden

Bei der anfänglichen Psychose hatte sie Furcht vor Einbrechern und Räubern mit der Überzeugung, daß diese schon in der Wohnung waren.

Organische Symptome:

Acne rosacea mit Pusteln, auch auf der Nase
Glaukom
Thrombophlebitis

Bericht des Ehemanns

Seit April 1986 hatte meine Frau eine schwere Psychose, wegen der ich sie zweimal, und zwar jeweils für mehrere Wochen, in eine Psychiatrische Klinik einweisen lassen mußte.

Da auch beim 2. Mal nach sechs Wochen noch keine Besserung abzusehen war, nahm ich sie auf eigene Verantwortung aus der Klinik und brachte sie auf Empfehlung meiner Hausärztin zu Herrn Dr. Müller nach Köln, der in relativ kurzer Zeit die Psychose behob, wodurch sie aber noch nicht ausgeheilt war.

Sie zeigte weiterhin eine abnorme Verhaltensweise wie Unruhe, fehlende Ansprechbarkeit, Schreianfälle, Furcht vor Wasser und vor Fremden, Furcht, von mir verlassen zu werden und Unfähigkeit, allein die einfachsten Handlungen durchzuführen, wie sich zu waschen, an- oder auszuziehen, zu kochen oder zu reinigen. Sie jammerte und lamentierte andauernd und konnte nicht alleine gelassen werden. Ich benötigte fast dauernd eine Hausgehilfin.

Es dauerte noch fünf Jahre, bis durch die einmalige Gabe eines neuen Mittels, das Herr Dr. Müller mir mitgegeben hatte, die Beschwerden zunehmend verschwanden, so daß meine Frau innerhalb einiger Wochen vollständig wiederhergestellt und sogar in einem besseren Zustand als vor der schweren Krankheit ist. Sie macht die gesamte Hausarbeit, so daß wir die bisher nötige Hausgehilfin entlassen konnten, vollkommen alleine und hat eine besondere Vorliebe, mit mir zu verreisen.

Fall 15

Reaktive Depression

Zu mir kommt eine hochgewachsene und schlanke Frau, die mit ihren 55 Jahren noch gut aussieht und früher sicher hübsch war. Nur mehr gepflegt könnte sie sein.

Sie befindet sich seit etwa zwei Jahren in einer schweren Depression, die sie am Leben verzweifeln läßt. Sie hat keine Lust mehr zu leben und weint viel, besonders nachts. Es fing an, als sie hinter die Untreue ihres Mannes gekommen war und wurde seitdem eher schlimmer als besser, obwohl sie sich in psychiatrische Behandlung begeben hatte. Deshalb nahm sie von dieser Seite keine Medikamente mehr, sondern teilte mir mit, daß der Besuch bei mir ihre letzte Hoffnung wäre.

Ihrem Mann bringt sie eine unüberwindbare Abneigung entgegen und läßt sich von ihm nicht einmal mehr berühren. Obwohl er das inzwischen gewußt haben muß, versucht er immer wieder, Kontakt zu bekommen. Schlimm ist, wenn er, liebeshungrig wie er immer ist, nachts versucht, sie zu wecken. Es sind zwar nur leichte Berührungen, da er weiß, wie wütend sie werden kann, aber sie genügen, um sie jedes Mal aufschrecken zu lassen. Wenn sie ihn dann anschreit, steht er auf und sieht Pornofilme an.

Bei der Farbenwahl entscheidet sie sich zunächst für Rosa und wählt die Rubrik 10 A 4, um dann aber ein helles Grün mit der Rubrik 30 A 8 vorzuziehen.

Als organische Beschwerden werden die Neigung zu Varizen und frühere Nierenbeckenentzündungen erwähnt.

Psychoanamnese

„Vor etwas über einem Jahr habe ich erfahren, daß mein Mann mich betrogen hat. Ich bin ein Schafskopf, weil ich nicht schon früher dahintergekommen bin. Es fing damit an, daß ich ihn überraschte, wie er im Bad schwarze Unterwäsche anzog. Ich hatte ihm noch nie welche gekauft und auch keine in der Wäsche gehabt, und so stellte ich ihn zur Rede. Er meinte, daß er zufällig an einem Geschäft vorbeigekommen sei, wobei ihm diese Wäsche im Schaufenster so gefallen habe, daß er dadurch zum Kauf veranlaßt worden sei. Mir fiel ein, daß Bekannte öfter irgendwelche Andeutungen gemacht hatten, denen ich aber keinen Wert beigemessen hatte. Ich rief diese Leute an, verabredete mich mit ihnen und verlangte, Näheres von ihnen zu erfahren. Darauf teilten sie mir mit, daß sie meinen Mann öfter in Tanzlokalen angetroffen hätten, wobei er eine Begleiterin bei sich hatte, die immer dieselbe war. Sie hätten das schon seit langem beobachtet, mir aber nicht mitgeteilt, weil sie mir nicht weh tun wollten.

Ich habe meinen Mann zur Rede gestellt, und er meinte, daß sie lediglich eine Kundin gewesen wäre, die er zum Essen eingeladen hätte, um einen Vertrag abzuschließen. Schließlich war mein Mann bei einer Industriefirma beschäftigt und sowohl im In- als auch im Ausland viel unterwegs, um größere Kaufverträge abzuschließen. Er teilte mir auch den Namen dieser Kundin mit.

Um diese Zeit war die Frau eines Nachbarn an Krebs gestorben, und ich war öfter bei ihm, da er wegen seiner drei Kinder in Bedrängnis war. Dabei sagte er mir eines Tages, daß die Frau, die mein Mann ihm als neue Ehefrau empfohlen hätte, für ihn wohl nicht in Frage käme. Er wäre zu diesem Schluß gekommen, nachdem er sie besucht und dabei kennengelernt hätte. Ich ahnte das Schlimmste und fragte ihn nach dem Namen und Adresse dieser Frau.

Obwohl der Name ein anderer war als der mir von meinem Mann mitgeteilte, fuhr ich zu der angegebenen Adresse und lernte die Frau kennen. Sie bestätigte mir ohne Umschweife, daß sie seit längerem ein Verhältnis mit meinem Mann und er ihr sogar die Ehe versprochen hätte. Sie sei froh, daß endlich Klarheit geschaffen würde, weil er sie immer wieder vertröstet hätte. Sie habe ihn immer auf seinen Geschäftsreisen begleitet. Außer diesen Mitteilungen schockierte mich, daß es sich bei meiner Rivalin um eine attraktive Frau handelte, die schwarzhaarig war und außerdem 20 Jahre jünger als mein Mann, also fast 25 Jahre jünger als ich, die ich nahezu fünf Jahre älter bin als mein Mann.

Ich erkundigte mich bei Nachbarn über diese Frau und erfuhr, daß es sich um eine sehr fragwürdige Person handelt. Sie sei aus einer Trinkerheilanstalt gekommen, sei schon einmal verheiratet gewesen, und ein Freund von ihr habe vor kurzem Selbstmord begangen.

Zu Hause stellte ich meinen Mann zur Rede, und er meinte, daß er ganz froh sei, daß ich das alles erfahren hätte, denn jetzt wüßte ich endlich, was ihm bei mir fehlen würde. Er meinte damit die Sexualität, und tatsächlich war es so, daß ich seinem vielfältigen Liebesverlangen nur bedingt nachkommen konnte. Er kam jeden Abend, und er konnte nicht verstehen, daß ich nicht jeden Abend Lust dazu hatte. Er sagte, er wolle mit dieser Frau aber Schluß machen.

Ich war jetzt endlich über die Lebensweise und Abenteuer meines Mannes aufgeklärt und hatte die Absicht, seiner diesbezüglichen Vergangenheit nachzuspüren. Ein Zufall war es, der mir dabei zu Hilfe kam. Er hatte vor kurzem einen Wagen verkauft, und eines Tages kam der Käufer zu mir und überreichte mir ein Notizbuch, das er in diesem Wagen in einem Versteck gefunden hatte. Ich war entsetzt, als ich nachschaute und viele Adressen und Telefonnummern fand. Ich rief verschiedene Nummern an und erfuhr, daß mein Mann einen Telefonterror durchgeführt hatte. Er rief die Frauen an, wollte mit ihnen Treffpunkte verabreden und versprach ihnen vergnügliche Stunden. Verschiedene dieser Frauen hatten eine Anzeige gegen „Unbekannt" aufgegeben.

Ich bat sie, die Anzeigen zurückzunehmen, da ich sowieso schon unglücklich wäre und sie dadurch unsere Familie vollends kaputtmachen würden, und die Frauen kamen meinen Bitten nach.

Als ich meinen Mann zur Rede stellte, sagte er, daß er sich das Leben genommen hätte, wenn alles herausgekommen und er verhaftet worden wäre.

Ich erinnere mich noch an etwas, was ich früher mit ihm erlebt hatte. Wir lagen am Strand, und er saß vor mir, so daß ich nur seinen Rücken sah. Als er meinte, daß ich schlafen würde, bastelte er vorne an sich herum, und ich bemerkte, daß zwei Mädchen, die unterhalb von uns lagen, zu ihm hinschauten und kicherten. Schließlich standen sie auf und gingen in den nahe gelegenen Wald und er hinterher. Auch ich stand auf und ging ihnen nach, und was ich sah, entsetzte mich. Ich sah, wie er sich vor den Mädchen frei machte. Ich ging sofort zurück. Ich habe meinem Mann nichts davon gesagt, weiß aber, daß damals meine Depression anfing.

Ich habe schon damals daran gedacht, mich von meinem Mann zu trennen, weil mein Leben schließlich nur noch aus Essen, Schlafen und meiner Depression bestand. Alleine leben wollte und konnte ich aber nicht, und ich meinte, daß es dann schon besser war, mit meinem Mann zusammenzubleiben. Die Einsamkeit wäre noch schlimmer für mich gewesen.

Nach den Telefonaten habe ich aber wieder überlegt, von ihm wegzugehen. Wenn ich einen anderen Mann kennenlernen würde, wäre das leichter für mich, aber ich habe keine Initiative für diesen Schritt, und so wird es nie dazu kommen. Ich bleibe bei ihm, obwohl es nie wieder so wird wie früher. Ich kann mit ihm nicht mehr verkehren. Wenn er sich mir nähert, weise ich ihn zurück, und wenn er mich sogar berührt, schockiert mich das. Wenn er mich nachts berührt, dann weiß ich, was er will, und dann ist das ganz schlimm für mich, aber er versucht das immer wieder.

Wenn mein Mann weg ist, kann ich nicht mehr in unserem Zimmer schlafen. Ich gehe in unser Gästezimmer. Dort ist mir nicht so unheimlich wie in unserem Zimmer, denn dort erschrecke ich immer wieder, wenn von den Fenstern Geräusche kamen, die sich anhörten, als ob kleine Steine dagegen geworfen würden. Ich war schockiert, wenn das geschah und erst recht, als ich glaubte, dazu eine Stimme zu hören. Heute weiß ich, daß das dazu diente, mich aufmerksam zu machen und auf etwas hinzuweisen.

Es geschah nur, wenn mein Mann weg war, und ich glaube ziemlich sicher, daß die Stimme und die Steinchen mich auf seine Untreue aufmerksam machen sollten. Da mir das unheimlich war, war ich bei drei Priestern und bat diese um Rat. Diese alle bestätigten mir, daß es das gäbe und es sich vermutlich um die Seele eines vor kurzem verstorbenen Verwandten handeln würde, der sich bemerkbar machen wollte. Früher sei so etwas gang und gäbe gewesen. Heute wären nur noch sensible Menschen in der Lage, so etwas wahrzunehmen. Als ich meinem Mann hinter die Schliche gekommen war, hörten diese „Botschaften" auf.

Sie wollen jetzt noch von meiner Vergangenheit hören. Ich fange mit der Kindheit an. Ich wurde in Ostpreußen geboren, und zwar als erstes Kind. Als noch zwei Kinder kamen und auch Mädchen, fühlte ich mich vernachlässigt und ging viel zu meiner Oma, an der ich sehr hing. Wenn ich abends nach Hause mußte, jammerte ich so viel, daß man mich öfter zu ihr zurückbringen mußte. Meine Oma brachte mir eine Liebe entgegen, die ich bei meiner Mutter nie erlebt hatte.

Ich mußte viel im Haushalt helfen und oft auf meine Schwestern aufpassen, erhielt aber nie einen Dank. Als ich neun Jahre alt war, flohen wir nach Berlin. Auf der Schule war ich schüchtern. Ich wußte die Antworten oft vor den anderen, hatte aber Hemmungen, mich zu melden. Ich meinte, daß sie falsch sein könnten und habe mich nachher natürlich geärgert.

Ich hatte immer einige Freundinnen in der Schule und suchte mir solche aus, die aus einem guten Hause kamen. Sie waren besser angezogen als ich und hatten mehr Taschengeld, und ich kam mir ärmlich dagegen vor. Ich habe damals, das sind jetzt 40 Jahre her, Ernährungsbücher, so die von Kollath, studiert, da ich Ärztin werden wollte. Das wurde mir aber von meinen Eltern sehr schnell ausgeredet. Ich hatte eben eine schlimme Kindheit, da ich viel arbeiten mußte und keiner meiner Wünsche akzeptiert wurde. Mein Vater hatte eine Gaststätte, und wir drei Mädchen mußten oft die Gäste bedienen und zwar außer der Hausarbeit, die wir machen mußten. Auf meine Mutter war ich neidisch, wenn sie sich etwas Neues kaufte und ich nichts bekam.

Meine Lieblingsfächer waren Biologie, Geschichte, Deutsch und Sport. Sprachen lagen mir nicht so, denn ich hatte immer Schwierigkeiten mit der Aussprache in Französisch und Englisch. Mein Abschluß war die Mittlere Reife der Höheren Handelsschule, und meine Bitte, weitermachen zu dürfen, wurde mit der Feststellung abgelehnt: „Das ist doch verrückt, denn wer soll das für drei Mädchen bezahlen?"

Als kaufmännische Kraft mußte ich im Rechnungswesen mit Stoppuhr und Rechenschieber die Akkordleistungen feststellen. Es waren dies Stichproben, nach denen die Bezahlung des einzelnen bestimmt wurde. Mir machte das mehr Spaß als meine Arbeit auf der Schule, da ich immer gern mit Leuten zu tun habe. Wenn mein Mann bei unseren Urlaubszielen von „einsamen Buchten" sprach, mußte ich das immer ablehnen, weil es mich mehr nach Stränden zog, wo viele Leute waren.

Mit 25 Jahren habe ich meinen Mann beim Tanzen kennengelernt, und zwar auf einer Turnerveranstaltung, zu der ich mit meiner Freundin ging. Er war zwar nicht mein Typ, wußte aber mit mir umzugehen. Nach zwei Jahren haben wir geheiratet, und ich habe später zwei Töchter bekommen, die jetzt 19 und 24 Jahre alt sind. Die eine heiratet jetzt und will eine Wohnung kaufen, wozu ich als auch Haftende meine Unterschrift geben sollte. Ich lehnte das ab, da meine Zukunft noch ungewiß ist.

Ich weiß noch, daß ich früher gern im Mittelpunkt stand und umschwärmt wurde, aber auch, daß ich immer sehr empfindsam für Kritik bin.

Ich habe Verlangen nach Licht. Ich mag kein gedämpftes Licht und habe Angst in der Dunkelheit. Ich habe früher gern Fasching mitgemacht.

Ich kann mich nicht gut beherrschen, sondern fange leicht an zu schreien.

Ich halte viel vom Pendeln. In unserem Ort ist ein Pendler, der auf dem Lageplan pendelt und feststellt, wo Wasseradern sind. Er stellte Kreuzungen von Wasseradern fest, und zwar in dem Zimmer, genauer sogar in der Ecke, wo das Bett stand, in dem meine Schwägerin an Leukämie gestorben ist. Wir bestellten zur Kontrolle jemanden, der mit elektronischen Geräten nachgemessen und dasselbe festgestellt hat.

Wenn ich von draußen durch eine sehr enge Tür in unser Haus kam, ich meine jetzt die Gartentür, so empfing mich eine Dunkelheit, die mir unheimlich war. Da ich in der Dunkelheit immer Angst habe, ließ ich eine Doppeltür anbringen, und jetzt geht es mir besser.

Ich fuhr neulich mit einem Bus nach Erlangen, und ich schrie auf einmal auf und bat den Fahrer, er möchte an den rechten Rand fahren und halten, und er tat das auch. Kurz darauf kam uns ein Geisterfahrer entgegen, und ich glaube, daß wir fünf Insassen verloren gewesen wären.

Ich habe keine Lebensfreude mehr und bin besonders abends traurig, vielleicht, weil ich tagsüber viel abgelenkt werde. Nachts weine ich sogar viel. Ich suche Hilfe im Gebet, und vielleicht ist das das einzige, was mich das Leben noch ertragen läßt. An und für sich bin ich ja gerne unter Menschen, jetzt aber lieber allein. Ich bin den Menschen gegenüber inzwischen sehr mißtrauisch geworden, denn ich bin immer wieder enttäuscht worden.

Ich habe keine Freunde mehr und auch keinen Mann, und ich bin am Verzweifeln. Deshalb komme ich aus einer so weiten Entfernung zu Ihnen, aber ich glaube, daß auch Sie mir nicht mehr helfen können."

Auswertung

Eine Dame mittleren Alters kommt zu mir und sagt, daß sie eine Abscheu vor dem Leben und ihrem seit etwa 30 Jahren angetrauten Mann habe. Durch ihn sei sie in eine schwere Depression gekommen.

In diesem Fall, das muß klargestellt werden, ist es keine reine endogene Depression, keine solche mit nicht erkennbarer Ursache, keine solche mit manischen Phasen, keine mit Antriebshemmung, mit Bestreben zur Isolation, mit akuter Suizidgefahr, sondern eine regelrechte reaktive Depression, eine Depression, die nach einer schweren seelischen Enttäuschung aufgetreten ist.

Das vorherrschende, besondere Symptom ist wohl die Überempfindlichkeit gegenüber der Berührung durch den Ehemann, besonders gegenüber der leichten Berührung, wenn sie nachts durchgeführt wird und sie aufschreckt. Wir finden hier als einziges Mittel Ruta (1), aber auch bei „Auffahren durch Berührung" überhaupt (2). Wie üblich stellen wir fest, ob dieses Mittel auch bei anderen besonderen und eigenheitlichen Symptomen aufgeführt ist. Da ist zunächst die ängstliche Unruhe in der Dunkelheit, die ein Verlangen nach Licht hervorruft (3).

Die depressive Verstimmung ist besonders abends (4) und kommt ihr zu Bewußtsein, wenn sie abends zu Hause oder auch unterwegs ist. Sie hat abends eben mehr Zeit, sich ihren depressiven Gedanken zu überlassen.

Morgens muß sie einkaufen, abends geht sie im Ort spazieren. Und gerade abends sieht sie die glücklichen Ehepärchen und ist sich ihres Unglücks bewußt.

Es ist eine ängstliche Depressivität, die sie bedrückt, denn sie weiß nicht, wie es weitergehen soll (5). So weiß sie, daß ihr Mann sich nie ändern kann und wird, sie selbst sich aber nie damit abfinden kann. Das Leben erscheint ihr nicht mehr lebenswert (6), und dieses Gefühl ist ja abends am stärksten (7).

Diese abendliche Verschlimmerung ist das Besondere, das diese Depression von der undefinierbaren endogenen unterscheidet, denn für diese ist die morgendliche Verschlimmerung kennzeichnend. Am Morgen sehen diese die ganze Tragik des kommenden Tages vor sich, während sie sich wohler fühlen, je mehr es dem Abend zugeht. Die Nacht ist für sie eine Art Totenschlaf, und sie haben nur eine Angst, nämlich die vor dem nächsten Tag.

Was sonst weist noch auf Ruta hin?

Unsere Patientin hat kein besonderes Selbstbewußtsein (8), was sich schon in der Schule zeigte, als sie Angst hatte, sich zu melden, Angst, etwas Falsches zu sagen.

Auch jetzt zeigte sich ihre Unfähigkeit, Entschlüsse zu fassen (9) und mit ihrem Mann reinen Tisch zu machen, sondern sie nimmt das weitere Zusammenleben mit ihrem Mann und die weitere Disharmonie in Kauf.

Die Religion und das Beten geben ihr einen gewissen inneren Halt (10), denn Menschen gegenüber ist sie voller Mißtrauen (11).

Schließlich möchte ich noch ihre abendliche und nächtliche Ruhelosigkeit und ihre Schlaflosigkeit erwähnen (12).

Hinweise auf das Simillimum Ruta

1: Auffahren aus dem Schlaf durch leiseste Berührung
   (SR I 931): *Einziges Mittel und zweiwertig*

2: Auffahren aus dem Schlaf (SR I 930): *Einwertig*
   Auffahren bei Berührung (SR I 931): *Einwertig*

3: Verlangen nach Licht (SR I 686): *Einwertig*

4: Depression nachmittags (SR I 845): *Einwertig*
   Depression abends (SR I 845): *Zweiwertig*

5: Ängstliche Depression (SR I 849): *Einwertig*

6: Lebensüberdruß (SR I 1034): *Einwertig*

7: Lebensüberdruß abends (SR I 1035):
   Unter nur sieben Mitteln einwertig

8: Mangel an Selbstvertrauen (SR I 151): *Einwertig*
   Zaghaftigkeit, Kleinmut (SR I 997): *Einwertig*

9: Unentschlossenheit (SR I 631): *Einwertig*

10: Religiöse Gemütsbewegungen (SR I 803): *Einwertig*

11: Argwöhnisch, mißtrauisch (SR I 959): *Einwertig*

12: Ruhelosigkeit nachmittags (SR I 815): *Einwertig*
    Ruhelosigkeit abends (SR I 815): *Einwertig*
    Ruhelosigkeit nachts (SR I 817): *Einwertig*

Therapie und Verlauf

Ich gab Ruta M in Form von fünf Globuli und wartete auf den Erfolg. Dieser blieb aber aus. Es zeigte sich überhaupt nichts, was für mich eine große Enttäuschung bedeutete. Ich mußte den Fall also erneut durcharbeiten. Warum habe ich die Ausarbeitung für Ruta trotzdem in allen Einzelheiten gezeigt? Der Grund ist, daß man ja nicht nur aus Erfolgen lernt, sondern auch aus Mißerfolgen, aus Versagern. Ruta war ein solcher Versager, obwohl viele Symptome auf dieses Mittel hinweisen und vor allem, obwohl Farbe und Handschrift für dieses Mittel sprechen.

2. Auswertung

Ich wollte diesen Fall von Grund auf neu ausarbeiten. Deshalb beschäftigte ich mich zunächst mit der Farbenwahl. Ich habe immer wieder erlebt, daß die erste gewählte Farbe die richtige war, wenn später auch davon abgewichen wurde. Je mehr man die Leute befragt, desto unsicherer werden sie. Sie kommen „ins Schwimmen". Die erste gewählte Farbe war Rosa mit der Rubrik 10 A 4. Bei derselben Rubrik blieb die Patientin bei ihrem zweiten und auch beim dritten Besuch, wenn sie jedes Mal auch an die zweite Stelle kam.

Ich suchte nach der ähnlichen Handschrift bei der geänderten Farbe und fand sie bei der Ferrum-Gruppe. Was tat ich als nächstes? Ich suchte nach Symptomen-Übereinstimmung bei Ferrum und fand eine ganze Reihe davon.

Ihr schlimmes Leiden ist ihre Depression, die durch die laufende Untreue ihres Mannes zustande kommt. Es handelt sich um keine endogene, sondern um eine reaktive Depression, und das Besondere dabei ist, daß sie gegen Abend, wenn also keinerlei Ablenkung mehr vorhanden ist, schlimmer wird. Meist ist es ja so, daß der Depressive Angst vor dem kommenden Tag hat, da er sich dann immer wieder von neuem mit der durch seine Krankheit verursachten Belastung auseinandersetzen muß, während die Dunkelheit und Stille der Nacht ihn entlastet.

Wenn ich die Rubrik der abendlichen Verschlimmerung (1) mit der Rubrik des unaufhörlichen Weinens (2) vergleiche, sind folgende fünf Mittel in beiden Rubriken vorhanden: Ferrum, Kal-c., Lyc., Puls. und Stram.

In dieser Depression möchte sie allein sein (3), meidet den Anblick von Menschen (4) und dehnt das sogar auf ihre besten Freunde aus (5). Bei der Betrachtung dieser Rubriken bleibt von den eben genannten Mitteln nur Ferrum übrig. Natürlich ist Ferrum auch in den übergeordneten Rubriken „Depression", „Weinen" und „Abneigung gegen Gesellschaft" aufgeführt (6).

Sie kann ihrem Mann nicht resolut entgegentreten, weil sie kleinmütig und scheu ist (7), wie sie auch von der Schüchternheit schon auf der Schule sprach. Deshalb ist sie auch empfindlich für die Geringschätzung durch andere (8) und kann sich nicht entschließen (9), sich von ihrem Mann zu trennen. Ihre Depression verursacht ferner ihre Flucht zur Religion (10). Sie ist furchtsam für Geräusche (11) und ist deshalb aus dem Zimmer, in dem sie Stimmen und das Aufschlagen von Steinchen hörte, ausgezogen. Sie ist von Natur aus ruhelos (12), besonders abends und nachts (13) und erst recht jetzt, da sie die durch die Untreue ihres Mannes verursachten Beschwerden hat (14). Sie verfolgt deshalb mit ausgesprochener Pedanterie (15) alle Spuren und sucht z.B. die Liebhaberin ihres Mannes und deren Nachbarn auf, um Näheres über sie zu erfahren, telefoniert weiter mit den durch die Telefonate ihres Mannes beleidigten Frauen und sucht diese sogar auf.

Sie kann schnell zornig und wütend werden (16) und schreien.

Obwohl sie in ihrem Kummer jede Gesellschaft meidet, kann sie doch nicht alleine leben, wie sie sagt, und duldet lieber einen solchen Mann, als vollständig allein zu sein (17).

Bei Kent [13] finde ich bei Ferrum metallicum folgende Gemütssymptome vermerkt: „Unklares Denken, Weinerlichkeit, geistige Müdigkeit, Depression und Verzweiflung. Angst auch bei der kleinsten Ursache. Reizbarkeit. Das geringste Geräusch, z.B. das Knittern von Papier, macht den Patienten unruhig und verursacht Aufregung und Ruhelosigkeit. Der Patient muß aufstehen und umhergehen. Erregung bei der geringsten Opposition."

Hinweise auf das Simillimum Ferrum met.

1: Depression abends (SR I 845): *Einwertig*

2: Unaufhörliches Weinen (SR I 1047): *Zweiwertig*

3: Alleinsein bessert (SR I 139): *Einwertig*

4: Meidet den Anblick von Menschen (SR I 139): *Einwertig*

5: Abneigung gegen Gesellschaft von besten Freunden (SR I 140): *Nur sieben Mittel, zweiwertig*

6: Depression (SR I 841): *Dreiwertig*
Weinen (SR I 1037): *Zweiwertig*
Abneigung gegen Gesellschaft (SR I 138): *Zweiwertig*

7: Scheu, schüchtern (SR I 1000): *Einwertig*

8: Beschwerden durch Geringschätzung durch andere (SR I 21): *Einwertig*

9: Unentschlossenheit (SR I 631): *Einwertig*

10: Religiöse Gemütsbewegungen (SR I 803): *Einwertig*

11: Furcht durch Geräusche (SR I 500): *Einwertig*

12: Ruhelos (SR I 812): *Dreiwertig*

13: Ruhelos abends (SR I 815): *Einwertig*
Ruhelos nachts (SR I 816): *Zweiwertig*

14: Beschwerden durch Gefühlserregung (SR I 16): *Einwertig*

15: Gewissenhaft in Kleinigkeiten (SR I 171): *Einwertig*

16: Jähzorn (SR I 24): *Einwertig*
Jähzorn, heftiger (SR I 38): *Einwertig*
Heftig (SR I 1026): *Einwertig*

17: Traurig beim Alleinsein (SR I 847): *Zweiwertig*

Therapie und Verlauf

Ich gab Ferrum metallicum M in Form von fünf Globuli und wartete auf die Reaktion. Die Patientin rief vier Wochen später an und sagte, daß sie bisher keinerlei Reaktion oder Verbesserung ihres Zustandes bemerkt hätte. Was sollte ich tun? Ich verglich noch einmal Farbe und Schrift mit denen der Ferrum-Gruppe und kam wieder zu der Erkenntnis, daß eine sehr große Ähnlichkeit bestand.

Ich tat also das, was ich bei anderen Salzen schon durchgeführt hatte: Ich versuchte ein Salz nach dem anderen. Nach Ferrum metallicum gab ich als nächstes Ferrum phosphoricum, dann Ferrum muriaticum und schließlich Ferrum arsenicosum, immer im Abstand von je vier Wochen, ohne daß ein Erfolg zu verzeichnen war. Als nächstes Mittel kam Ferrum aceticum, und dann war es soweit: Auf Ferrum aceticum M kam nach sechs Wochen ein Anruf. Die Patientin teilte mir mit, daß sie zunächst sehr müde gewesen wäre, dann aber eine grundlegende allgemeine Besserung erfahren habe. Sie habe sich entschlossen, eine Regelung dieses unhaltbaren Zustandes herbeizuführen.

Das geschah dann auch, wie die Patientin mir nach etwa einem halben Jahr mitteilte. Sie habe ihren Mann rausgeworfen und die Scheidung durchgesetzt. Sie habe sich der Umwelt wieder mehr geöffnet, und nette Kontakte seien zustandegekommen. Sie wäre im ganzen gelöst und zufrieden. So blieb es auch, denn auch nach einem weiteren Jahr war keine neue Gabe notwendig. Das ist auch verständlich, denn es handelte sich ja nicht um eine endogene Depression, sondern um eine reaktive, und die auslösende Ursache war nicht mehr vorhanden.

Da es kein AMB von Ferrum aceticum gibt, suchte ich das von Acidum aceticum auf, um zu sehen, ob eine Ähnlichkeit vorhanden war. Ich fand es bei Allen [6]. Er beschreibt den Gemütszustand mit einigen Stichworten, nämlich „Reizbarkeit, Nervosität, Ängstlichkeit, Unruhe, Aufregung, Irrereden, Verwirrung und Untätigkeit", alles Gemütssymptome, die bei unserer Patientin vorhanden waren.

Fall 16

Chronisch ulzerierende Proktokolitis, Morbus Crohn

Eine gut aussehende junge Dame von 24 Jahren war mir wegen ihrer Darmbeschwerden von einer Kollegin zugeschickt worden. Sie gewann meine Sympathie, als ich hörte, daß sie Zahnarzthelferin ist, also einen Heilberuf hat, und noch mehr, nachdem ich die Psychoanamnese aufgenommen und damit in das Innere der Patientin geschaut hatte.

Aber zunächst zu ihrer Krankheit. Mit 16 Jahren kam sie zuerst ins Krankenhaus, und zwar wegen Bauch- und Darmbeschwerden, die ihre behandelnde Ärztin nicht in den Griff bekommen konnte. Sie schilderte ihre Beschwerden so, daß sie etwa eine halbe Stunde nach dem Essen Schmerzen hatte, die vom Nabel zum Unterleib und zum linken unteren Rippenbogen zogen. Diese Schmerzen hielten über zwei Stunden, also fast bis zum nächsten Essen an, linderten sich zuvor, wenn Winde abgingen und noch mehr nach dem Stuhlgang, aber lange hielt diese Erleichterung nicht an. Man vermutete zunächst eine Unterleibskrankheit, fand jedoch an Uterus und Ovarien nichts. Der Darm wurde nicht untersucht. Sie erhielt im Krankenhaus neben anderen Mitteln auch Cortison, so daß es nach der Entlassung für längere Zeit besser ging. Nach etwa vier Jahren traten diese Beschwerden erneut auf, aber sehr viel stärker. Diesmal kamen auch noch Übelkeit und Durchfälle hinzu. Die veranlaßte Koloskopie mußte abgebrochen werden, weil dabei zuviel Blut abging. Nach dem Sulfonamid Colo-Pleon ging es zunächst besser, aber nur für einige Monate.

„1987, als ich im Urlaub in Spanien war", sagte sie, „war es besonders schlimm, so schlimm, daß ich vor Schmerzen laut schreien mußte, was ich vorher noch nie erlebt hatte, da ich mir einbilde, Schmerzen gut vertragen zu können. Ich hatte ständig Durchfälle und saß nur noch auf dem Klo. Die Praxis des spanischen Arztes, bei dem ich war, war furchtbar schmutzig, aber er hat mir gut geholfen. Ich mußte Kamillentee mit Kochsalz trinken und durfte nur Reisgerichte zu mir nehmen, außerdem gab er mir Tabletten.

Ich konnte die Heimreise antreten, und 1988 ging es mir einigermaßen, aber 1989 kam es wieder so wie in Spanien. Ich hatte über zehnmal Durchfälle am Tag, die aber immer lange anhielten und mich nicht vom Klo ließen. Nur hatte ich sonderbarerweise kaum Schmerzen dabei. Ich nahm deshalb keine Tabletten ein, denn ich hatte vorher sowieso keine gefunden, die mir längere Zeit geholfen hatten. Im Oktober 1989 kamen die Schmerzen aber wieder, und ich wurde ins Krankenhaus eingewiesen.

Dort wurde dasselbe Spielchen mit mir gemacht wie vorher, nämlich eine Koloskopie durchgeführt, die wegen der eingetretenen Blutung abgebrochen werden mußte. Ich bekam daraufhin Azulfidine, das immer mehr gesteigert wurde, weil es nicht half. Bei zehn pro Tag wurde mir übel, und ich mußte damit aufhören. Meine Ärztin hat mich dann zu Ihnen überwiesen."

Das waren die Mitteilungen der Patientin, aber sie erschienen mir noch nicht ausgiebig genug, weshalb ich einige Fragen anschloß. Dabei kam folgendes heraus:

Die Schmerzen um den Nabel herum werden, wie schon gesagt, durch den Stuhl besser, bei der Entleerung hat sie aber schmerzhafte Koliken am Afterausgang. Wenn sie während ihrer schlimmen Tage zum Stuhl mußte, dann kam dieser Druck plötzlich und sehr stark, so daß sie sehr schnell hin mußte, und auf dem Klo hatte sie keine Mühe, sondern der Stuhl entleerte sich mit Vehemenz von allein.

Der Stuhl war dann immer wäßrig und ziemlich hell, so hell, daß er gelb aussah, und oft war er schleimig-blutig. Nach Milch bekam sie immer Durchfall. Sie hatte auch viele Geräusche im Darm und besonders, wenn sie auf dem Klo saß, wo auch die meisten Winde abgingen.

Ich konnte mir nicht vorstellen, daß man bei solchen Beschwerden noch zufrieden und guter Laune sein konnte, wie sie es behauptet hatte, und fragte sie noch einmal danach. Sie sagte mir: „Ich bin eigentlich immer zufrieden und gut gelaunt und bewerte meine Beschwerden nicht so sehr, daß ich dadurch traurig und depressiv werden müßte.

Etwas anderes wäre es, wenn meine Eltern sterben würden, und so war es auch, als mein Freund, mit dem ich drei Jahre zusammen war, mir von heute auf morgen den Laufpaß gab. So etwas nimmt mich natürlich mit.

Ich meine, daß es sowieso keinen Zweck hat, wenn ich immer jammere und heule, denn meine Beschwerden würden dadurch auch nicht besser. Sicher, mich hat meine Krankheit zuerst auch sehr mitgenommen, aber das heißt nicht, daß ich deswegen immer trauern muß."

Soweit die Patientin. Sie hat mir bestätigt, daß ihre Lebenslust und gute Laune durch die Krankheit auf die Dauer nicht maßgeblich beeinflußt wird.

Ihre Regel begann mit 11 Jahren mit einer Blutung und wiederholte sich erst wieder mit 12 Jahren. Sie hatte vor der Regel starke Beschwerden, dazu eine Migräne und dabei einen Heißhunger, besonders auf Schokolade und auch herzhafte Sachen. Seit sie die Pille aber nimmt, und das sind acht Jahre, ist die Regel ziemlich beschwerdefrei. Das Blut fließt nur tagsüber.

Ich untersuchte den Bauch der Patientin und stellte dabei eine Druckempfindlichkeit der Leber fest und eine besondere im Mac-Burney-Punkt, dem Übergangspunkt des Dünn- in den Dickdarm. Die Empfindlichkeit dieser Stelle war früher beweisend für eine Appendizitis, während die Häufigkeit heute durch den Morbus Crohn abgelöst wird.

Es handelt sich dabei um eine Ileitis terminalis, die erstmalig 1932 von Crohn, Ginsberg und Oppenheimer beschrieben worden ist und seitdem ihren Namen bekommen hat.

Diese Darmschleimhautentzündung beginnt in dem beschriebenen Punkt und wandert dann das Colon ascendens hinauf, um auch noch zum C. transversum zu gelangen, weshalb gerade der Schmerz in der Nabelgegend, der eine Erleichterung durch Stuhlabgang erhält (Kent III 563 „Schmerz Nabelgegend vor dem Stuhl"), einen Anhalt für diese Krankheit darstellt.

Die Diagnose bei der letzten Entlassung aus dem Krankenhaus lautete „Floride, chronisch ulzerierende Proktokolitis".

Für die homöopathische Behandlung ist die spezifische Diagnosestellung wie gerade in diesem Falle nicht allzu wichtig, da wir unsere Ganzheitsbehandlung und damit die Wiederherstellung der selbsttätig steuernden Regulation des Organismus nicht auf der Diagnose, sondern auf der Symptomatik aufbauen, aber der Ordnung halber soll erwähnt werden, daß es sich in diesem Fall nicht nur um eine Colitis ulcerosa, sondern auch um einen Morbus Crohn handelt, wofür eben diese Empfindlichkeit des erwähnten Punktes, aber auch die Koliken im Nabelbereich sprechen.

Die Lieblingsfarbe der Patientin ist ein leuchtendes Rot, entsprechend der Rubrik 10 A 8, während an zweiter Stelle Blau, Rubrik 22 C 8, steht.

Ich schließe die Psychoanamnese der Patientin an.

Psychoanamnese

„Ich bin als einziges Kind aufgewachsen. Ich kann aber nicht sagen, daß ich als einziges Kind geboren wurde, weil ich nämlich ein Adoptivkind bin. Meine leibliche Mutter konnte mich nicht großziehen, weil sie mich mit 17 Jahren und dazu unehelich bekommen hatte, weshalb sie über keine finanziellen Mittel verfügte. Ich weiß, wie sie heißt, habe sie aber noch nie gesehen. Meine Adoptivmutter ist für mich meine Mutter und ihr Mann, der von Beruf Spreng-Ingenieur im Bergbau ist, ist mein Vater.

Meine Mutter hat mich adoptiert, als ich drei Monate alt war. Sie hatte, soviel ich weiß, immer Zysten an den Eierstöcken und konnte kein Kind bekommen, weil diese schließlich weggenommen werden mußten.

Ich hatte eine sehr schöne Kindheit. Meine Eltern haben fast alle meine Wünsche erfüllt und vieles mit mir unternommen. Ich merkte immer wieder, wie gern sie mich hatten. Mit zehn Jahren war ich zum Gymnasium gekommen, und weil ich einen medizinischen Beruf ergreifen wollte, habe ich mich für Latein anstelle von Französisch entschieden. Ich hatte mit dieser Sprache aber Schwierigkeiten. Ich stand in der 9. Klasse besonders mit Latein und Mathematik, wozu schließlich auch noch andere Fächer kamen, so schlecht, daß ich sitzenblieb, und meine, daß alles nicht passiert wäre, wenn ich mehr gearbeitet hätte. Ich glaube, daß ich nicht dumm bin, sondern faul war. Ich hatte keine Lust mehr zu arbeiten, weil es eben im Latein schlecht ging, und dadurch hängten sich auch noch andere Fächer dran.

Ich ging mit meiner Freundin Birgit zur Realschule, wo es besser ging, weil es dort kein Latein gab, und machte mit Birgit zusammen mit der 10. Klasse meinen Abschluß. Da es mit meinem Medizinstudium also nicht geklappt hatte, entschloß ich mich, Zahnarzthelferin zu werden und ging zu einer Zahnärztin in die Lehre, wo ich auch heute noch bin.

Mit 15 Jahren habe ich meinen ersten festen Freund gehabt, der 19 Jahre alt war. Mit ihm, der Polizeibeamter wurde, war ich fünf Jahre zusammen, aber nicht in einem fort, sondern diese Zeit hatte Unterbrechungen. Die ersten drei Jahren lief alles prima, so daß ich mich mit 18 Jahren verlobt hatte. Dann kam es aber zum Bruch, was damit zusammenhing, daß mein Freund in seiner Freizeit als Taxifahrer tätig war. Er lernte dabei eine Taxifahrerin näher kennen, und als ich eines Tages wie immer zum Wochenende zu ihm kam, meinte er, daß unsere Verbindung doch wohl nicht die ideale für ihn wäre und er sich von mir trennen wollte.

Ich glaubte zuerst, daß ich das verkraften könnte, hatte aber nach drei Wochen einen regelrechten Nervenzusammenbruch, über den ich nur schwer hinwegkam. Als mein Freund nach weiteren sechs Wochen zurückkam, war für mich alles wieder in Ordnung. Zunächst ging alles für ein halbes Jahr auch gut, aber dann wiederholte sich dasselbe. Ich reagierte dieses Mal aber anders. Ich hatte weniger Trauer als vielmehr Wut. Dieses Mal dauerte es fünf Monate, bis er wieder zu mir kam. Das Vertrauensverhältnis war aber kaputt, denn ich war in der Folgezeit mißtrauisch und eifersüchtig. Es war keine echte Liebe mehr, sondern nur noch eine Art Freundschaft. So kam es dazu, daß ich einen anderen Mann kennenlernte, der mit 26 Jahren sechs Jahre älter war als ich. Er brachte mir sehr viel mehr Wärme und Zuneigung entgegen. Leider ging auch diese Freundschaft nach einem halben Jahr zu Ende, weil die frühere Freundin meines Bekannten ihn regelrecht verfolgte und ihm keine ruhige Minute ließ. Mit 21 Jahren, also vor drei Jahren, lernte ich meinen jetzigen Freund kennen, mit dem ich in zwei Monaten eine gemeinsame Wohnung beziehen will.

Mit 22 Jahren war ich von meinen Eltern weggezogen, weil ich für mich allein leben wollte. Ich wollte eben ein unkontrolliertes Leben führen, womit ich aber nicht sagen will, daß meine Eltern mich jemals kontrolliert haben. Sie waren eben immer die besten Eltern, die man sich vorstellen kann, aber ich hatte Hemmungen, wenn ich sehr spät nach Hause kam, und einen Freund konnte ich über Nacht erst recht nicht mitbringen. Die Praxis, wo ich Zahnarzthelferin bin, ist nur 7 km von ihnen entfernt, und so kann ich jeden Wochentag zum Mittagessen zu ihnen fahren. Sie sind jetzt 63 und 64 Jahre alt, und ich habe immer Angst, daß ihnen etwas passieren könnte, da sie beide schon ziemlich kränklich sind. Sie waren immer die besten Eltern für mich, und ich hänge sehr an ihnen. Mein Vater und ich benutzen beide sein Auto, aber eigentlich fahre nur noch ich damit, denn er braucht es nur, wenn er zum großen Einkauf fahren muß, was nicht oft vorkommt, und er ruft mich dann an.

Ich habe am liebsten trockenes Wetter, das auch kalt sein darf, es ist mir sogar lieber. Ein frischer Wind muß aber da sein. Ich fahre auch am liebsten in Winterurlaub. Mein über alles geliebtes Hobby ist Skilaufen. Wir haben einen großen Bekanntenkreis, und das sind fast nur Bekannte durch meinen Freund. Wir fahren mit ihnen zusammen oft zum Surfen. Ich schwimme auch nicht ungern, jedoch niemals zu weit raus. Ich möchte immer noch Boden unter mir haben.

Ich habe auch gern Tiere und am liebsten wohl Pferde, wie ich auch gern reite. Ich habe aber auch Hunde, Katzen und Vögel gern. Angst habe ich nur vor Spinnen und Käfern, während ich sogar Regenwürmer in die Hand nehmen kann. Ich fange immer abends an, meine Wohnung aufzuräumen, wie ich überhaupt abends mit vielem anfange.

Wie ich schon gesagt hatte, sehe ich alles positiv und bin immer ein zufriedener Mensch. Selbst meine Krankheit läßt mich nicht unglücklich werden, und meine Mutter macht sich mehr Sorgen darum als ich."

Auswertung

Diese Anamnese gibt anscheinend nicht viel her, denn Wichtiges ist bei der ersten Betrachtung nicht darin zu finden, und trotzdem war es für mich eine der schönsten Anamnesen, die ich bisher erhoben habe, aber weshalb ich sie so sehe, darüber später.

Zunächst wollen wir auf das Simillimum kommen, und dafür scheinen die Organsymptome alleine schon genügend Hinweise zu geben. Zunächst die Gewichtung: Was ist dabei das wichtigste?

Drei Symptome stehen ohne Zweifel im Vordergrund, und das ist einmal die Erleichterung durch Stuhl (1), dann dessen Beschaffenheit, daß er nämlich dünnflüssig und wäßrig ist und außerdem gelb (2), und schließlich die Afterkrämpfe beim Stuhlabgang (3). Wenn wir diese drei Rubriken vergleichen, stellen wir zwei gemeinsame Mittel fest, und das ist einmal Colocynthis und zum anderen Gambogia. Diese beiden Mittel sind auch vertreten, wenn wir als weiteres Symptom die Schmerzen in der Nabelgegend hinzuziehen, nicht aber, wenn wir weiter betrachten, daß diese Schmerzen vor der Entleerung bestehen (4).

Auch wenn wir die Art der Entleerung berücksichtigen, daß sie sich also beeilen muß, weil sich der Stuhl plötzlich und mit großer Gewalt entleert (5) und gleichsam herausschießt (6), so bleibt nur Gambogia übrig.

Wir finden dieses Mittel aber noch bei einer Reihe anderer Symptome, und zwar oft sogar dreiwertig. Bei „Rumoren und Kollern" ist es dreiwertig aufgeführt (7) und auch bei „Gurgeln" (8), ebenfalls bei der „unwillkürlichen Entleerung", wenn sie sich nicht genügend beeilt (9). Auch bei der kleinen Rubrik des „Rumorens besonders bei der Entleerung" ist Gambogia aufgeführt (10), ebenfalls bei „Schleimiger Stuhl" (11) und auch bei „Blutig-schleimiger Stuhl" (12).

Auch in der Rubrik „Ruhr", die ich wegen ihrer Ähnlichkeit gerne bei der Colitis ulcerosa hinzuziehe, steht unser Mittel (13).

Beim zweiten Besuch der Patientin bei mir hatte ich dieses Simillimum bereits gefunden und konnte es mit Erfolg verabreichen. Die Patientin wurde vollständig wiederhergestellt.

Ich muß gestehen, daß ich bereits vor der Repertorisation wußte, daß Gambogia das Simillimum ist, weil ich Farbe und Handschrift dieses Mittels schon in meinen Unterlagen hatte. Ich habe trotzdem repertorisiert, um zu beweisen, daß es auch möglich ist, durch die Symptomatik auf dieses Mittel zu kommen.

Es bedeutet eine große Erleichterung, das zutreffende Mittel für eine Reihe von Patienten auf diese Art und Weise schnell zu finden, denn nur so hat man genügend Zeit für die aufwendige Arbeit, die man zur Lösung anderer Fälle benötigt. Das war ein solcher schnell lösbarer Fall, denn es war ja nicht schwer, für diese Patientin das Simillimum zu finden. So einfach ist es eben, wenn man Farbe und Handschrift eines Mittels weiß.

Nun zu den Charakter- oder Gemütssymptomen dieses Mittels. Ich habe schon gesagt, daß diese Psychoanamnese mir viel gesagt hat. Was war Besonderes an ihr?

Wenn man nochmal nachliest, wird man feststellen, daß diese Frau eine unwahrscheinlich gutmütige und gutherzige Frau ist. So hatte sie den Polizisten, der ihr zweimal den Laufpaß gegeben hatte, sofort wieder aufgenommen und sprach von ihm und auch von ihren Pflegeeltern nur gut und niemals abfällig. Besonders ihre Stellung zu ihren Adoptiveltern muß besonders hervorgehoben werden. Ich habe selten Kinder unter meinen Patienten gehabt (ich meine erwachsene Kinder), die nicht irgendwie schlecht oder abfällig über ein Elternteil gesprochen hatten, und auszusetzen an ihnen hatten alle etwas.

Unsere Patientin wertet zudem ihre wirklich nicht leichten Beschwerden unbedeutend im Vergleich zu den Altersbeschwerden ihrer Adoptiveltern und hat eine wahnsinnige Angst, daß diesen etwas zustoßen könnte, während sie um sich überhaupt keine Angst hat, sondern trotz ihrer Krankheit zufrieden und wohlgesonnen ist.

Das Verhalten dieses lieben jungen Menschen erinnert mich an das eines Freundes, dessen Simillimum auch Gambogia ist. In den 30 Jahren unserer Freundschaft müßte ich zum ersten Mal erleben, daß er irgendwie schlecht über Leute sprechen würde, die ihm böse zugesetzt haben.

Er ist gutmütig, hilfsbereit und außerordentlich liebenswürdig. Man könnte sagen, daß diese Gutmütigkeit auf einer gewissen schwerfälligen oder unbeholfenen Verhaltensweise aufgebaut sein könnte, aber ganz das Gegenteil ist der Fall: Er ist in seinem Gebiet des Steuerrechts ein unwahrscheinlich beschlagener Mensch wie auf fast allen Gebieten außerdem. Nur in einem hat er mir bisher entschiedenen Widerstand geleistet. Ich hätte so gern seinen Fall ausgearbeitet, aber von seiner Vergangenheit und seinem Innenleben gibt er nichts preis. Es fällt schwer, einem Freund gegenüber Schwächen und Fehler offenzulegen.

Diese Gutmütigkeit und Hilfsbereitschaft von Gambogia finden wir in keinem AMB und keinem Repertorium, wohl aber die Charaktereigenschaft des „guten Mutes und der Fröhlichkeit" (14), wo Gambogia einwertig neben vielen Mitteln aufgeführt ist, und bei „Gefühl des Wohlbefindens", wo nur Gambogia und Thea stehen (15). Bemerkenswert ist, daß diese gute Laune sogar dann nach außen gezeigt wird, wenn das Herz voller Kummer ist und der Betreffende an einer schweren Krankheit leidet.

Mein Freund hatte eine noch schwerere Krankheit als unsere Gambogia-Patientin. Als er vor einigen Jahren Winterurlaub im Allgäu machte, brach er plötzlich zusammen und baute so intensiv ab, daß er mit Hubschrauber nach München-Harlaching gebracht werden mußte. Hier wurde eine Bauchblutung festgestellt, und bei der Eröffnung des Abdomens kam es zu einer Ruptur der Aorta mit einem solchen Blutverlust, daß er als klinisch tot galt. In einem noch schlechten Zustand kam er nachher zu mir, aber ich muß sagen, daß ich ihn nie klagen oder jammern hörte, sondern er erschien trotz des schweren Schicksalsschlages immer wohlgestimmt und gutgelaunt und belastete nie jemand in seiner Umgebung und noch nicht einmal seine Frau mit irgendwelchen Klagen. Das ist eben diese eigenartige und sonst nirgendwo anzutreffende Eigenschaft der Gambogia-Menschen.

Noch etwas anderes muß erwähnt werden, weil eben auch das eine Besonderheit darstellt: Die Liebe zu Familienangehörigen ist ganz normal und besonders die zum Ehepartner. Oft, und ich muß sogar sagen, meist ist der Egoismus dabei stärker als die Sorge um das Wohlbefinden des anderen. Man hat eben Sorge, daß man sich verlassen vorkommt, daß man einsam sein wird, daß man den missen muß, mit dem man täglich Freude und Leid geteilt hat. Das alles fällt hier aber weg:

Unsere Gambogia-Patientin braucht keine Sorge darum zu haben, sich verlassen zu fühlen, wenn ihren Eltern etwas passiert, denn sie hat inzwischen ihren eigenen Hausstand; sie ist mittlerweile verheiratet. Um das Wohlbefinden ihrer Eltern kümmert sie sich aber mehr als um sich selbst bei ihrer schweren Krankheit, wobei sicher auch ihre Dankbarkeit eine Rolle spielt, weil es sich ja um Adoptiveltern handelt.

Diese Sorge um seine Mitmenschen, die nicht nur Familienangehörige betrifft und die die Eigenliebe weit übersteigt, habe ich, wie gesagt, auch bei anderen Gambogia-Menschen festgestellt.

Hinweise auf das Simillimum Gambogia

1: Bauchschmerzen nach Stuhl besser (K III 548): *Dreiwertig*
   Bauchschmerzen vor Stuhlgang (K III 548): *Einwertig*

2: Stuhl dünn und gelb (K III 657): *Dreiwertig*

3: Tenesmus während des Durchfalls (K III 648): *Zweiwertig*
   Tenesmus während des Stuhlgangs (K III 649): *Einwertig*
   Tenesmus nach dem Stuhlgang besser (K III 649): *Dreiwertig*

4: Schmerz in der Nabelgegend (K III 563): *Zweiwertig*
   Schmerz in der Nabelgegend vor dem Stuhl (K III 563): *Einwertig*

5: Stuhl plötzlich, mit großer Gewalt (K III 652): *Zweiwertig*

6: Stuhl schießt heraus (K III 652): *Dreiwertig*

7: Geräusche, Kollern (K III 531): *Dreiwertig*

8: Gurgeln (K III 531): *Zweiwertig*

9: Unwillkürlicher Stuhlgang (K III 632): *Einwertig*

10: Rumoren während der Entleerung (K III 533): *Einwertig*

11: Schleimiger Stuhl (K III 662): *Dreiwertig*

12: Blutiger Schleim (K III 662): *Zweiwertig*

13: Ruhr (K III 610): *Einwertig*

14: Froh, guten Mutes, glücklich (SR I 123): *Einwertig*

15: Gefühl von Wohlbefinden (SR I 421):
Nur Gambogia und Thea, beide einwertig

16: Angst (SR I 53): *Einwertig*

17: Verzweiflung (SR I 378): *Einwertig*

18: Traurig bei Diarrhö (SR I 853): *Nur sieben Mittel, dabei zweiwertig*

Was ist Gambogia?

Gambogia ist ein Gummiharz (Gummi resina gutti), gewonnen aus der Garcinia morella, einem Baum in Südost-Asien. Die Auslieferung geschieht unter dem Namen Gutti, wenigstens in Deutschland, wo es bis zur 30. Potenz bezogen werden kann. Ich habe es als Gambogia M von Homoeden, Kasteellaan 74-76, 9000 Gent bezogen.

Das AMB hat sich aus nur wenigen Prüfungen entwickelt, die von Nenning und Kolbani durchgeführt wurden, und zeigt nur wenige Gemütsmerkmale.

So bringt Hering in seiner „Kurzgefaßten Arzneimittellehre" nur ein Gemütssymptom und zwar „Gereizte Stimmung", während Allen in seiner „Encyclopedia of Pure Materia Medica" schon etwas mehr aufführt [6]: „Heiter, fröhlich und redselig. Übellaunig und ungestüm beim morgendlichen Aufstehen. Übellaunig, ärgerlich und besorgt mit fortgesetztem Verlangen nach Arbeit, obwohl diese nicht so fortschreitet, wie gewünscht wird."

Nicht viel anders sieht es im Clarke (A Dictionary of practical Materia Medica) [4] aus: „Fröhlich, redselig, fühlt sich leicht, leicht und beschwingt bei allen Bewegungen."

Man fragt sich natürlich, wie ein solcher Mensch, der immer leicht und beschwingt und zudem fröhlich ist, zu einer solch schwerwiegenden Krankheit wie einer chronischen ulzerösen Proktokolitis kommen kann, und auch darauf gibt es eine Antwort.

Je höher jemand steht, umso tiefer kann er fallen. Unsere Patientin muß mit 16 Jahren, als die Krankheit ausbrach, oder wenigstens ein Jahr davor, schwere seelische Krisen erlebt haben, und wenn wir zurückblättern, dann stellen wir fest, daß sie mit 15 Jahren diesen 19jährigen Polizisten kennengelernt hat, der ihr später so viel seelischen Kummer bereitet hat.

Es ist unwahrscheinlich, daß dieser rücksichtslose und frivole Mann das kleine Mädchen mit Glacéhandschuhen angefaßt hat. Die Ursache für ihre schwere Krankheit ist also offenkundig, aber gehört das seelische Leid und der seelische Kummer auch zum AMB von Gambogia?

Natürlich ist das der Fall, schreibt Allen doch, daß der Gambogia-Mensch übellaunig, ärgerlich und besorgt sein kann und Verlangen nach einer Ablenkung wie einer Beschäftigung hat.

Und auch im Repertorium finden wir das Mittel bei den entsprechenden Gefühlseigenschaften, so bei „Angst" (16), bei „Verzweiflung" (17) und vor allem bei „Traurig bei Diarrhö" (18), wofür wohl besser stünde: „Diarrhö bei Traurigkeit und Kummer".

Vielleicht sollte man noch erwähnen, daß die Gambogia-Menschen diesen inneren Kummer nie nach außen zeigen, was sich um so stärker auf die inneren Organe auswirkt, wie wir in diesem Fall sehen.

Therapie und Verlauf

Bei dem ersten Besuch der Patientin bei mir gab ich Colocynthis D 30 und verordnete Trombidium C 8. Bei dem nächsten Besuch konnte sie noch keine Besserung angeben, sondern sagte nur, daß sie viel geträumt hätte.

Bei dem zweiten Besuch gab ich Gambogia, und zwar in der M. Potenz, weil ich mir der richtigen Mittelwahl ziemlich sicher war. Ich gab es in Form von fünf Globuli, und zwar mit nach Hause. Ich mochte es ihr nicht geben, als sie bei mir war, denn ich kenne die Reaktion auf das Simillimum und wollte ihr diese Reaktionen nicht für den morgigen Arbeitstag zumuten. Ich bat sie, das Gambogia an einem Samstag zu nehmen. Sie berichtete mir beim dritten Besuch folgendes: „Ich habe das Mittel mittags um 1 Uhr genommen.

Ich war am Nachmittag unternehmungslustig und recht gut gelaunt. Am nächsten Morgen kam ich aber nur schwer aus dem Bett und mußte mich nach einer halben Stunde wieder hinlegen, was für mich vollkommen ungewohnt war. Als ich mittags aufstand, fühlte ich mich vollkommen zerschlagen. In den nächsten Tagen ließ diese Müdigkeit allmählich nach, und auch meine Bauchbeschwerden wurden immer weniger.

Jetzt, nach zwei Monaten, brauche ich nur noch einmal und nur selten zweimal zum Stuhl, der ohne Beschwerden und auch nicht mehr explosiv wie früher abgeht. Ich habe auch keinen schleimigen Stuhl mehr, wohl aber noch viele Winde, die mir aber nicht viel Beschwerden machen.

Alle Mittel, die ich bei meinem ersten Besuch ja noch genommen hatte, habe ich danach langsam abgesetzt. Den von Ihnen empfohlenen Tee trinke ich, und zwar drei Tassen pro Tag. Ich fühle mich im ganzen so gesund wie lange nicht mehr und habe keine Beschwerden mehr."

Seit dem ersten Besuch der Patientin sind inzwischen drei Jahre vergangen, und sie fühlt sich nach wie vor gut.

Gambogia

    1.) 10 A 8
    2.) 22 C 8

1.1 (Verstandesmensch, realistisch
Vernunftsmensch, besonnen)
Froh, guten Mutes, glücklich (123)
Gefühl von Wohlbefinden (421)
Immer zufrieden

Angst (53), Verzweiflung (378)
Traurig mit Diarrhö (853)

Wohler im Freien (II 29)
Lieber Wind
  Gern Wintersport, Ski

Bauchbeschwerden um den Nabel (563),
  vor dem Stuhl (563)

Bauchschmerzen vor Stuhl (548), nach Stuhl (548)

Tenesmus während der Entleerung (649)
  während der durchfälligen Entleerung (648)
  nach der Entleerung (649)

Geräusche, Rumoren (531)
  Gurgeln (531)
  Rumoren während der Entleerung (533)

Stuhldrang plötzlich (652)

Unwillkürlicher Stuhlgang (632)
  schießt heraus (652)

Durchfall (603)
  Stuhl dünn und gelb (657)
  Schleimiger Stuhl (662)
  Blutig-schleimiger Stuhl (662)

Fall 17

Encephalomyelitis disseminata

Die 31jährige junge Dame hatte eine weite Anreise, als sie im Juli 1986 zu mir kam. Ich machte damals die erste Anamnese, und da sie erst nach einem Jahr wieder zu mir kam, verloren wir uns ziemlich aus den Augen.

Sie war wieder zu mir gekommen, weil ein neuer Schub ihrer MS eingetreten war und sie eine wahnsinnige Angst vor einer Verschlimmerung ihrer Krankheit bekommen hatte. Ich machte schließlich einen Termin zu einer ausgedehnten Psychoanamnese mit ihr aus, die Anfang 1988 stattfand.

Die MS bestand seit 1977, trat aber jedes Jahr nur einmal mit einem neuen Schub auf, der sich weitgehend zurückbildete, aber für eine zwar langsame, aber stetige Zunahme der Beschwerden sorgte.

Sie ist Brillenträgerin, mag kein heißes und vor allem kein warmfeuchtes Wetter und ist nicht sehr mitteilsam, wie ich bald feststellte. Nun kann es sein, daß sie ein überhaupt nicht redegewandter Mensch ist, oder auch, daß sie vor uns Ärzten Hemmungen hat.

Sie ist ein Realist, also ein Verstandesmensch, der an keine übernatürlichen Dinge wie Horoskope, Prophezeiungen oder Geistheilung glaubt und außerdem alles andere als ein Vernunftsmensch, kann also rasch wütend und unbeherrscht werden.

Bei den Menses waren keine Besonderheiten, ausgenommen, daß sie vorher immer ziemlich gereizt ist und am ersten Tag Schmerzen in den Eierstöcken hat.

Psychoanamnese

„Ich bin 1955 in einem kleinen Ort mit etwa 800 Einwohnern in Hessen geboren und mit einer Schwester aufgewachsen, die zwei Jahre jünger ist als ich. Mein Vater, der bei der Bundeswehr beschäftigt war, wurde, als ich fünf Jahre alt war, nach Fulda versetzt.

Dort ging ich dann zur Schule. Ich habe, nachdem ich in der Schule lesen gelernt hatte, sehr viel gelesen, zuerst die entsprechenden Bücher für kleine Mädchen, später aber sehr gern die Karl-May-Bücher. Ich bekam mit etwa 12 Jahren rheumatisches Fieber und mußte mir deswegen die Mandeln herausnehmen lassen. Ich habe damals sehr viel Penizillin bekommen, zunächst in Form von Spritzen und später Tabletten. Das reichte etwa vom siebten bis zum zwölften Lebensjahr.

Von den Leistungen her gesehen war ich eine gute Schülerin, aber man hat mir gesagt, daß ich zu ruhig wäre und mich zu wenig am Unterricht beteiligen würde. Ich kann überhaupt schlecht aus mir herausgehen, und das ist mein Dilemma. Die anderen, die mehr aus sich herausgehen und so ihr Können zeigen, werden immer höher bewertet als so jemand wie ich, der ich zu bescheiden bin und nichts von mir zeige. Im Bekannten- und Verwandtenkreis habe ich keine Probleme, bei Fremden aber immer. Bei belanglosem Reden geht es noch, aber ganz schlimm wird es, wenn es um persönliche Dinge geht. So habe ich meinen Kolleginnen und Kollegen nichts von meiner MS erzählt, sondern nur meinem Chef, den ich aber bat, es nicht weiterzusagen. Ihm mußte ich es sagen, damit er mein Fernbleiben, wenn es mal sein mußte, auch für begründet ansah. Meine Kollegen durften es nicht wissen, weil ich auf keinen Fall Mitleid vertragen kann und auch nicht, daß man mir Schonung angedeihen läßt, weil man mich für nicht belastbar hält.

Es spielt auch noch etwas anderes eine Rolle. Es ist auf keinen Fall so, daß ich vor Fremden oder Leuten, die ich nicht so gut kenne, Furcht hätte, sondern ich bin ihnen gegenüber zurückhaltend, weil ich vorsichtig und mißtrauisch bin. Ich möchte gut ankommen, und ich weiß nicht, wie man das aufnimmt, wenn ich zuviel von mir zeige.

Was für mich aber noch schlimmer ist als die Unterhaltung ist das Telefonieren, obwohl ich mir sagen müßte, daß man dann weniger von mir wahrnimmt. Und trotzdem ist es nicht schwer zu erklären, warum ich nicht gern telefoniere. Ich will ja gut bei dem anderen ankommen, und deshalb muß ich ihm in die Augen schauen, um erkennen zu können, wie er mich aufnimmt. Mir geht auch auf die Nerven, daß mein Kollege ausgesprochen gern telefoniert und laufend nach dem Hörer greift.

Es ist schlimm, daß ich solche Hemmungen vor anderen habe, und ich habe mich schon oft bemüht, das loszuwerden, aber man kann eben nicht aus seiner Haut. Schlimm ist, daß ich andere nicht gern anspreche, aber vielleicht noch schlimmer, daß ich nicht gern angesprochen werde, denn die anderen merken das natürlich. Man hat schon von mir gesagt, ich sei ein Menschenfeind, und das war schlimm für mich, denn ich bin sehr empfindlich für das, was man über mich sagt, obwohl das gar nicht so falsch war. Ich habe nun einmal unwahrscheinliche Hemmungen, bin auch lieber allein als mit anderen zusammen. Die einzige Ausnahme ist mein Mann.

Bei meiner Verhaltensweise gegenüber meinen Mitmenschen war ich von der Schule ausgegangen und hatte erwähnt, daß mir eine zu große Schweigsamkeit und zu wenig Beteiligung am Unterricht vorgeworfen wurden. Ich bin aber trotzdem gerne zur Schule gegangen, und meine liebsten Fächer waren Deutsch, Englisch, Französisch und auch Mathematik. Ich mochte die Lehrer ohne Ausnahme und kam mit ihnen gut zurecht.

Das war die Mittelschule. Als ich die Mittlere Reife hatte, kam ich zum Gymnasium, und dort verdüsterte sich das Bild sehr für mich. Ich sehe nur noch dunkle Bilder, wenn ich daran zurückdenke. Ich war unter mir fremde Schüler gekommen und fühlte mich dort immer fremd. Ich bekam schlecht Kontakt zu den Mitschülern und den Lehrern und fiel dadurch in vielen Fächern ab. Sicher spielte auch eine Rolle, daß man sich nach dem Unterricht nicht sah, weil die Schüler aus verschiedenen Richtungen kamen. Es gab nicht mehr eine so schöne Gemeinschaft wie vorher, und ich fühlte mich als Einzelgänger. Ich war und blieb in dieser Schule immer ein Fremder.

Eigentlich bin ich immer ein Einzelgänger. Wenn ich abends zu Hause bin, empfinde ich es als Störung, wenn jemand unerwartet schellt, selbst wenn es ein guter Bekannter ist. Ich möchte abends und auch am Wochenende meine Ruhe haben. Ich lese dann gern. Was ich z.Z. lese? Ich lese gerade „Eunuchen für das Himmelreich" von Uta Ranke-Heinemann, ein Buch, in dem sich eine Frau mit der katholischen Kirche und dem Zölibat auseinandersetzt und damit, daß die Frau zweitrangig eingestuft wird. Ich bin religiös und gehe sonntags in die Kirche, würde es aber nicht als Sünde ansehen, einmal nicht zum Gottesdienst zu gehen, gehe jedoch, weil ich ein Bedürfnis danach habe. Ich habe das Bedürfnis, mit Gott zu sprechen und neue Kraft zu schöpfen. Ich bete auch außerhalb der Kirche oder besser, ich unterhalte mich mit Gott. Es ist dies ein Bitten und ein Danken.

Zum Wochenende rede ich auch gern mit meinem Mann und mache Handarbeiten, etwa stricken und nähen.

1974 machte ich mein Abitur und habe dann Volks- und Betriebswirtschaft studiert. Das Studium machte mir keinen Spaß, weil man in der Masse von Studenten untergegangen ist. Ich habe in Gießen studiert und bin zum Wochenende nach Hause gefahren. Seit Sommer bin ich bei meiner zweiten Arbeitsstelle und arbeite in der

Gehaltsabrechnung einer größeren Firma. Ich fühle mich dort nicht voll ausgelastet und habe zeitweise sogar Langeweile. Ich habe dann Zeit zu grübeln und mich zu fragen, ob das Leben überhaupt einen Sinn hat. Ich würde gern etwas anderes tun, weil diese Arbeit zu eintönig ist, aber weiß nicht was, und das ist meine Sorge. Ich muß immer etwas tun, und deshalb deprimiert mich diese Untätigkeit.

Ich habe meinen Mann mit 16 Jahren, und zwar im November 1971, kennengelernt. Ich war in der Prinzengarde, und wir trafen uns auf einer Abendveranstaltung. Wir haben im Mai 1983 geheiratet.

Meine MS habe ich seit 1977. Wir hatten eine Seminararbeit zu schreiben, und ich empfand plötzlich ein Einschlafen meiner Füße, was von Tag zu Tag schlimmer wurde. Ich konnte auch meine Schuhe nicht mehr anziehen und mußte die meiner Mutter nehmen. Ich war dann in der Neurologie in Gießen, wo eine MS vermutet wurde, was sich später bestätigte. Ich hatte zudem in der Folge Ausfallserscheinungen wie Gefühlsstörungen im Bereich des Oberkörpers und in den Armen und zudem Krämpfe im linken Arm und linken Bein.

Die Schübe kommen etwa einmal im Jahr. Ich habe schon sehr früh meine Ernährung auf Frischgetreide umgestellt und meine, daß es dann nicht mehr so rapide fortgeschritten ist. Nach den Schüben bildeten sich die Ausfälle dann wieder weitgehend zurück, aber etwas blieb immer. Ich hatte im letzten Schub Schwierigkeiten mit dem Sehen und habe geschielt. Jetzt habe ich noch Schmerzen bei der Bewegung der Augen, und ich sehe auch nicht mehr so gut wie vorher.

Ich ziehe mein linkes Bein etwas nach und habe Gefühlsstörungen in beiden Füßen. Ich bin unsicher im Gehen geworden, stolpere öfter und habe eine Neigung zu fallen. Ich habe eine wahnsinnige Angst vor der Zukunft und vor allem davor, nicht mehr selbständig zu sein und von anderen abhängig zu werden. Seit einigen Tagen fühle ich eine Taubheit in den Fingerspitzen, und das macht mir noch mehr Angst. Seit einem Monat empfinde ich ein schmerzhaftes Ziehen in beiden Oberarmen, das bis in die Hände geht und bei jeder Bewegung schlimmer wird. Ich kann dann nicht mehr richtig schreiben, aber es dauert jedes Mal nur 20-30 Sekunden.

Ich glaube, ich habe schon gesagt, daß ich sehr empfindsam und schnell beleidigt bin. Ich vertrage auch keinen Spaß und nehme alles für bare Münze. Oft genügt ein falsches Wort. Mein Mann hat mir das schon oft vorgeworfen. Er sagt, daß ich ihn zum Lügner machen würde, denn er hat Angst, mir immer die Wahrheit zu sagen. Ich kann wütend werden und laut, aber öfter bekomme ich eine kalte Wut.

Ich verreise gern, aber immer fehlt mir die Initiative, etwas zu unternehmen, auch abends, wenn ich lieber zu Hause bleibe. Ich weiß, daß das ein Widerspruch ist, daß ich auf der einen Seite immer etwas tun muß und nie müßig sein kann und auf der anderen Seite Hemmungen habe, etwas zu unternehmen. Aber so ist es nun einmal. Ich habe immer starke Schwankungen in meiner Stimmung.

Wenn Sie mich nach meinen Träumen fragen, so kann ich nur sagen, daß ich oft von Ungeziefer träume.

Meine erste Lieblingsfarbe ist Rot, in Ihrem Buch die Rubrik 10 A 8, meine zweite ist Gelb, ein grelles Gelb, die Rubrik 2 A 6."

Auswertung

Bei der Gewichtung fällt mir zunächst die Menschenflucht der Patientin auf. Sie hat Angst, irgendwie aufzufallen, sich nicht so zu verhalten, wie man es von ihr erwartet oder besser, von den anderen abgeurteilt zu werden, was man wohl am besten als Judikationsphobie bezeichnet. Ich mußte zu diesem Schluß kommen, als die Patientin mir sagte, daß sie am allerwenigsten gern telefoniert.

Wenn sie primär Furcht vor Menschen hätte oder diese hassen würde, würde ihr das Telefonieren nicht viel ausmachen, auf jeden Fall weniger als das Gegenüberstehen, denn die anderen sind ja weit von ihr weg.

Weshalb telefoniert sie nicht gern? Sie kann die Reaktion der anderen auf ihr gesprochenes Wort nicht beobachten und weiß deshalb nicht, wie sie sich weiter verhalten soll. Natürlich kommt durch diese ihre Unsicherheit Furcht und auch Haß hinzu, aber diese sind nicht das primäre, sondern das ist das fehlende Selbstbewußtsein. „Was stört es den Mond, wenn ihn der Hund anbellt?" Sie aber möchte auf jeden Fall gut ankommen und deshalb, um dieser Judikation zu entgehen, meidet sie die Menschen und besonders die Fremden, denn die anderen sind nicht so kritisch, weil diese sie schon genügend kennen.

Wenn ich die entsprechenden Rubriken vergleiche, schiebt sich ein Mittel immer mehr in den Vordergrund, und das ist Jodum.

Da ist zunächst die Abneigung gegenüber der Anwesenheit Fremder (1), dann, daß sie nicht gern angesehen werden will (2), nicht angesprochen werden will (3) und allein gelassen werden möchte (4). Sie hat eine Abneigung gegen jede Annäherung (5) und möchte auch niemanden ansehen (6). Aus ihrem fehlenden Selbstbewußtsein (7) heraus entstehen Zaghaftigkeit und Schüchternheit (8), aber auch Menschenfeindlichkeit (9) und Furcht vor Menschen (10). Weitere Folgen sind, daß sie wenig spricht (11), überempfindlich gegen alles und schnell beleidigt ist (12) und daß sie natürlich keinen Spaß verträgt (13). Obwohl sie immer tätig sein muß (14), die Arbeiten sehr gewissenhaft erledigt (15) und zudem gerne reist (16), hat sie keine Initiative, etwas zu unternehmen (17), sondern sie bleibt lieber in ihrer Häuslichkeit, wo sie aber auch nie untätig ist. Sie möchte dort abends und auch am Wochenende nicht gestört werden, sondern ist dann abweisend und mürrisch (18). Sie ist empfindlich gegen Geräusche (19) wie lautes Sprechen oder lautes Radio.

Auch ist sie, und das ist bei Jodum notwendig, empfindlich gegen Wärme und besonders feuchte Wärme (20).

Was ihre Krankheit und ihre Beschwerden anbetrifft, so ist Jodum auch hier vertreten. Ihr schwaches Sehvermögen (21), ihr Stolpern beim Gehen und ihre Neigung zu fallen gehören zum Jodum-Bild (22), aber auch ihre schlimmen Gedanken und die Angst vor der Zukunft (23). Schließlich möchte ich noch die Ovarialschmerzen während der Menses erwähnen (24).

Hinweise auf das Simillimum Jodum

1: Abneigung gegen die Anwesenheit Fremder (SR I 141):
Zweiwertig

2: Verträgt nicht, angesehen zu werden (SR I 691):
Zweiwertig

3: Will nicht angesprochen werden (SR I 920):
Vierwertig (als einziges Mittel vierwertig)

4: Will allein gelassen werden (SR I 921): *Zweiwertig*
Abneigung gegen Gesellschaft (SR I 138): *Zweiwertig*

5: Abneigung gegen Annäherung (SR I 98): *Zweiwertig*

6:	Meidet den Anblick von Menschen (SR I 139):	
		Zweiwertig
7:	Mangel an Selbstvertrauen (SR I 151):	*Einwertig*
8:	Zaghaftigkeit, Kleinmut (SR I 997):	*Einwertig*
	Schüchtern, scheu (SR I 1000):	*Einwertig*
9:	Menschenfeindlichkeit (SR I 722):	*Einwertig*
10:	Furcht vor Menschen (SR I 502):	*Zweiwertig*
11:	Wortkarg (SR I 962):	*Einwertig*
12:	Überempfindlich (SR I 873):	*Zweiwertig*
	Empfindlich gegen alle äußeren Eindrücke (SR I 875):	*Zweiwertig*
	Leicht beleidigt (SR I 768):	*Vierwertig*
13:	Verträgt keinen Spaß (SR I 659):	
	Einziges dreiwertiges Mittel bei nur neun Mitteln	
14:	Fleißig (SR I 612):	*Zweiwertig*
	Ruhelosigkeit (SR I 813):	*Zweiwertig*
15:	Gewissenhaft (SR I 171):	*Einwertig*
16:	Verlangen zu reisen (SR I 1004):	*Zweiwertig*
17:	Mangel an Initiative (SR I 613):	*Einwertig*
18:	Mürrisch, mißmutig (SR I 743):	*Zweiwertig*
19:	Reizbar durch Geräusche (SR I 648):	*Einwertig*
	Geräuschempfindlich (SR I 877):	*Zweiwertig*
20:	Feucht-warmes Wetter verschlimmert (SR II 699):	*Zweiwertig*

21:	Sehschwäche (KENT III 72):	*Zweiwertig*
22:	Stolpern beim Gehen (K II 505):	*Einwertig*
	Schwanken (K II 505):	*Zweiwertig*
	Neigung zu fallen (K II 499):	*Einwertig*
23:	Angst um die Zukunft (SR I 75):	*Zweiwertig*
	Schreckliche Gedanken (SR I 977):	*Zweiwertig*
24:	Ovarialschmerzen während der Menses (K III 790):	
		Einwertig

Therapie und Verlauf

Ich gab am 16.5.1988 die erste Gabe Jodum, und zwar in der M. Potenz in Form von fünf Globuli. Ich war enttäuscht, als keine besondere Reaktion erfolgte und habe mir alles nochmal vorgenommen, ohne aber zu einem anderen Ergebnis zu kommen.

Als die Patientin am 15.11.1988 wieder zu mir kam, teilte sie mir mit, daß sie kaum noch Beschwerden hätte, die alle langsam, aber ständig zurückgegangen wären. Ich gab die nächste Gabe Jodum am 1.5.1989 und erlebte damit die große Überraschung: Am dritten Tag nach der Gabe nahmen die bis dahin noch bestehenden, aber schwachen Gefühlsstörungen an beiden Füßen zu, und es traten Muskelzuckungen am Oberschenkel beiderseits mit starker Schwäche auf. Zehn Tage nach der Gabe hatte sie eine schlimme Nacht mit vielen Ängsten. Dann aber, nachdem die Verschlimmerung also etwa acht Tage angedauert hatte, verschwand alles, und es bestanden keine Beschwerden mehr. Vor allem war seit der ersten Jod-Gabe am 16.5.88 kein neuer Schub mehr aufgetreten.

Die Patientin kam am 2.11.1990 wieder zu mir, weil sie meinte, daß die Fingerspitzen taub wären. Ich gab die nächste Gabe Jodum, und zwar wieder in der M. Potenz, wonach alles wieder in Ordnung kam.

Bis jetzt, August 1994, war keine neue Gabe notwendig.

Fall 18

Paranoid-halluzinatorische Schizophrenie

Ich wurde aus der Gegend von München angeschrieben, und zwar wegen einer seit fast einem Jahr bestehenden Schizophrenie bei einer jüngeren Frau.

Es kam ganz plötzlich, daß sie Stimmen hörte. Sie hörte Nachbarn und Leute auf der Straße reden. Mit den Nachbarn war sie nie gut zurechtgekommen, und nun wurden sie arrogant und haben gegen ihre Familie intrigiert.

Ihr Mann meinte, daß sie als erstes aus dieser Umgebung heraus müßte und fuhr mit ihr zum Ammersee. Als sie am Abend ihrer Ankunft beim Abendessen saßen, konnte man in dem Hotel im Nachbarzimmer ein Fernsehgerät sehen.

Das war so weit entfernt, daß man kein Wort verstehen konnte. Seine Frau aber, sagte der Ehemann, habe vernommen, daß im Fernsehen über sie geredet wurde.

Sie war nicht davon abzubringen, sondern behauptete immer wieder „die Bundesregierung intrigiert gegen uns!" Dazu hatte sie immer Angst, daß Leute beauftragt wären, ihren Mann und sie umzubringen.

In der Psychiatrischen Klinik, in die ihr Mann sie dann brachte, passierte es, daß sie sich kaum noch bewegen konnte und ihre Augen sich verdrehten. In der geschlossenen Abteilung, in der sie war, muß erheblich überdosiert worden sein, und ihr Mann entschloß sich nach drei Monaten, sie auf eigene Verantwortung wieder nach Hause zu holen.

Es kam dann zu Zuckungen und Verkrampfungen besonders im Gesicht, was dann aber langsam zurückging. Der Mund blieb aber für immer verzogen und schief, was auch noch vorhanden war, als der Ehemann mit seiner Frau nach vier Jahren wieder zu mir kam.

Es war eine Reihe von Medikamenten verordnet worden, und der Ehemann war der festen Überzeugung, daß der eine Arzt nicht wußte, was der andere getan hatte. Mehrere Mittel wurden wohl doppelt verschrieben. Auf Anraten des Hausarztes bekam die Frau nur noch eine Tablette Ludiomil abends. Mit dieser Medikation kam sie das erste Mal zu mir.

**Psychiatrische Klinik mit Poliklinik
der Universität Erlangen-Nürnberg**
Direktor: Prof. Dr. E. Lungershausen

Sehr geehrte Frau Kollegin,
wir berichten Ihnen über Frau D. die sich vom 18. August 1986 bis zum 21. November 1986 in unserer stationären Behandlung befand.

Diagnose: Paranoid-halluzinatorische Schizophrenie (ICD 295.3)

Die Patientin ist in Puerto Rico geboren, hat Pädagogik studiert und in Puerto Rico und den Vereinigten Staaten als Lehrerin gearbeitet. Seit 1975 würde sie in Deutschland leben, sei seitdem nicht mehr berufstätig gewesen. Sie lebe in einem kleinen Dorf, fühle sich dort relativ isoliert, sei aber in den ersten Jahren gut zurecht gekommen. Nach Angaben des Ehemanns habe seine Frau seit ca. 1 Jahr „irrationale Ängste" entwickelt, die jedoch anfangs nachvollziehbar und einigermaßen verständlich gewesen seien. Nach dem Attentat gegen eine amerikanische Diskothek in Berlin Anfang des Jahres sei sie sehr unruhig geworden, habe ständig geweint, es seien massive Ängste aufgetreten. Damals habe sie zum ersten Mal Stimmen gehört, sei ganz fassungslos gewesen. Im Laufe der Zeit habe sie gegen sie beide gerichtete paranoide Ideen entwickelt.

Die Patientin berichtete, daß eine Frau im Dorf Schlechtes über sie verbreite und sie schädigen wolle. Außerdem werde sie von einer kirchlichen Organisation bedroht, die ausländerfeindlich sei und erreichen wolle, daß sie und ihr Mann nach Puerto Rico gehen sollten. Im Mai dieses Jahres habe sie zum ersten Mal Stimmen gehört, damals habe eine Veranstaltung stattgefunden, die gegen sie organisiert worden sei. Die oben genannte Nachbarin gehöre mit zu dem Komplott, es habe alles politische Hintergründe.

Aufnahmebefund:

Allgemein körperlich und neurologisch unauffällige Befunde. Psychisch wirkte die Patientin ängstlich, die Stimmung war leicht gedrückt, der Antrieb reduziert. Die Patientin schien während des Gespräches zu halluzinieren, berichtete über kommentierende Stimmen. Es bestanden Wahnideen, Wahnwahrnehmungen, die Patientin fühlte sich in ihren Gedanken und in ihrem Verhalten von außen beeinflußt.

Wir behandelten medikamentös mit Glianimon 3 x 5 mg. Es kam anfangs zu ausgeprägten extrapyramidalen Erscheinungen, die sich auf Akineton hin gut besserten. In den ersten Tagen des stationären Aufenthaltes berichtete Frau D. weiterhin von akustischen Halluzinationen, die produktive Symptomatik besserte sich dann im Laufe von etwa 2 Wochen, es gelang der Patientin zunehmend, sich von ihren Wahninhalten zu distanzieren. Wegen des Auftretens einer massiven Akathisie trotz Gabe von Akineton und Atosil ersetzten wir Glianimon durch Haldol, schließlich durch Orap forte. Frau D. klagte noch über eine gewisse innere Unruhe, über Müdigkeit und Konzentrationsstörungen. Auf ein versuchsweises Reduzieren von Orap hin traten wiederum Ängste und paranoide Anklänge auf, so daß die Dosis erneut erhöht werden mußte. Wir stellten Frau D. schließlich auf Fluanxol 2 x 5 mg ein.

Medikation bei Entlassung:

Dogmatil f 2 x 1/2 Tablette, Fluanxol 2 x 5 mg, Akineton retard 1 x 1 Dragee, Neurocil 10 Tropfen bei Bedarf.

Soweit der Bericht der Klinik.
Es folgt eine Erklärung des Ehemanns:

> Meine Frau litt seit Mai 1986 an einer Gemütskrankheit, bei der sie vollkommen apathisch, gefühl- und empfindungslos wurde. Die Regel war etwa von demselben Zeitpunkt an ausgeblieben, und sie hatte keine sexuellen Bedürfnisse mehr. Außerdem hörte sie Stimmen, meistens von Politikern.
>
> Nach einer Gabe eines homöopathischen Mittels, von Dr. Müller am 14. Mai 1987 verabreicht, trat eine Wandlung der Persönlichkeit ein. Meine Frau änderte sich von Grund auf. Sie konnte sich wieder freuen und lachen und weinen. Die Regel stellte sich wieder ein, die ein Jahr weggeblieben war, und sie hörte keine Stimmen mehr. Innerhalb von 3 Tagen war alles in Ordnung.
>
> Dieser gute Zustand hielt über ein Jahr an, worauf dann aber wieder dieselben Beschwerden eintraten. Eine neue Verabreichung des Mittels stellte den Normalzustand wieder her. Sie fühlt sich heute, Ende 1994, vollkommen gesund.

Die Krankheit hatte etwa drei Wochen vor ihrem Geburtstag im April 1986 begonnen, und am 21.1.1987 kam die Patientin zum ersten Mal zu mir. Ich bekam natürlich, wie bei allen Schizophrenie-Patienten, wenig aus ihr heraus, aber wußte doch einiges von ihrem Ehemann.

So erfuhr ich, daß sie auch sehr deprimiert war. Seit Mai 1986 war es zu einer Amenorrhö gekommen, und sie war sehr verstimmt, weil sie keine Lust mehr zum Verkehr hatte und meinte, dadurch ihren Mann zu verlieren. Sie hatte eben viele Ängste, so vor den Stimmen und dadurch Unrecht zu erleiden, und zwar durch die Nachbarn und die Bundesregierung, davor, ermordet zu werden und auch schon davor, nur angeschaut zu werden, dann schließlich noch die Furcht, vor ihrem Mann verlassen zu werden.

Ich habe immer wieder erfahren, daß es gar nicht so schwer ist, auch von psychotischen Patienten die Lieblingsfarbe zu erfahren. Man kann sich mit ihnen zwar nicht unterhalten, aber die von ihnen gern gesehene Farbe nennen sie. Ich habe mir überlegt, woran das liegt. Ich bin zu dem Schluß gekommen, daß das vernünftige Reden für solche Leute eben sehr schwierig ist. Sie müssen von ihren konfusen Gedankengängen umschalten, vollkommen übergehen auf eine andere Denkebene, während die Zuneigung zu einer Farbe festverwurzelt in der Tiefe liegt und nur an die Oberfläche gebracht werden muß. Das ist für sie unkomplizierter und einfacher.

Von ihr bekam ich bei mehreren Befragungen 23 A 6, 23 A 4 und schließlich 23 A 5, also immer ein helles Azur-Blau. Für mich war das eine wertvolle Hilfe, das Simillimum zu finden.

Therapie

Ich habe hier zwar keine großartige Anamnese anlegen können, vielleicht aber doch eine gute Basis, das Simillimum zu finden. Ich weiß aus meinen bisherigen Erfahrungen, daß man bei einer Psychose mit einem Simile recht wenig erreicht, sondern daß zu einer Ausheilung eben das Simillimum notwendig ist.

Wenn ich von einer guten Basis sprach, so meinte ich damit vor allem die Farbe. Die Kenntnis der Lieblingsfarbe erleichtert die Mittelfindung um ein beträchtliches, und noch mehr das Vorliegen der Handschrift. In diesem Fall hatte ich beides.

Es ist sonderbar, daß die Lieblingsfarbe bei Psychosen fast immer, von wenigen Ausnahmen abgesehen, Blau ist. Auch hier ist sie Blau, und zwar ein helles Azur-Blau. Bei dem ersten Besuch am 21. 1. 1987 gab ich Plumbum met. D 30 und gab noch für in drei Wochen ein anderes Mittel, und zwar Natrium carbonicum M, mit.

Bei dem nächsten Besuch am 9.3.1987 erhielt ich die Mitteilung, daß sich nichts geändert hatte. Inzwischen hatte ich aber Zeit, diesen Fall auszuarbeiten. Es ist eine große Schrift, die mir vorliegt, und zugleich eine sehr energische mit einer ziemlichen Rechtsschräge. Eine solche Schrift finde ich bei den blauen Mitteln vorrangig bei Kalium, und hier kommen bei dem hellen Blau eigentlich nur Kalium bromatum und phosphoricum in Frage.

Bei meiner Repertorisierung in dieser Richtung ist Kalium bromatum vorrangig, das ich bei diesem Besuch als 30. Dezimalpotenz verabreichte. Im Fall einer ausbleibenden Wirkung sollte die 30. Dezimalpotenz von Kalium phosphoricum zu Hause verabreicht werden.

Beim dritten Besuch am 23. April 1987 erhielt ich wieder eine negative Antwort. Ich war inzwischen von der richtigen Wahl Kalium bromatum aber so überzeugt, daß ich einen neuen Versuch damit unternahm und es als M. Potenz in Form von fünf Globuli peroral verabreichte. Ludiomil hatte sie schon seit einiger Zeit abgesetzt. Eine Woche später erhielt ich einen Telefonanruf, wobei mir der Ehemann mitteilte, wie überrascht er war, daß er sich auf der Nachhausefahrt noch, etwa drei Stunden nach der Gabe, mit seiner Frau vernünftig unterhalten konnte. Am nächsten Tag bereits sei sie vollkommen intakt gewesen und sei es auch geblieben.

Wie war ich auf Kalium bromatum gekommen?

Die Patientin hatte Veränderungen des Gemüts in zwei Richtungen, und zwar Schizophrenie mit vielen Ängsten und dazu die

Depression oder Melancholie. Es gibt Rubriken, die diese Symptome gemeinsam enthalten, und überall ist Kalium bromatum aufgeführt:

Da sind die „ängstliche Traurigkeit" (1), die „melancholischen Wahnideen" (2), wo unter nur fünf Mitteln Kalium bromatum als einziges Mittel dreiwertig ist, und schließlich die „Melancholie als Geisteskrankheit" (3).

Auch bei ihren schizoiden Wahnvorstellungen ist Kalium bromatum aufgeführt, so vor allem bei ihrer Furcht, daß ihr nachgestellt und sie ermordet wird. Die Nachbarn und die Bundesregierung tun ihr Unrecht, und hier ist in der Rubrik „Furcht vor einem Unrecht" (4) nur ein Mittel genannt, und das ist Kalium bromatum.

Bei dem Wahn, ermordet zu werden, ist unser Mittel aufgeführt (5), ebenso bei dem Wahn, ihr Leben sei in Gefahr, wo Kalium bromatum als einziges Mittel steht (6), weiter bei der Einbildung einer Gefahr (7), bei der Wahnidee einer Gewalttätigkeit, wo es ebenfalls alleine steht (8), und schließlich bei der Wahnidee, ihr werde von Feinden nachgestellt (9) und sie werde verfolgt (10).

Wenn man diese Rubriken nach der Anzahl der jeweils aufgeführten Mittel vergleicht, dann kann man wohl sagen, daß Kalium bromatum das „Verfolgungsmittel" überhaupt ist.

Die Patientin verträgt auch nicht, angeschaut zu werden (11), und hatte außerdem Angst, von ihrem Mann verlassen zu werden (12), weil sie nicht mehr mit ihm schlafen konnte und wollte (13).

Nun kommt ein wichtiger Hinweis auf das Mittel, ein Hinweis, der vielleicht sogar an der Spitze hätte stehen sollen, nämlich das Hören von Stimmen (14), das Symptom für die Schizophrenie.

Hinweis auf Kalium bromatum als Simillimum

1: Ängstliche Depression (SR I 849): *Zweiwertig*

2: Melancholische Wahnideen (SR I 309):
Einziges dreiwertiges Mittel

3: Geisteskrank mit Melancholie (SR I 622): *Zweiwertig*

4: Furcht vor einem Unrecht (SR I 520):
Einziges Mittel und zweiwertig

5: Wahn, er wird ermordet (SR I 312):   *Einwertig*

6: Wahn, sein Leben ist in Gefahr (SR I 304):
   Einziges Mittel und einwertig

7: Wahnidee mit Eindruck einer Gefahr (SR I 250):
   Einwertig

8: Wahnidee von Gewalttätigkeit (SR I 360):
   Einziges Mittel und einwertig

9: Wahn, ihm wird von Feinden nachgestellt (SR I 327):
   Einwertig
   Wahn, ihm wird nachgestellt (SR I 327):   *Zweiwertig*

10: Wahn, er wird verfolgt (SR I 322):   *Einwertig*
   Angst, wie verfolgt (SR I 84):
   Nur zwei Mittel, dabei einwertig

11: Verträgt nicht, angesehen zu werden (SR I 691):
   Einwertig

12: Wahn, wird im Stich gelassen (SR I 253):   *Zweiwertig*

13: Vermindertes sexuelles Verlangen (SR III 579):
   Zweiwertig
   Abneigung gegen Koitus (SR III 443):   *Zweiwertig*

14: Wahn, hört Stimmen (SR I 364):   *Zweiwertig*

Schlußfolgerung und weiterer Verlauf

Bei der Vielzahl der auf das Mittel hinweisenden Symptome ist es durchaus wahrscheinlich, daß man auch ohne Farbe und Handschrift, sondern eben nur durch diese Symptome auf Kalium bromatum gekommen wäre. Nun habe ich mich inzwischen aber so mit Farbe und Schrift eingearbeitet, daß ich diese beiden nicht vermissen möchte. Vielleicht wäre man in diesem Fall auch so auf das Simillimum gekommen, aber sicher nicht in einer ganzen Reihe von durch meine Hand gegangenen schweren Psychosen, wo eine Fallaufklärung ohne diese beiden Attribute sicher nicht erfolgt wäre.

Mich interessierte natürlich, wie lange die Besserung oder besser, die Wiederherstellung, denn eine solche war es, angehalten hatte.

Nachdem die Heilung am 16.7.1987 erfolgt war, erhielt ich die Auflösung der eben angeschnittenen Frage am 25.8.1988, als die Patientin wieder zu mir gebracht wurde, weil seit etwa vier Wochen ein Rezidiv vorlag. Ohne eine eingehende Befragung und neue Repertorisierung verabreichte ich wieder Kalium bromatum M und erlebte dann die vollständige Wiederherstellung.

Ich möchte hiermit auch eine interessante Feststellung verknüpfen: Am 9.3.1987 hatte ich zum ersten Mal Kalium bromatum verabreicht, und zwar in der 30. Dezimalpotenz, dadurch aber keine Wirkung erzielt, während ich mit der sechs Wochen später gegebenen M. Potenz die Heilung erreichte. Man kann also feststellen, daß selbst wenn man das Simillimum gefunden hat, die 30. Potenz bei Psychosen ohne Wirkung bleibt, sondern eben mindestens die M. Potenz notwendig ist. Die Potenz muß dazu fähig sein, in die tiefste Ebene des Organismus, nämlich in die Psyche, einzugreifen.

Wie lange blieb die Heilung durch die zweite Verabreichung der M. Potenz bestehen?

Ich sah die Frau erst nach über drei Jahren wieder, nämlich am 16.2.1991, aber nicht etwa, weil bei ihr ein neues Rezidiv vorlag, sondern der Ehemann hatte mich angerufen und um einen Termin für sich selbst gebeten. Ich bat ihn, seine Frau mitzubringen, weil ich sie nicht etwa nur sehen, sondern eine vollständige Anamnese erheben wollte, denn eine solche lag noch nicht vor.

Warum wollte ich eine Anamnese von ihr haben?

In der Hauptsache deshalb, weil ich mich unbedingt davon überzeugen wollte, wie weit, was so schwierig zu verstehen war, die Patientin durch die M. Potenz eines Mittels auf so lange Zeit wiederhergestellt war. Hatte sie jetzt wirklich keine schizoiden Symptome mehr, konnte es wirklich so aussehen, als ob sie nie eine Schizophrenie gehabt hätte? Die Anamnese ist ein besserer Beweis als jedes andere Gespräch.

Zum anderen aber auch, um das AMB von Kalium bromatum vielleicht noch zu ergänzen.

So sieht die Psychoanamnese der Patientin aus, die eine anscheinend unheilbare Schizophrenie hatte, jetzt aber seit fast drei Jahren keine Anzeichen dafür zeigte:

Psychoanamnese

„Sie fragen mich, womit ich mich beschäftige. Ich gebe vor allem Unterricht, und zwar an Einzelpersonen. Ich unterrichte in zwei Sprachen, in Englisch und in Spanisch.

Außerdem bin ich mit neun anderen Personen in einer Gruppe, wo wir Italienisch lernen. Wir haben in der VHS (Volkshochschule) einen Italiener, der uns unterrichtet. Wir, d.h. diese Gruppe, sind uns näher gekommen und treffen uns jede Woche in einer anderen Wohnung, die ständig wechselt. Zunächst trinken wir Kaffee und essen Kuchen, aber nach einer Stunde machen wir zusammen unsere italienischen Hausaufgaben. Ich kann dann viel helfen, weil Spanisch doch meine Muttersprache ist und in beiden Sprachen viel Gemeinsames vorhanden ist. Ich freue mich auf das Zusammenkommen, weil wir eine schöne Atmosphäre haben.

Ich bin gern in Gesellschaft, wenn diese mich nicht langweilt, aber ebenso gern allein, und ich lese dann viel. Ich lese in letzter Zeit gerne Biografien und habe zuletzt solche von Galileo Galilei, Hemingway, Jack London, Leonardo da Vinci und anderen Künstlern gelesen, während mich solche über Wissenschaftler und erst recht Politiker nicht interessieren.

Auch lese ich gern Literatur über die Menschen und das Leben in Lateinamerika. Außerdem habe ich gern Musik und Bewegung, und so treffe ich mich mit einer Gruppe von Familienangehörigen von Männern, die in derselben Firma wie mein Mann beschäftigt sind. Wir tanzen einmal in der Woche Jazz, was mir viel Freude macht. Ich habe dort jemand aus Argentinien kennengelernt, die inzwischen meine Freundin geworden ist.

Was mache ich sonst noch gerne?

Ich stelle oft die Kurzwelle an, die Übertragungen von Spanien, Ecuador, Kuba und anderen Staaten aus dem spanischen Sprachraum bringt. Ich höre mit dem Kopfhörer und mein Mann ebenfalls, denn wir haben unterschiedliche Interessen und wollen uns nicht stören.

Ich wurde in Puerto Rico geboren, das heute zu den USA gehört, aber die Hauptsprache ist immer noch Spanisch, auch in der Verwaltung, denn Puerto war wenigstens bis 1898 eine spanische Kolonie. Die amerikanische Staatsangehörigkeit bekamen wir erst 1917. Ich fühle mich heute aber nicht als Spanierin und auch nicht als Amerikanerin und auch nicht als Deutsche, obwohl ich 13 Jahre hier bin und die deutsche Staatsangehörigkeit bekommen könnte, sondern ich bin eben Puerto-Ricanerin.

Wir waren zu Hause sieben Geschwister, und zwar drei Jungen und vier Mädchen. Meine Eltern haben sich scheiden lassen, als ich neun Jahre alt war.

Mein Vater hatte eine andere Frau kennengelernt, als er aus Berufsgründen in einer anderen Stadt war. Meine Mutter hat aber nie schlecht über ihn gesprochen, denn für sie war die andere Frau die Schuldige. Ich glaube, daß ich als Kind scheu und gehorsam war, nur mit meinem jüngeren Bruder habe ich mich oft gestritten.

In der Schule machte ich den Lehrern keine Probleme, weil ich auch mit ihnen keine hatte. Man muß, um bei uns getauft zu werden, zwei Paten haben, nämlich El Patrino und La Matrina, weil der eine die Vater- und die andere die Mutterstelle einnehmen muß, wenn die eigenen Eltern irgendwie ausfallen. Da ich keine Paten hatte, konnte ich nicht getauft werden. Aber auch ohne Taufe ging ich immer in die Kirche und habe dabei den Bruder einer Freundin kennengelernt, der die Patenschaft übernehmen wollte, obwohl er nur acht Jahre älter war als ich.

Dieser Meßdiener besorgte dann noch seine Tante aus New York, die zu uns kam, und so konnten beide die Patenschaft übernehmen, damit ich getauft werden konnte.

Ich erinnere mich noch daran, daß meine Lehrerin mich fragte, ob ich ihr immer Kaffee mitbringen könnte, weil ich in der Nähe wohnte, und mein Bruder sagte natürlich, daß ich nur deshalb so gute Noten hätte. Ich weiß noch, daß ich in Mathematik nicht gut war.

Ich wollte immer Lehrerin werden und mußte deshalb ein Stipendium für die High School beantragen. Ich hatte sechs Jahre Grundschule, dann drei Jahre Intermedia und schließlich vier Jahre Universität. Während der letzten beiden Jahren meines Studiums hatte ich auch schon Unterricht gegeben. Nach meinem Abschluß war ich zehn Jahre als Lehrerin tätig, davon zwei Jahre in den USA. Ich wollte Erfahrungen sammeln und habe meine Schule deshalb öfter gewechselt. Ich war zuerst in der Grundschule tätig, dann in der Intermedia und hatte die Sprachen und auch Algebra als liebste Unterrichtsfächer.

Während dieser Zeit ging ich gern tanzen und hatte viele Bekannte, war dabei aber zurückhaltend. Als ich meinen späteren Mann kennenlernte, wohnte ich wieder in San Juan mit meiner Mutter und meinem jüngeren Bruder zusammen. Mein Mann war im Auftrag einer deutschen Industriefirma in Puerto Rico. Ich habe mich sehr in ihn verliebt und wir kamen uns näher, obwohl meine Mutter dagegen gearbeitet hat. Sie hat sogar, wenn mein Mann unterwegs war, seine Post unterschlagen. Sie wollte eben, daß ich bei ihr bleiben sollte, und die Heirat unbedingt verhindern. Der Grund dafür war wohl, daß ich die Familie mit meinem Verdienst unterstützte. Ich machte meiner Mutter aber klar, daß meine Geschwister auch für sie einspringen könnten. Außerdem hatte sie Anspruch auf einen Teil der Rente ihres geschiedenen Mannes, denn dieser war inzwischen berentet worden. Immerhin waren die beiden fast 20 Jahre miteinander verheiratet, und so stand ihr ein bestimmter Betrag zu.

Als mein Mann nach Chicago versetzt wurde, machte ich meine Begleitung davon abhängig, daß ich dort eine Stelle als Lehrerin finden würde, denn ich wollte nicht abhängig von meinem Mann sein. Die Stelle habe ich bekommen.

1974 kamen wir beide nach Deutschland in Urlaub, wo ich meine Schwiegermutter kennenlernte, mit der ich mich sehr gut verstand. 1976 gingen wir ganz nach Deutschland, blieben dort aber nur drei Monate. Während dieser Zeit haben wir geheiratet. Mein Mann wurde dann für sechs Monate nach Bagdad versetzt, und ab 1977 waren wir für immer in Deutschland.

Im Mai 1986 bekam ich dann Wahnvorstellungen und hörte andauernd Stimmen. Unsere Nachbarn sprachen in Lautsprecher, und ich erinnere mich noch daran, daß sie sagten, ich sei politisch gefährlich und müßte beseitigt werden. Ich fühlte mich von allen Seiten verfolgt und erlebte oft, wie meine Feinde in das Haus eindrangen, um mich gefangenzunehmen und hinzurichten.

Ich wußte, daß sie auch hinter meinem Mann her waren und hatte um ihn noch mehr Angst als um mich. Ich hatte keine Menses mehr und auch keine Sexualität.

Ich war drei Monate im Krankenhaus. Mein Mann besuchte mich jeden Tag, und ich weiß, daß er viele Bücher über meine Krankheit las, um sich zu orientieren. Als ich aus der Klinik entlassen wurde, war ich nicht besser dran als vorher, sondern eher noch schlechter, weil ich vollkommen willenlos und versteift war. Ich bin dann im Januar 1987 zu Ihnen gekommen.

Sie wollen, daß ich noch mehr über mich erzähle. Ich bin versessen auf Musik und habe besonders gern die klassische von Mozart und Schubert, aber auch Kirchen- und Popmusik und auch Musik, die Protest ausdrückt. In Spanien ist es ja anders als hier. Dort drückt man jede Stimmung durch die Musik aus.

In Gesellschaft kann ich lustig sein und viel lachen. Mit meinem Mann habe ich öfter Auseinandersetzungen, jedoch vertragen wir uns nachher immer wieder. Ich meine, so etwas muß ganz einfach sein.

Was habe ich nicht gern? Ich mag nicht, wenn Leute über andere reden und fahre auch nicht gern im Auto."

Als die Frau zum ersten Mal zu mir kam, hatte ich ihren Mann gebeten, alles seiner Meinung nach Wichtige, aber auch Unwichtige, über seine Frau aufzuschreiben, und ich bekam folgende Aufzeichnungen des Ingenieurs:

„Wie ich meine Frau sah, als sie noch gesund war:

Meine Frau lacht viel und gern und geht gerne aus. Sie ist zu anderen freundlich und höflich, aber sehr zurückhaltend. Sie hat viele Bekannte, aber die Beziehungen sind sehr locker, und sie hat keine richtige Freundin. Ich glaube, daß das daran liegt, daß sie in Deutsch nicht gut ist. Ihre Gedanken sind schneller als ihre Fähigkeit, diese mitzuteilen. Sie kann sich also nicht gut ausdrücken und hat auch Schwierigkeiten im Verstehen.

Sie ist im Haushalt sehr ordentlich und arbeitsam, auch ist sie immer pünktlich. Sie hat Pädagogik und Sozialwissenschaften studiert mit dem Abschluß als B. A. Ihre analytische Denkfähigkeit war immer etwas schwach.

Wie meine Frau jetzt ist, da sie krank ist:

Vor allem glaubt sie, daß die „Leute" uns schaden wollen. Die „Leute" belauschen uns ständig. Sie mißtraut jedem und auch mir. Sie glaubt mir nicht, wenn ich ihr sage, daß diese ihre Vorstellungen nicht stimmen, und ich kann ihr auch nichts beweisen. Man sieht ihre ständige Angst an den Augen.

Sie sagt, daß sie immer nur schlimme Träume habe."

Auch bis jetzt, Ende 1994, gab es kein Rezidiv.

Fall 19

Depressive Verstimmung, Zoster

Vor mir sitzt eine junge Dame, dunkelhaarig, mit gut geschnittenem Gesicht. Als ich auf ihr Anmeldeformular schaue, stelle ich fest, daß sie gar nicht mehr so jung ist, wie ihr Aussehen sie erscheinen läßt, und das liegt an ihrer wohl geschmackvollen und attraktiven Kleidung. Als ich dann noch „Mannequin" als Berufsangabe sehe, wundere ich mich natürlich nicht mehr über ihren distinguierten Geschmack und darüber, daß sie mit 35 Jahren erheblich jünger aussieht.

Sie kommt aus Hannover, weil sie seit einer Woche im Bereich des rechten Oberarms und der rechten Schulter einen Zoster hat, bei dem besonders bei jeder Bewegung die starken Schmerzen auffällig sind. Nicht weniger schmerzen aber die feuchten, gruppenförmig angeordneten Blasen.

Nach meinen bisherigen Erfahrungen hilft in solchen Fällen, bei denen einmal starke Neuralgien vorhanden sind und zum anderen auch auffällige Hauterscheinungen, Mezereum immer am besten, was auch im Repertorium von Boericke nachzulesen ist (Kent ist damit irgendwie stiefmütterlich versorgt). Ich gab Mezereum D 30 und stellte bei der nächsten Konsultation nach einer Woche eine erhebliche Besserung fest: Die Bläschen hatten sich zu Krusten geformt, die teilweise schon abgefallen waren, und der Schmerz war kaum noch vorhanden.

Dieser schnelle Erfolg veranlaßte die Patientin, mich um eine Behandlung ihrer seelischen Probleme, die sich in der Hauptsache in einer langanhaltenden depressiven Verstimmung äußerten, zu bitten.

Ich gab der Patientin einen entsprechenden Termin, möchte aber nicht versäumen, ihre Lieblingsfarbe zu nennen: Diese war ein helles Gelbgrün, entsprechend der Rubrik 30 A 8 im Farbenbuch. Die zweite Farbe war Gold.

Psychoanamnese

„Ich wurde als letztes von sechs Kindern in Südfrankreich geboren, und zwar in der Nähe von Biarritz. Ich kann mich nicht an vieles von meiner Kindheit erinnern, sondern nur daran, daß wir keine gute Familie waren. Ich habe meine Eltern nie zusammen gesehen. Sie wohnten zwar beide in demselben Haus, aber dieses große Haus war getrennt, und auf der einen Seite wohnte mein Vater. Er hatte eine Freundin, die in der Nachbarschaft wohnte, aber viel bei ihm war. Ich habe einmal gesehen, wie die beiden sich küßten, und war sehr traurig, weil er meine Mutter nie geküßt hat.

Meine Mutter war sehr depressiv und hat mich mehrmals gefragt, ob ich ihr Blumen aufs Grab bringen würde, wenn sie gestorben wäre. Als sie nicht aufhörte, mich zu fragen, sagte ich, daß ich ihr nur Unkraut aufs Grab pflanzen würde, und zwar das, womit wir unsere Kaninchen fütterten.

Meine älteste Schwester war sehr lieb zu mir und sorgte so oft für mich, daß ich sie liebte wie meine Mutter. Mein Vater warf sie aus dem Haus, als sie 15 Jahre alt war, und das hat mich sehr getroffen. Mein Vater war in jeder Beziehung unberechenbar und hat auch einen meiner beiden Brüder aus dem Haus geworfen. Ich meine, daß das mit der großen Autowerkstatt zu tun hat, die mein Vater besaß.

Als dieser Bruder später mit seiner Frau kam, um diese seinen Eltern vorzustellen, kam es beim Essen zu einer Auseinandersetzung, und mein Vater warf meinem Bruder eine Platte mit Nudeln ins Gesicht. Mein Vater erschien mir immer brutal, und wir hatten alle Angst vor ihm. Mich hat er aber nie geschlagen, sondern wollte immer zärtlich zu mir sein, was ich aber nicht mochte. Ich mochte ihn überhaupt nicht.

Ich ging nie gern zur Schule und hatte sonntags oft Durchfälle. Ich mochte auch nie gern Bücher lesen. Ich wollte auf keinen Fall zur Höheren Schule, sondern von der Volksschule abgehen. Das tat ich dann auch und fing mit 16 Jahren in einem Apotheken-Großhandel an, wo ich bis fast 19 als Verteilerin beschäftigt war.

Als ich mit 18 Jahren mit einem Bruder in Spanien war, lernte ich dort eine deutsche Familie kennen und verliebte mich in den Sohn. Ich folgte einer Einladung der Familie nach Hannover, kündigte meine Arbeitsstelle und zog 1972 ganz nach Hannover. Ich wohnte bei der Familie und teilte mir mit dem Sohn ein Zimmer. Die Leute, die in Spanien sehr nett waren, änderten sich dann zusehends:

Sie beschäftigten mich mit Putzen, Waschen, Kochen, und in ihrer Gastwirtschaft mußte ich auch noch die Gäste bedienen. Als Taschengeld bekam ich 20 DM pro Monat. Zuerst wurde mir nicht klar, wie wenig das war im Vergleich zu meiner Arbeitsleistung, aber dann wurde mir immer mehr bewußt, wie sehr ich ausgenutzt wurde. Nachdem ich von dort weg war, habe ich in einer Keksfabrik am Fließband gearbeitet. Ich lernte dort 1976 einen netten Mann kennen, in den ich mich verliebte. Er brachte mich in einem Konzern als Telefonistin unter. Wir zogen zusammen, und er war sehr nett zu mir. Er erfüllte jeden meiner Wünsche. Ich brauchte ihn nur um etwas zu bitten, und er tat alles, um mich zufriedenzustellen. Ich wünschte mir ein Auto, und als ich vom Urlaub zurückkam, stand der kleine Wagen vor der Tür. Das ging so bis 1980.

Nach vier Jahren mußte ich aber weg von ihm, weil ich keine Liebe mehr für ihn empfinden konnte. Zunächst war ich viel allein, lernte 1981 aber einen Witwer kennen, der sehr reich war. Er kannte meine Leidenschaft für Autos und wollte meinen Wunsch erfüllen, mein altes Auto durch ein besseres und größeres zu ersetzen. Auch wollte er, daß ich zu ihm ziehen sollte. Doch war das alles mit einer Erpressung verbunden.

Er machte das davon abhängig, daß ich mich von meiner Katze Maurice trennen sollte. Das konnte ich aber nicht und habe sie, in der ich mein Kind sehe, vorgezogen. Maurice, der jetzt elf Jahre alt ist, ist immer noch bei mir. Ich muß immer eine Katze haben. Eine Katze gehört zu mir.

Ich mag auch Vögel und Hunde, ziehe eine Katze aber unbedingt vor. Mein Maurice kommt jeden Morgen zu mir und macht mich dann ganz sanft wach. Er gibt mir einen Kuß auf die Nase und streichelt mich mit seinem Köpfchen am Ohr.

Wegen der Mutter von Maurice, die Katinka hieß, hatte ich schon einmal ein Verhältnis aufgegeben. Als die Verlobung mit dem Mann, mit dem ich vier Jahre zusammen war, schon in die Brüche ging, lernte ich in Mallorca, wohin ich in Urlaub gefahren war, einen Reiseleiter kennen, in den ich mich sehr verliebte. Er wohnt in Mallorca und lud mich ein, bei ihm zu bleiben. Nur wegen Katinka bin ich nach Deutschland zurückgekehrt.

Nach dem Witwer lernte ich einen geschiedenen Mann kennen, der drei Jahre älter war. Er zog nach einem halben Jahr zu mir. Er war technischer Zeichner und wollte unbedingt mit mir zusammen bauen. Er bestellte jemanden von Wüstenrot, und beide überredeten mich, einen Vertrag zu unterzeichnen, was mich später sehr unglücklich machte.

Zwei Monate nach dem Vertrag war das Fertighaus da. Der Kaufpreis belief sich mit allen Nebenkosten auf fast 400 000 DM, und so wuchsen uns die aufzubringenden Kosten über den Kopf. Ich mußte neben meinem Beruf noch andere und oft harte Arbeit verrichten, aber ich habe es aus Liebe zu dem Mann getan.

Als wir in das Haus zogen, durfte ich vom selben Zeitpunkt an nicht mehr rauchen. Er hatte mir das zwar schon vorher gesagt, aber ich hatte das nicht ernstgenommen. Wenn ich rauchen wollte, mußte ich auf den Balkon gehen und das sogar im Winter. Er war sehr hart. Meine Katze sperrte er immer in den Keller ein, weil sie zuviel Haare ließ.

Neben meiner beruflichen Arbeit war ich schon seit längerem als Mannequin tätig. Seit 1980, als ich 26 Jahre alt war, hatte ich eine Stelle als Mannequin in München. Ich wohnte da noch in Hannover und mußte viermal im Jahr für je eine Woche nach München fahren. Während der Zeit des Auftretens ließ ich mich krankschreiben. Mein Freund sah meine Reisen nach München nicht gern, weil er immerzu eifersüchtig war und meinte, daß ich fremdgehen würde. Wenn ich aber ein festes Verhältnis habe, könnte ich das niemals tun.

Als ich eines Tages von München zurückkam, wußte ich, daß eine andere Frau dagewesen war, denn ich sah das an Veränderungen im Bett und im Kleiderschrank. Unser Verhältnis hatte einen Bruch, und der konnte nicht mehr gekittet werden. Schließlich forderte er mich auf, ihn in Ruhe zu lassen und wegzugehen, und das tat ich dann auch. Das war 1983.

Es war das erste Mal, daß ein Mann mit mir Schluß gemacht hat, denn vorher war ich es immer. Das war dann eine schlimme Zeit für mich. Die Demütigung und schließlich das Alleinsein deprimierten mich sehr. Ich hatte ihn verloren, das Haus verloren und meine Beschäftigung bei Siemens auch, denn weil ich Geld brauchte, mußte ich dort kündigen. Ich bekam dadurch eine Abfindung in Höhe von 9000 DM. Ich war jetzt wirklich allein, d.h. ganz alleine war ich nicht, denn Maurice war ja bei mir.

Drei Wochen nach meinem Auszug war Ernest, der mir sozusagen gekündigt hatte, bei mir und bat mich weinend, zu ihm zurückzukommen. Am Tag nach meinem Auszug war seine Freundin bei ihm eingezogen und noch bei ihm. Er versprach mir aber, sie sofort an die frische Luft zu setzen, wenn ich zurückkehren würde. Ich konnte mich nicht dazu entschließen, empfing ihn aber und ging mit ihm ins Bett. Nach zwei Monaten war das aber zuviel für mich, und ich machte Schluß. Auch sein Angebot, mich zu heiraten, konnte mich nicht umstimmen.

Ich bezog Arbeitslosenunterstützung und war nebenbei als Mannequin tätig, aber ich schwitzte jedes Mal, wenn ich zum Arbeitsamt ging und meine Schwarzarbeit verheimlichen mußte. Ich konnte das schließlich nicht länger machen und wurde freiberuflich tätig, gab also meinen Mannequin-Verdienst an, und seitdem ging es mir besser.

Was mich aber sehr enttäuschte, waren meine folgenden Männerbekanntschaften. Ich habe nur Männer kennengelernt, die fremdgegangen sind. Ich bin froh, daß ich Ernest nicht geheiratet habe, denn er wäre mit Sicherheit weiter fremdgegangen, und dazu bin ich mir zu schade. Ich will deshalb nie eine Ehe eingehen.

Ich konnte aber auch aus einem anderen Grund nicht in das Haus zurück. Ich weiß, daß ich dann früher oder später meine ganze Selbständigkeit hätte aufgeben müssen. Ich erinnere mich daran, daß ich einmal in der Küche, sozusagen aus Trotz, vor seinen Augen eine Zigarette angezündet hatte. Er schlug sie mir aus dem Mund und gab mir eine tüchtige Ohrfeige. Seitdem wußte ich, daß ich mit einem so brutalen Mann niemals glücklich werden konnte.

Meine erste Männerbekanntschaft nach Ernest und nachdem ich ein Jahr allein gewesen war, war Peter. Ich hatte ihn in einer Diskothek, wo ich arbeitete, kennengelernt. Nach fast zwei Jahren unserer Bekanntschaft wollte er mit mir für ein halbes Jahr nach Ibiza fahren, aber ich lehnte ab, weil ich nicht von ihm abhängig werden wollte. Nach seiner Rückkehr erfuhr ich, daß er mit einer anderen aus Hannover gefahren war, und unser Verhältnis war natürlich zu Ende. Ich mußte Schluß machen, weil ich mich nicht betrügen lasse.

Nach Peter war ich ein halbes Jahr allein, fing 1987 aber ein Verhältnis mit Hans an, der in der betreffenden Diskothek Geschäftsführer war. Er war ein netter Kerl und hat mich viel beschenkt. Er wollte auch zu mir ziehen, erfuhr aber von mir, daß das überhaupt nicht in Frage käme.

Eines Tages ließ er aber viele seiner Sachen bei mir abladen, angeblich, weil bei ihm renoviert würde. Es dauerte nicht lange, bis er mir eröffnete, daß er seine Wohnung verkauft habe und jetzt bei mir einziehen müßte.

Ich sorgte dafür, daß er erst gar nicht bei mir einzog, und auch dafür, daß er seine Sachen bald wieder abholte, indem ich ihm androhte, diese abholen und in der Diskothek abladen zu lassen. Damit war unser Verhältnis zu Ende, das aber vorher schon einen Riß hatte. Er war mit seinem Kegelklub nach Rio gefahren, und ich hatte darauf bestanden, daß er eine Untersuchung auf AIDS durchführen ließ, bevor ich noch einmal mit ihm ins Bett gehen würde.

Das ist jetzt etwa ein Jahr her, und ich fühle mich furchtbar elend. Ich habe zwar von meiner Beschäftigung her noch eine Freundin, aber diese ist inzwischen verheiratet und hat zwei Kinder, und so kann ich mit dieser nie ausgehen. Das wäre nicht so schlimm für mich, weil mir an Vergnügungen nicht allzuviel liegt, aber sie hat eben überhaupt nicht viel Zeit für mich, und ich kann so schlecht alleine sein.

Vielleicht muß ich mein ganzes Leben allein bleiben. Das wäre furchtbar für mich, aber ich kann zu keinem Mann mehr Vertrauen haben, denn bis jetzt hat jeder mich betrogen. Wundern Sie sich nicht, wenn ich jetzt weine. Aber ich war neulich zu einer Hochzeit eingeladen und habe da gefühlt, wie sehr mir ein Mann fehlt.

Warum betrügen die Männer mich? Warum kann ich keinen Mann an mich binden? Man sagt zwar immer von mir, daß ich hübsch sei, was mir gar nicht gefällt, aber ich glaube nicht, daß das eine Rolle spielt, sondern vielleicht liegt es daran, daß ich Männer nicht ausfüllen kann, daß ich keine weibliche Attraktivität besitze?

Ich glaube, daß ich viel über mich und die Zukunft durch Wahrsagen erfahren kann. Ich glaube daran, wie ich auch an Geistheilung, Magnetismus, spirituelle Sitzungen und Kartenlegen glaube. Ich war schon oft bei Wahrsagern, in Frankreich und auch hier. Ich war vor vier Wochen bei einer Wahrsagerin in Frankreich und zwei Wochen später bei einer anderen. Die nächste würde ich am liebsten schon heute aufsuchen. Ich suche eine Glaskugel, um aus ihr die Zukunft zu erfahren. Ich suche überall, aber ich finde sie nicht, obwohl ich genau weiß, daß es so etwas gibt.

Ich glaube, daß ich einen Geist zu mir rufen kann, und zwar den letzten Verstorbenen aus der Familie. Das wäre eine Tante von mir. Aber ich habe Angst, sie zu rufen. Ich habe Angst, daß sie nicht mehr weggeht.

Ich glaube, daß ich schon einmal auf der Erde war, aber ich weiß auch, daß es schon über tausend Jahre her sein muß."

Auswertung

Bei der Gewichtung sind zunächst zwei Charakterzüge auffällig. Das ist einmal das Unvermögen, allein zu sein, und zum anderen die Befähigung, andere zu kritisieren.

Daß sie nicht allein sein kann, ist offensichtlich. Sie hat es selbst oft genug gesagt und weint, wenn sie daran denken muß, auch im Alter allein zu sein.

Den Maurice hat sie sich anscheinend auch zu dem Zweck angeschafft, daß dieser ihr Gesellschaft leistet, wenn ihr Verhältnis zu einem Mann wieder einmal in die Brüche gegangen ist.

Es ist schwer, dieser Frau alles recht zu machen, denn sie hat an jedem Mann etwas auszusetzen. Am auffälligsten ist ihre zweite Beziehung, nämlich die zu dem Mann, mit dem sie vier Jahre zusammenlebte, weil sie ihn liebte, und der sie allem Anschein nach „auf den Händen trug", denn er las ihr jeden Wunsch von den Augen ab. Auf meine Frage, was sie an ihm auszusetzen und warum sie ihn verlassen hatte, konnte sie auch keine andere Antwort geben als die, daß sie ihn eben nicht mehr liebte.

Die anderen Verhältnisse gingen auseinander, weil sie die Katze abschaffen oder diese nicht in der Wohnung behalten sollte, aber auch, weil die Männer Seitensprünge machten. Sie ist ihren Freunden immer treu und erwartet deshalb auch von ihnen unbedingte Treue und auch dann, wenn sie diese alleine wegfahren läßt, und das für ein halbes Jahr.

Bei der Repertorisation gehe ich zunächst von dem Problem des Alleinseins aus. Alleinsein macht traurig (1) und verschlimmert (2).

Sie bekommt dann tiefsinnige Gedanken, die unangenehm, hartnäckig und quälend (3) sind und sie in grüblerische Verzweiflung stürzen (4, 5).

Wenn wir bis hierher repertorisiert haben, sind nur zwei Mittel übriggeblieben, und zwar Calcium carbonicum und Mezereum, und das ändert sich auch nicht, wenn noch „Tadelt andere" (6) und „Mißtrauen" (7) hinzukommen, und es ist nicht schwer zu erraten, daß ich nach dem vorherigen Erfolg mit Mezereum D 30 bei Herpes zoster mich für dieses Mittel entschieden habe.

Aber es gibt noch eine Reihe von Symptomen, die ebenfalls auf Mezereum hinweisen, so Kummer (8), Traurigkeit (9) und Lebensüberdruß (10).

Sie ist ein introvertierter Mensch und befaßt sich in ihrer Abgeschiedenheit vordringlich mit sich selbst. Es ist dies eine Art Meditation (11) mit Selbstbetrachtung (12), was sie auch apathisch und gleichgültig gegenüber Ablenkungen macht (13), wobei man aber nicht vergessen darf, daß sie für Vergnügungen nie viel übrig gehabt hat (14).

Hinweise auf das Simillimum Mezereum

1:	Traurig beim Alleinsein (SR I 847):	*Zweiwertig*
2:	Verschlimmerung beim Alleinsein (SR I 143):	*Zweiwertig*
	Verlangen nach Gesellschaft (SR I 142):	*Zweiwertig*
3:	Unangenehme Gedanken (SR I 976):	*Einwertig*
	Hartnäckige Gedanken (SR I 980):	*Einwertig*
	Quälende Gedanken (SR I 989):	*Einwertig*
4:	Brütet, sieht alles schwarz (SR I 110):	*Einwertig*
5:	Verzweiflung (SR I 378):	*Zweiwertig*
6:	Tadelt andere (SR I 808):	*Einwertig*
7:	Argwohn, Mißtrauen (SR I 959):	*Einwertig*
8:	Kummer (SR I 550):	*Einwertig*
9:	Traurigkeit, Depression (SR I 842):	*Dreiwertig*
10:	Lebensüberdruß (SR I 1034):	*Einwertig*
11:	Meditation (SR I 707):	*Einwertig*
12:	Selbstbetrachtung (SR I 629):	*Einwertig*
13:	Apathie (SR I 591):	*Dreiwertig*
	Gleichgültig gegen alles (SR I 597):	*Einwertig*
14:	Gleichgültig gegen jedes Vergnügen (SR I 601):	*Einwertig*

Therapie und Verlauf

Nach der Gabe von Mezereum M in Form von fünf Globuli hörte ich lange Zeit nichts mehr von der Patientin. Sie kam erst wieder nach über einem Jahr, nämlich am 22. Januar 1991, zu mir und entschuldigte ihr langes Ausbleiben damit, daß sie einmal eine weite Anreise hätte, es ihr aber außerdem so gut gegangen wäre, daß sie mich wirklich nicht früher hätte in Anspruch nehmen müssen.

Was hatte sie nach der hohen Potenz empfunden und was war besser geworden, das waren die Fragen, deren Beantwortung mich interessierte.

Sie konnte sich nach den vielen Monaten nicht an Einzelheiten erinnern, jedoch war ihr aufgefallen, daß die leichten Schmerzen, die noch zeitweise in der rechten Schulter auftraten, ganz verschwunden sind. Außerdem war ihre Haut besonders im Gesicht, die sie wegen einer Akne vorher immer intensiv hatte pflegen müssen, erheblich besser geworden. Das Wichtigste sei aber wohl gewesen, daß sie innerlich ruhiger und ausgeglichener geworden wäre.

Sie habe eine nette neue Bekanntschaft gemacht. Der Mann sei zwar geschieden, aber immer lieb zu ihr und vor allem tolerant. Sie wollten bald zusammenziehen, und er habe nichts gegen ihren Maurice, der immer noch leben würde, einzuwenden. Beruflich sei sie Mannequin geblieben und habe durchweg zufriedenstellende Angebote gehabt. Nur in letzter Zeit sei sie nervös und irgendwie unausgeglichener geworden, und deshalb möchte sie dasselbe Mittel wie damals haben.

Man konnte diesen Fall also als abgeschlossen betrachten, und ich hätte mit dem Erfolg zufrieden sein müssen. Ich war es aber nicht, wenigstens nicht ganz. Was war es, das mich störte?

Eine der auffälligsten Eigenschaften dieser Frau ist ihre unbedingte Treue und auch ihre Ehrlichkeit, denn es war ihr zuwider, ihre viermalige Tätigkeit im Jahr als Mannequin dem Arbeitsamt gegenüber zu verschweigen.

Leider suchte ich im Synthetischen Repertorium und auch bei Arzneimittelbildern vergeblich nach diesen Symptomen. Die Treulosigkeit ist zu finden (771) und auch der Ehebruch (10), ferner die reichbestückte Rubrik „Mangel an moralischem Empfinden" (742), die große über „Lasziv" (671) oder über „Nymphomanie" (762), ferner die Rubriken über „Neigung, Verbrecher zu werden" (742), „Lügner" (685) und viele ähnliche.

Was fehlt, sind eben die Rubriken über Tugenden. Gibt es so wenige Engel auf der Erde oder ist das bei Prüfungen vergessen worden? Ich weiß es nicht. Was ich aber weiß, ist nach meinen bisherigen Erfahrungen, daß viele AMB diese Symptome haben. So ist es in dem vorliegenden Fall, aber auch häufig bei den Mitteln mit der Lieblingsfarbe Gelb, etwa bei Hyoscyamus oder Laurocerasus. Ich habe mich natürlich gefragt, warum gerade die Menschen mit der Lieblingsfarbe Gelb häufig ehrlich sind.

Die Antwort ist nicht schwer: Es sind ja die esoterischen, die übersinnlichen Menschen, die, die den Kontakt mit der Erde verloren haben und sich in einer höheren Ebene befinden. Bei dem fehlenden Kontakt mit Irdischen ist auch kein Kontakt mehr mit Geld vorhanden. Diese Menschen wissen, daß der Tod nicht das Ende ist, sondern daß das Leben weitergeht. Weshalb sollten sie also Geld horten, denn dieses bleibt ja auf der Erde? Geld ist aber die Wurzel allen Übels und auch des Verbrechens. Kein Wunder also, daß die Gelben einen Hang zur Ehrlichkeit haben. Die Frau unseres Falles mit der beispielhaften Treue hat auch viel Gelb in ihrer Farbe und glaubt an Übersinnliches. Der Fall ist ein Beispiel dafür, daß die Psychoanamnese, wenn sie streng auf Farbe und Schrift aufgebaut wird, das AMB vervollständigen kann.

Mezereum

1.) 30 A 8
2.) Gold

Unbedingte Treue, Ehrlichkeit, Intoleranz, introvertiert

Nicht gern allein, liebt Gesellschaft (143, 142)
    Traurig, wenn allein (847)

Neigung zur Depression (842)
    Brütet, sieht alles schwarz (110)
    Unangenehme Gedanken,
       hartnäckige, quälende (976, 980, 989)
    Verzweiflung, Kummer, Lebensüberdruß (378, 550, 1034)
    Apathie (591), Gleichgültigkeit gegen alles (597)
    Gleichgültigkeit gegen jedes Vergnügen (601)

Meditation (707), Selbstbetrachtung (629)

Tadelt andere (808), Argwohn, Mißtrauen (959)
   Verweilt bei unangenehmen Erinnerungen, nachtragend (419)

Zoster (K II 183)

Hauteruptionen, Furunkel (K II 180), Pusteln (K II 187)

Fall 20

Sexuelle Disharmonie, Pollinose, Acne vulgaris

Als ihre Mutter das kleine Mädchen zum ersten Mal zu mir brachte, war es elf Jahre alt. Das war 1979, als ich noch keine Notiz von der Farbenvorliebe meiner Patienten nahm, und so repertorisierte ich die Beschwerden jedes Mal durch und hatte mit den so gewonnenen Mitteln Erfolge, wie man sie eben mit den Similia bei Organbeschwerden erzielt. Eine Heilung der schon damals bestehenden Pollinose und auch der Akne, die aufgetreten ist, nachdem die Kleine mit zwölf Jahren ihre erste Regel bekommen hatte, erreichte ich aber nicht.

Als ich begann, mit den Farben zu arbeiten, war Marianne inzwischen 16 Jahre alt geworden, aber es dauerte bis 1987, sie war inzwischen 19 Jahre alt geworden, bis wir dazu kamen, uns zu einer Psychoanamnese zusammenzusetzen.

Aus dem kleinen Mädchen war inzwischen eine hübsche dunkelhaarige junge Dame geworden, die ihre Akne aber unverändert weiter hatte, wie auch in jedem Frühjahr die Pollinose auftrat. Dazu waren aber noch andere Beschwerden gekommen.

So war sie oft deprimiert, was wohl durch Liebeskummer zustande kam, und wollte zum Leidwesen besonders der Mutter Kellnerin werden, ein Beruf, der nach der Meinung der Mutter mit dem Status der Familie, war der Vater doch gehobener Beamter, nicht vereinbar war.

All das zusammengefaßt war also der Grund, warum wir ein mehrstündiges Gespräch anberaumten.

Vorher möchte ich aber noch einiges über die Organsymptome sagen. Die Menses, die ja mit zwölf Jahren eingetreten waren, verliefen problemlos, ohne besondere Beschwerden. Was die jährlich regelmäßig auftretende Pollinose betraf, so waren die besonderen Symptome ein Fließen der Nase und ein Tränen der Augen besonders im warmen Zimmer.

Nachts war die Nase dann verstopft, öffnete sich morgens nach dem Aufstehen aber bald und fing für etwa 1-2 Stunden an zu fließen. Dazu kam ein Jucken von Gaumen und Rachen und ein Niesen, das immer anfallsweise auftrat, wobei es aber lange und starke Anfälle waren.

Die Akne, die von „Blütchen" bis zu Geschwüren auftrat, ist besonders im Mundbereich vorhanden. Erwähnt werden muß auch die besondere Empfindlichkeit der Lippen, die oft aufgesprungen sind und sich auch abschälen.

Der Ausfluß ist vielleicht etwas stärker als normal, aber nicht besonders auffällig. Er ist transparent bis gelblich und eher schleimig als dünnflüssig.

Außerdem besteht auch eine Allergie gegen Erdbeeren.

Psychoanamnese

„Ich weiß, daß ich ein Mensch bin, dessen Launen und Gefühle sehr schnell umschlagen. Das erkenne ich auch, wenn ich meine Beziehungen zu einem Mann betrachte. Zuerst meinte ich, daß es mir nicht viel ausmachen würde, ohne einen Freund auszukommen, aber ich merke jetzt, da ich seit einem Jahr mit meinem Freund auseinander bin, wie sehr ich an ihm gehangen habe und daß ich eine unbezähmbare Sehnsucht nach einem neuen habe.

Zuerst hatte ich gemeint, nicht viel für ihn übrig zu haben, merkte aber dann, daß ich immer mehr für ihn empfand und schließlich sogar eifersüchtig und sogar sehr eifersüchtig wurde. Ich ließ ihn das aber nicht merken, sondern beteuerte ihm immer wieder, daß ich zwar viel für ihn empfinden würde, ihn aber nie lieben könnte. Während unseres Zusammenseins entstanden viele Szenen, und es kam öfter vor, daß ich Schluß mit ihm machte, und auch, daß er dasselbe mit mir tat. Als meine Großmutter starb und ich sehr darunter litt, nahm er sich meiner sehr an. Um so mehr überraschte es mich, daß er schließlich endgültig Schluß machte, und ich weiß bis heute noch nicht, warum.

Vielleicht hatte ich mich zu sehr an ihn gehängt, so daß ich ihm lästig wurde, vielleicht gefiel ihm aber nicht, daß ich immer noch nicht bereit war, mit ihm zu schlafen. Ich bin katholisch und hänge mit Überzeugung an meinem Glauben, und so hatte ich oft einen Kampf zwischen der Versuchung und meinem Glauben auszufechten, bin aber bis heute hart geblieben.

Mit dieser Trennung hat mein Freund mich sehr vor den Kopf gestoßen, so daß ich nach der Trennung eine schlimme Zeit erlebte. Ich weiß nicht, ob es eine Bedeutung hat, aber ich habe gerade in dieser ersten Trennungszeit viel von Pferden geträumt, immer wieder von Pferden und zuletzt von einem großen weißen Pferd, und nach S. Freud beziehen sich Träume von Pferden doch immer auf die Sexualität. Alles das war Anfang 1986.

Ich fühlte mich sehr einsam, und ich habe viele Leute angerufen, weil ich nicht allein sein konnte. Ich brauchte körperliche Nähe, konnte aber mit neuen jungen Männern nicht irgendwie warm werden.

Ich lernte dabei jemanden kennen, der mich mit zu sich nach Hause nahm und mich unbedingt verführen wollte, aber auch dieser Mann hatte wie die anderen keinen Erfolg bei mir. Ich habe eben geküßt, ging aber mit keinem ins Bett. Meine angestaute Versuchung war aber stark, und ich wußte nicht, wie lange ich noch Widerstand würde leisten können.

Ich ging dann für sechs Wochen in die USA und besuchte die 27jährige Mary, die während ihres Studiums bei uns in Köln gewohnt hatte. Ich wußte, daß sie lesbisch war, und so war ich nicht erstaunt, daß sie ein Liebesverhältnis mit einer anderen hatte und mit ihr zusammenwohnte. Ich merkte, wie ich auf die andere eifersüchtig wurde, und so hatte Mary, als sie mich leidenschaftlich umarmte, keine Schwierigkeiten, mich zu verführen. Das Verhältnis zwischen uns war schön und leidenschaftlich.

Das machte mich sehr glücklich, und ich habe das nicht als Sünde gewertet. Ich habe in der Kirche mit Gott gesprochen und empfand auch danach meine Verhaltensweise nicht als verboten oder verwerflich.

Unsere Beziehung zueinander war mein schönstes Liebeserlebnis. Als ich zurück mußte, fiel mir das sehr schwer, und ich meinte, mein Herz würde zerbrechen. Ich habe dann gehört, daß die beiden sich getrennt haben, und ich meine, daß das gut war, denn sie haben nicht zusammengepaßt. Ich war sicher nicht die Ursache für die Trennung, aber wohl die Veranlassung.

Ich denke auch heute noch viel an Mary und bedaure nur, daß sie kein Mann ist, denn dann wäre mein Glück vollständig. Das war das erste wirkliche Liebeserlebnis für mich, und ich liebe sie auch heute noch, was mich aber nicht gehindert hat, Beziehungen zu Männern anzuknüpfen.

Nach meiner Rückkehr nach Köln war ich im Zweifel, ob ich wirklich lesbisch wäre, und oft, wenn ich in einer Disco war, habe ich mich gefragt, ob ich mehr für Jungen oder mehr für Mädchen empfinde. Ich bin zu dem Schluß gekommen, daß ich beide Geschlechter lieben kann und beide gleich stark.

Ich habe meiner Mutter alles erzählt, obwohl ich nicht wußte, wie sie sich dazu stellen würde. Sie ist aber der größte und liebste Mensch, den es für mich gibt, und ich habe ein unbegrenztes Vertrauen zu ihr.

Außer ihr und Ihnen habe ich es nur noch einem Menschen erzählt, und zwar einem Schwulen, den ich seit mehreren Jahren kenne. Ich habe es ihm erzählt, weil ich seine Meinung hören wollte, ob ich eine Lesbierin bin.

In letzter Zeit habe ich mehr Kontakt zu Jürgen bekommen. Ich kenne ihn seit vier Jahren, aber es kam nie zu einer engeren Bekanntschaft. Seine Leidenschaft sind hübsche Mädchen und flotte Autos. Ich interessierte mich für ihn, weil ich merkte, daß er etwas für mich empfindet. Er ist groß und blond und hat blaue Augen, und er ist eigentlich das, was ich mir als Traummann vorgestellt habe. Bei ihm läuft alles anders als sonst. Früher hatte ich mir bei einer neuen Beziehung immer den Kopf darüber zerbrochen, wie sich alles entwickeln und was geschehen wird, aber diesmal mache ich mir überhaupt keine Gedanken, sondern lasse alles auf mich zukommen.

Er sieht also recht gut aus, kleidet sich aber nicht so, wie ich es möchte. Er hat eine nüchterne Kleidung und zieht immer dasselbe an, während ich meine Kleidung nach meiner Stimmung wechsle. Mir liegt viel an Jürgen, und ich möchte ihn gern als festen Freund bekommen, aber ich weiß, daß er sich auch für andere Mädchen interessiert. Ich kann mit ihnen aber nur konkurrieren, wenn ich eine saubere Haut habe, und nicht mit diesen vielen Pickeln. Deshalb liegt mir soviel daran, daß das besser wird."

Bevor ich diesen Fall ausarbeiten konnte, begab sich Marianne wieder für ein halbes Jahr in die USA. Nur durch die Repertorisation war ich auf zwei Mittel gekommen, und zwar auf Nux vomica und Pulsatilla. Ich hatte ihr die beiden Mittel in der 12. Potenz mitgegeben und geraten, zunächst Nux vomica zu nehmen und nach Verbrauch der Packung das andere Mittel. Nach ihrer Rückkehr erzählte sie mir folgendes:

„Ich will Restaurant-Fachfrau werden, mit anderen Worten, Kellnerin, aber eine solche von hohem Niveau. Gemeint ist eine, die nicht nur serviert, sondern eine, die die Gäste eingehend beraten kann, die also über Speisen und Getränke Bescheid weiß. Ich will fähig sein, für meine Gäste die Speisekarte und die dazu passenden Weine zusammenzustellen.

Ich will keine leitende Position in einem Hotel einnehmen, weil ich weiß, daß die Verantwortung und die damit verbundene Mehrbetätigung die Zeit, die ich für mein Privatleben haben muß, beeinträchtigt.

Ich bin in die USA gegangen, weil ich mich einmal von meiner Mutter lösen mußte. Ich liebe sie so sehr, daß ich glaubte, ohne sie nicht mehr leben zu können. Ich war von ihr abhängig geworden, weil sie der einzige Mensch ist, der mich genau kennt und mich trotzdem liebt. Ich mußte weg, um den Beweis zu erbringen, daß ich auch ohne meine Mutter auskomme. Ich ging aber auch in die USA, weil ich schon öfter dort war und immer nur Schönes erlebt hatte, so daß die USA meine zweite Heimat geworden sind.

Ich weiß nicht, ob ich Ihnen schon gesagt hatte, daß ich nach Abschluß der Realschule als Barfrau und Kellnerin in einem italienischen Restaurant tätig war. Ich sparte dort mein Geld und entschloß mich, als ich genügend für die Reise zusammenhatte, als Au-pair-Mädchen in die USA zu gehen. Ich kam in einer jüdischen Familie unter, die zwei Kinder hatte, und zwar eines von fünf Jahren und das andere von acht Monaten. Ich kam gut mit meiner Arbeit und der Familie zurecht, bis ich eine junge Amerikanerin kennenlernte, die mich überredete, mit ihr in ihre Kirche nach Manhattan zu gehen. Diese Kirche ist eine neutestamentarische Sekte und nennt sich „Church of Christ".

Mir gefiel alles zunächst sehr gut, denn es gab viel Rhythmus und Abwechslung, so bei den Gesängen und den Predigten. Dann aber versuchte man, mich immer mehr zu manipulieren. Ich sollte meine katholische Kirche verleugnen, weil alles, was dort gelehrt worden wäre, auf Irrtümern beruhen würde und ihr Gott der einzige echte Gott wäre.

Das beeinflußte mich zunächst sehr, und als man mir anbot, bei einem Mitglied der Kirche zu wohnen, und versprach, für eine neue Anstellung für mich zu sorgen, gab ich meine Stellung bei der jüdischen Familie auf. Ich hatte um 20 Uhr gekündigt und ging auf mein Zimmer, wo mir aber immer mehr Zweifel kamen, ob ich richtig gehandelt hatte. Ich konnte mich nicht damit abfinden, daß ich bisher an einen falschen Gott geglaubt haben soll, daß der Gott, der mir immer mild und barmherzig erschienen war, der beide Arme für uns, wenn wir zu ihm kommen, ausgebreitet hat, ein falscher Gott sein soll, und so entschloß ich mich, noch einmal zu meinem Chef zu gehen und ihn um Verzeihung zu bitten. Er lehnte das aber mit der Begründung ab, daß ich für ihn zu unzuverlässig sei, und forderte mich auf, am nächsten Morgen sein Haus zu verlassen.

Wenn ich heute zurückdenke, muß ich zugeben, daß ich sein Verhalten unbedingt billigen muß. Er konnte nicht anders handeln, weil er mich vollkommen durchschaut hat: Ich wußte nicht mehr, wer ich war und was ich tun sollte.

Ich war dann arbeitslos und kam bei der Familie einer Freundin unter. Wir haben dort viel über die Bibel gesprochen, und ich fand wieder zu meiner alten Kirche zurück. Sicher, sie ist zu konservativ und zu festgefahren, während die andere durch Rhythmus und Vitalität mitreißt. Aber ich weiß jetzt, daß sie das tut, um die Leute zu beeinflussen und zu beherrschen. Ich hatte angefangen zu zweifeln, als es hieß, daß ich neu getauft werden müßte, denn nur durch diese Taufe könnte ich in den Himmel kommen. Ich liebe meine Mutter und wehrte mich unbewußt dagegen, daß ich sie nach unserem Tod nicht mehr wiedersehen sollte, weil wir beide in einen verschiedenen Himmel kommen sollten oder nur ich in den Himmel und sie nicht, weil sie an einen falschen Gott geglaubt hat. Ich konnte mir auch nicht vorstellen, daß nur diese Gemeinde, also ein winziger Bruchteil der Menschheit, in den Himmel kommen soll.

Die anderen Zweifel kamen mir, als man uns verbot, tanzen zu gehen, weil dabei „lüsterne Gedanken" kämen, und schließlich, als ich feststellte, daß nach jedem Gottesdienst unwahrscheinlich hohe Geldabgaben erwartet und verlangt wurden.

Ich kam schließlich zu einer anderen Familie, wo ich auch zwei Kinder betreute. Da ich dort aber nur zur Aushilfe war und nach zwei Monaten abgelöst wurde, fuhr ich dann nach Hause zurück. Ich war für ein Jahr in die USA gefahren, bin aber nur acht Monate dort geblieben.

Ich habe wieder zu meinem Gott zurückgefunden und gehe mit meiner Mutter wieder regelmäßig in den Gottesdienst. Ich hoffe, daß er mir den Zweifel an ihm verziehen hat.

Ich male gern, und zwar mit Wasserfarben und besonders dann, wenn ich traurig bin. Mein Lieblingsmotiv ist dann ein Regenbogen, und ich fühle, wie die Farben des Regenbogens mir Hoffnung vermitteln. Die schönste Farbe für mich ist aber das Goldgelb der Sonne selbst. Ich finde diese Farbe in Ihrem Buch in der Rubrik 4 A 8.

Ich kam nach meiner Rückkehr auf Anraten meiner Mutter wieder zu Ihnen, weil sie meint, daß mein Leben noch nicht geordnet wäre. Der Zweifel an der Wahrheit unseres Gottes wäre zwar behoben, meint sie, aber nicht der Zweifel daran, ob ich mehr für Jungen oder Mädchen empfinde. Ich bin jetzt wieder mit einer Frau zusammen, und die Leidenschaft für sie ist stärker als die, die ich jemals für einen Mann empfinden konnte.

Außerdem ist meine Mutter auch mit meiner Berufswahl als Kellnerin nicht zufrieden. Sie meint, daß ich mit meinen 21 Jahren, die ich jetzt bin, doch wissen müßte, was ich wollte. Sie hofft, daß die Homöopathie mir ein gewisses Gleichgewicht geben könnte, und deshalb bin ich jetzt wieder bei Ihnen.

Was mich außer der jährlich auftretenden Pollenallergie aber besonders stört, ist meine ständige Entzündung im Genitalbereich. Meine Scheide ist rot und juckt, aber schlimmer ist der Bereich um die Scheide. Hier ist alles gerötet und geschwollen und juckt und brennt. Der Ausfluß ist sehr stark. Er ist zudem dick und fast klumpig, außerdem ist er gelb und färbt die Wäsche so intensiv, daß man die Flecken kaum rausbekommt. Vor den Tagen ist er stärker.

Brot vertrage ich immer schlecht und bekomme Bauchbeschwerden danach. Auch übel wird mir dann."

Ausarbeitung

Diese erscheint zunächst sehr schwierig, denn im ganzen gesehen ist es nicht allzuviel, was wir über diese junge Dame zu hören bekamen, wobei ja auch eine Rolle spielt, daß sie bis zu ihrem 21. Lebensjahr noch nicht viel erlebt haben kann.

Bei dem Versuch der Gewichtung fallen aber so viele besondere Merkmale auf, daß man auch hier eine Lösung finden müßte.

Die beiden wichtigsten Gemütssymptome sind wohl die starke Beziehung zur Religion und zur Sexualität, wobei das besondere Gewicht auf letzterem liegt. Sie hat mit beidem Probleme, aber die größeren wohl mit ihrer Sexualität.

Die Sexualität ist jedenfalls sehr ausgeprägt, und auffällig ist dabei eine besondere Form, nämlich die Bisexualität, wobei die Beziehung zum weiblichen Geschlecht überwiegt. Sie ist lesbisch, und leider finden wir im Repertorium nur eine entsprechende Rubrik (SR I 697), wenigstens zunächst. Wenn wir die Suche aber weiter ausdehnen und nach Ähnlichem suchen, dann stoßen wir auf die Rubrik „Eifersucht zwischen Frauen" (1), wobei klar ist, daß eine Eifersucht zwischen

Frauen nur auftreten kann, wenn dort auch Liebe zueinander vorhanden ist. In beiden Rubriken werden insgesamt zwölf Mittel genannt, wobei wir auf Nux vomica stoßen, das ich der Patientin seinerzeit in der 12. Dezimalpotenz neben Pulsatilla in die USA mitgegeben hatte, weil ich bei der Auswertung der Organsymptome, die besonders die Pollinose und die Sinusitis betreffen, auf diese beiden Mittel gekommen war, was ich nachher noch aufführen werde.

Diese Rubrik, die die Eifersucht zwischen Frauen beinhaltet, trifft auf unsere Patientin zu, denn die Eifersucht auf die Freundin von Mary war ein nicht zu übersehendes Symptom. Eifersucht überhaupt ist ein hinweisendes Symptom für Nux vomica, wird dieses Mittel in der entsprechenden Rubrik (2) doch dreiwertig geführt, wie es auch bei der Eifersucht in Beziehung zur sexuellen Erregung aufgeführt ist (2).

Auch die abgöttische Liebe zu ihrer Mutter, wegen der sie die längere Reise in die USA angetreten hatte, ist lesbisch-verdächtig, empfindet sie doch im Vergleich dazu für ihren Vater so gut wie nichts, was der im allgemeinen üblichen Regel widerspricht. Ich habe den Vater als Patienten kennengelernt, und man kann wirklich nicht sagen, daß er für eine Tochter nicht auch liebenswert wäre.

Noch vieles andere, was die Sexualität betrifft, weist auf Nux vomica hin. Ich denke da an die Rubrik „Reizbar durch sexuelle Erregung bei einer Frau" (3), in der Nux vomica als einziges Mittel aufgeführt ist, und an „sexuelle Ausschweifung" (3), aber auch an „heftiges sexuelles Verlangen" und an „unwiderstehliches sexuelles Verlangen" (3).

Das zweite große Thema beim Gespräch war die Religion, und auch da finden wir unser Mittel vielfach aufgeführt, so bei „religiöser Gemütsbewegung" (4), aber auch bei „religiöser Verzweiflung" und „Zweifel am Seelenheil", was durch zwei Geschehnisse ausgelöst worden ist, einmal durch die Bekanntschaft mit der neuen Sekte und zum zweiten durch ihre lesbische „Sünde", denn beides löste bei ihr Zweifel aus, einmal, ob ihre Religion die richtige sei, und dann, ob sie sich nicht an Gott vergangen hätte (4). Durch diese Sünde bekam sie Gewissensnot (5) und mußte sich durch ein Gespräch mit Gott aussöhnen.

Sie hatte Verlangen nach innerer Ruhe, die sie ja einmal durch ihre Aussprache mit Gott herbeiführen mußte, zum anderen trat sie die längere USA-Reise hauptsächlich aus dem Grund an, daß sie ihrer Mutter gegenüber ein sie beunruhigendes Gefühl empfand und durch diese Reise das Gleichgewicht wiederherstellen wollte. Das Symptom „Verlangen nach Ruhe und Frieden" gehört zum AMB unseres Mittels (6). Dazu gehört auch der „Trieb zu unüberlegter Handlung" (7), denn die überstürzte Kündigung in den USA war ja nichts anderes, und der Egoismus und die Selbstkritik (8). Sie kritisierte sich selbst und wollte einmal wissen, ob sie mit Mary gesündigt hatte, weshalb sie die Aussprache mit Gott hatte, zum anderen wollte sie unbedingt wissen, wie sie sexuell eingestellt ist, und fragte nicht nur verschiedene Personen wie ihre Mutter und den Schwulen, sondern ging mehrmals in Discos, und zwar, wie sie sagte, nur um festzustellen, ob sie mehr auf Mädchen oder Jungen ansprechen würde. Zur inneren Bereinigung diente ja auch die Reise in die USA.

Nun komme ich zu dem Hinweis der Organsymptome auf Nux vomica. Da war zunächst die seit mehreren Jahren bestehende Pollinose, wobei die Nase besonders morgens und während des Tages im warmen Zimmer floß (9), während das Niesen nur bei Heuasthma auftrat (10) und dann in Anfällen, die aber lange anhielten, wobei Nux als einziges Mittel angeführt ist (11).

Ich möchte noch hinzufügen, daß die Nase nachts verstopft war (12) und morgens recht bald in eine Fließnase überging.

Besondere Merkmale der zeitweise sehr ausgeprägten Gesichtsakne waren Pickel und Blütchen (13), die besonders um den Mund (13) auftraten, weiter aufgesprungene und rissige Lippen, die sich oft schälten (14).

Während vorher, wie gesagt, die Schamregion in Ordnung war, kam es nach der Rückkehr von der längeren USA-Reise zu einer sehr ausgeprägten Vaginitis und Vulvitis, und dafür gibt es viele Hinweise auf unser Mittel.

Dabei waren Labia, Vulva oder Pudenda besonders stark betroffen, aber leider finden wir im Kent keine entsprechende Rubrik, weshalb ich den Gentry zur Hilfe nahm [7].

Im Schambereich ist alles entzündet (15), gerötet (16), juckend (17) und brennend (18). Während der Regel ist alles schlimmer, so auch die Schwellung (19), die Empfindlichkeit (20) und das Brennen (21) in der Scheide.

Der Ausfluß ist besonders stark vor der Regel (22). Er ist gelb (23) und färbt die Wäsche so intensiv (24), daß die Flecken schwer zu entfernen sind.

Brot wird ausgesprochen schlecht vertragen (25), denn es gibt hinterher Bauchbeschwerden und Übelkeit.

Hinweise auf das Simillimum Nux vomica:

1: Eifersucht zwischen Frauen (SR I 657): *Einwertig*

2: Eifersucht (SR I 654): *Dreiwertig*
   Eifersucht mit sexueller Erregung (SR I 656): *Einwertig*

3: Reizbar durch sexuelle Erregung bei einer Frau
   (SR I 650): *Einziges Mittel und zweiwertig*
   Sexuelle Ausschweifung (SR I 685): *Zweiwertig*
   Erhöhtes sexuelles Verlangen (SR III 580): *Dreiwertig*
   Heftiges sexuelles Verlangen (SR III 585): *Dreiwertig*
   Heftiges unwiderstehliches sexuelles Verlangen
   (SR III 585): *Einwertig*
   Leidenschaftlich (SR I 770): *Dreiwertig*

4: Religiöse Gemütsbewegung (SR I 803): *Einwertig*
   Zweifel am Seelenheil (SR I 402): *Einwertig*

5: Gewissensnot, Reue (SR I 807): *Einwertig*

6: Verlangen nach Ruhe und Frieden (SR I 691):
   ?? Mittel und einwertig
   Verlangt nach Ruhe und Stille (SR I 789): *Einwertig*

7: Trieb zu unüberlegter Handlung (SR I 588): *Einwertig*
   Impulsiv (SR I 589): *Einwertig*

8: Egoismus (SR I 871): *Einwertig*
   Selbstbetrachtung, Selbstkritik (SR I 629): *Einwertig*

9: Nase fließt morgens (K III 178): *Einwertig*
   Nase fließt im warmen Zimmer (K III 178): *Zweiwertig*

10: Niesen bei Heuasthma (K III 175): *Zweiwertig*

11: Niesen anfallsweise (K III 175): *Einwertig*
Niesen in langdauernden Anfällen (K III 175):
Einziges Mittel und einwertig

12: Nase nachts verstopft (K III 184): *Dreiwertig*

13: Gesichtsakne (K II 94): *Dreiwertig*
Pickel und Blütchen im Gesicht (K II 100): *Dreiwertig*
Hautausschlag um den Mund (K II 93): *Zweiwertig*

14: Rissige Lippen (K II 111): *Einwertig*
Lippen schälen sich (K II 111): *Zweiwertig*

15: Inflammation of labia (G 4 108)
Eruption of vulva (G 4 105)

16: Redness of labia (G 4 108)

17: Itching of vulva (G 4 103)

18: Burning of labia (G 4 107)

19: Swelling in vagina during menses (G 4 246)

20: Sensitiveness of vagina with leucorrhoea (G 4 244)

21: Burning in vagina with leucorrhoea (G 4 241)

22: Ausfluß vor der Regel (SR III 475): *Zweiwertig*

23: Ausfluß gelb (SR III 492): *Zweiwertig*

24: Gelber Ausfluß, der die Wäsche färbt (SR III 493):
Zweiwertig
Ausfluß färbt die Wäsche (SR III 484): *Zweiwertig*

25: Brot verschlimmert (SR II 211): *Zweiwertig*

Therapie und Verlauf

Als Marianne Ende 1987 in die USA ging, hatte ich ihr schon Nux vomica, und zwar in der 12. Dezimalpotenz, mitgegeben. Nach ihrer Rückkehr und dem darauffolgenden Gespräch, das immerhin etwa ein Jahr nach ihrer Abreise stattfand, konnte sie mir wenig von dem Erfolg berichten, was sicher auch daran lag, daß sie die geschilderten aufregenden Erlebnisse dort hatte.

Nach der Ausarbeitung gab ich ihr jetzt 5 Globuli von Nux vomica M.

Die Gründe, weshalb Marianne nach der Rückkehr zu mir gekommen war, waren von ihrer Seite aus besonders die Entzündung im Vaginalbereich und die Gesichtsakne, von der Seite der Mutter aus aber die Bisexualität mit besonderem Hang zum Lesbianismus und schließlich die ihrer Meinung nach unüberlegte Berufswahl.

Ich sah Marianne nach über drei Monaten erst wieder, aber zufrieden war sie in der Zwischenzeit keinesfalls geworden. Zwar war die Entzündung im Schambereich bedeutend zurückgegangen und auch die Akne war kaum noch erkennbar, aber der Liebeskummer war wohl schlimmer als je zuvor. Sie hatte sich von ihrer Freundin getrennt und wußte immer noch nicht die maßgebliche Richtung. Ich gab ihr nichts Neues und bestellte sie in sechs Wochen wieder, weil sie nach den bisherigen Erfahrungen dann mitten in der Pollinose sein mußte.

Wer nicht kam, war Marianne, sondern ich sah sie erst nach weiteren drei Monaten wieder, und diesmal hatte sich allerhand getan.

Zunächst, so erzählte sie mir, war sie ganz erstaunt, daß sie von ihrer Pollenempfindlichkeit kaum noch etwas merkte. Sie sei dadurch irgendwie fröhlicher und gelöster geworden und habe das Leben aus einem ganz anderen Blickwinkel gesehen. Nein, Kellnerin wollte sie nicht mehr werden, denn das könnte sie auch ihrer Mutter nicht antun, sondern sie wäre jetzt im Hotelgewerbe tätig, und einen neuen Freund habe sie auch, mit dem sie ganz glücklich wäre. Sie käme nur wegen einer Erkältung zu mir, aber sonst sei alles soweit in Ordnung.

Ich habe ihr bis heute, das sind drei Jahre nach der ersten Gabe, keine neue geben müssen.

Die Mutter, die häufiger zu mir kommt, erzählt mir immer wieder, daß sie mit ihrem Sorgenkind keine Sorgen mehr hätte.

Fall 21

Encephalomyelitis disseminata

Der 36jährige Patient kommt mit einem Stock herein und geht dabei so unbeholfen und so typisch, daß die Diagnose mir schon klar ist, bevor ich das erste Wort mit ihm gewechselt habe. Er sagt mir dann auch, daß die MS 1978, also vor zehn Jahren, bei ihm festgestellt worden sei.

Es kommen wie meist bei dieser Krankheit Schübe, die zwar immer wieder zurückgehen, aber jedes Mal eine gewisse Verschlimmerung zurücklassen. Besonders nach den letzten beiden Schüben ist das Gehen schlechter geworden, so daß er oft regelrecht hin und her schwankt, und besonders morgens ist das schlimm.

Auch das Wasserlassen geht jetzt schlechter als zuvor. Er muß oft urinieren, nachts zwei- bis dreimal und tagsüber alle zwei Stunden. Er hat Schwierigkeiten, die Blase vollständig zu leeren, und oft kann er das Wasser nicht halten, besonders dann, wenn er plötzlich Urindrang bekommt. Er muß dann sehr schnell gehen, weil sonst viel danebengeht.

Er hat auch Schwierigkeiten mit dem Sehen und besonders dann, wenn ihm zu warm wird, wie er heißes Wetter überhaupt schlecht vertragen kann. Bei diesem Wetter ermüdet er sehr viel schneller als sonst und ist dann schnell erschöpft. Er hat die Bewegungsschwierigkeiten nur in den Beinen, niemals oben, und er meint, daß es besonders die Waden wären. Er ermüdet sehr schnell, wenn er sich irgendwo belastet, weshalb er viel trainiert.

Ich habe festgestellt, daß es schwierig ist, mit ihm zu reden. Er ist aber nicht etwa aufgeregt, sondern vielmehr die Ruhe selbst, und ich bekam eher den Eindruck, daß er Schwierigkeiten hat, sich auszudrücken. Ich bestellte den Patienten zu einem längeren Gespräch.

Psychoanamnese

Der Patient ist nicht sehr mitteilsam, das wußte ich schon aus unseren bisherigen Unterhaltungen. So erschien mir immer, daß er schwerfällig in der Aufnahme der Fragestellung und deshalb auch in der Beantwortung war, und ich wußte nicht, ob das durch seine Krankheit verursacht sein könnte oder ein Bestandteil seines Wesens ist, doch schien mir eher das letztere der Fall zu sein.

Ich wollte jetzt viel von ihm hören, und so mußte ich ihn zunächst zum Sprechen bringen. Ich fragte ihn deshalb, ob er in seinem Wesen etwas Besonders, etwas Auffälliges festgestellt hätte, etwas, das bei ihm also anders wäre als bei den anderen.

Nach längerer Überlegung sagte er schließlich: „Am auffälligsten ist bei mir wohl mein Verhalten gegenüber den Temperaturen, gegenüber der Kälte und besonders der Wärme. Ich kann abends nicht mit einem langen Pyjama zu Bett gehen, sondern kann höchstens einen kurzen, dünnen Slip anziehen. Nachts ist mir eben immer zu warm, und ich bin nachts, obwohl wir jetzt Winter und unter 0° haben und mein Schlafzimmer nicht geheizt ist, mit einer Decke voll und ganz zufrieden, und selbst diese darf nicht zu dick sein. Aber auch mit ihr kann ich mich nicht ganz zudecken.

Morgens komme ich schlecht aus dem Bett. Ich muß mich langsam hochziehen und gehe als erstes zur Toilette, um Wasser zu lassen. Danach geht es mir auffällig besser, weshalb ich meine, daß die gefüllte Blase auf die Nerven drückt. Auch nach dem Stuhl geht es mir immer besser und wohl aus demselben Grund. Ich kann nie zur selben Uhrzeit zum Stuhl gehen, obwohl ich jeden Morgen Müsli esse, sondern nur, wenn mein Darm ganz voll ist, und das ist immer zu einem verschiedenen Zeitpunkt.

Wenn ich dann aber Stuhldrang habe, muß ich ganz schnell gehen, denn sonst geht der Stuhl in die Hose. Wenn ich nicht genug esse, kann der Stuhl zu lange im Darm bleiben und wird dann so hart, daß ich ihn nur schwer rausbekomme, besonders, weil er dann auch unmäßige Formen annimmt. Ich habe sie schon mit einem Zollstock gemessen und festgestellt, daß der Durchmesser etwa 5 cm beträgt und die Länge 20 bis 25 cm.

Ich habe meine MS seit 1978, also seit zehn Jahren, hatte aber schon vorher Stuhlschwierigkeiten und sogar noch mehr als heute, denn ich mußte damals nur alle drei oder vier Tage zum Stuhl. Seitdem ich meine Ernährung aber auf Frischgetreide umgestellt habe, geht es besser. Auch etwas dicker dürften die Würste geworden sein.

Wenn ich uriniert habe, rudere ich 10 Minuten mit meinem Heimtrainer und mache anschließend 10 Minuten Hanteltraining, muß dann aber unter die kalte Dusche gehen. Ich dusche nur kalt, und zwar mit einem harten Strahl und genau nach Plan: Ich dusche zuerst das rechte Bein, dann das linke, anschließend den rechten Arm, den linken, dann das Gesicht und besonders lange den Kopf und den Nacken, dann den Rücken, besonders lang dann auch den Steiß, schließlich noch die Fußsohlen, die Achillessehne und die Waden. Das dauert insgesamt etwa 10 Minuten, und oft habe ich das Bedürfnis, das zu wiederholen. Ich mache das immer so lange, bis mir regelrecht kalt wird. Ich trockne meinen Kopf anschließend nicht ab, damit durch die Verdunstung noch mehr Kälte entsteht. Ich fühle mich immer wohler, wenn mir kalt ist.

Meist habe ich Bedürfnis nach Kälte, manchmal aber auch nach Wärme, nämlich dann, wenn ich lange in meinem Büro gesessen habe. Ich habe ein kleines Büro für mich, weil ich die Heizung immer, auch im Winter, ausstellen muß und deshalb niemand mit mir zusammenarbeiten will. Denen ist es immer zu kalt bei mir. Wenn ich aber zu lange ruhig gesessen habe, wird mir doch zu kalt, und ich muß mich dann bewegen.

Die Heizung kann ich nicht anmachen, denn diese kann ich nicht vertragen. Mir darf einfach nicht zu warm werden, sonst werden die Muskeln an den Beinen steinhart. Ich habe immer den für Sportler bestimmten Kältespray bei mir, oder ich nehme auch den Betäubungsspray (Chloräthyl, der Verf.), damit die Muskeln sich wieder entspannen. Ich habe sonderbarerweise oben nicht so ein Bedürfnis nach Kälte wie unten.

Wenn mir zu warm wird, läßt auch meine Sehkraft nach. Ich bekomme dann einen Schleier vor die Augen und sehe alles verschwommen. Besonders schlimm ist das im Sommer im Auto, wenn die Sonne darauf scheint. Ich kann auch nicht mehr gut sehen, wenn ich müde werde. Der Sommer ist überhaupt schlecht für mich. Ich fahre jedes Jahr zur Kur und nehme die heißesten Monate dafür, damit ich dann ruhen kann und nicht arbeiten brauche. Ich bekomme immer fünf Wochen Urlaub und anschließend eine Woche Schonung, so daß ich im Juli und im halben August weg bin. Ich kann, wenn es heiß ist, zur Mittagszeit nicht nach draußen gehen.

Vielleicht muß ich noch erwähnen, daß ich jeden Tag um 4 Uhr aufstehe. Nach Training, Dusche und Frühstück ist es fast 6 Uhr, so daß ich um 6.30 Uhr in der Firma bin. Ich muß jeden Tag pünktlich dort sein und bin noch nie zu spät gekommen, weil ich die Schlüssel mitnehme und jeden Morgen aufschließen muß, so daß die etwa 200 Beschäftigten reinkommen können. Nach dem Aufschließen gehe ich sofort in mein Büro und mache vor dem Beginn meiner Arbeitszeit um 7 Uhr autogenes

Training. Ich habe ein Bedürfnis danach und mache um 9 Uhr und um 12 Uhr wieder autogenes Training. Anschließend schlafe ich kurze Zeit im Sitzen, so daß die Pausen immer ein halbe Stunde betragen.

Ich meine, daß ich als Kind nicht so empfindlich gegenüber Wärme war wie heute. In unserer Familie und in der Verwandtschaft gab es noch je einen, der an MS erkrankt ist. Eine Schwester von mir starb mit 17 Jahren daran. Sie hatte diese Krankheit nur ein Jahr gehabt, jedoch kam ein Schub nach dem anderen, so daß es schnell zu Ende ging. Auch eine Kusine von mir hat MS.

Von der Kindheit kann ich nicht viel erzählen, denn es passierte nichts Wichtiges. Ich bin von Beruf Elektrotechniker und bin seit meiner Erkrankung vor fast zehn Jahren mit der Materialbeschaffung für unsere Firma beauftragt. Ich komme mit Menschen gut zurecht, weil ich mich bemühe, alles, wenn es noch irgendwie geht, auf eine milde Tour zu regeln. Ich bin bei meinen Telefonaten immer ruhig und höflich, aber sachlich, und das wirkt auf meinen Partner.

Eine geistige Beschäftigung liegt mir nicht sehr. Ich lese nicht gern Bücher. Ich schaue schon einmal in eine Illustrierte und habe früher Kreuzworträtsel gelöst, aber das ist mir inzwischen zu langweilig geworden. Wenn ich um 16 Uhr nach Hause komme, gehe ich zu meinen Eltern, die in demselben Haus wohnen und rede mit ihnen und abends sehe ich meist Fernsehen.

Ich mag vor allem keine Hektik. Bei mir muß alles seine Zeit haben, und deshalb stehe ich auch so früh auf. Wenn ich zur Arbeit fahre, sind die Straßen noch wunderschön ruhig, und dann macht das Fahren noch Spaß. Ich komme dadurch nie in einen Stau oder werde irgendwie aufgehalten. Pünktlichkeit ist das oberste Gebot für mich, und das weiß mein Chef, denn sonst hätte er mir nicht die Schlüssel gegeben.

Ich weiß noch, daß ich als Kind einige Zeit gestottert habe, was aber bald wegging. Später hatte ich nie damit zu tun. Womit habe ich das Stottern so schnell wegbekommen?

Ich war damals sieben oder acht Jahre alt und wußte, daß ich nie stotterte, wenn ich allein war, sondern nur, wenn ich zu anderen sprechen mußte. Ich wußte also, daß ich Sprechübungen durchführen mußte, wenn ich allein und ungestört war. Ich habe also gesprochen und immer wieder gesprochen und wurde dadurch so sicher, daß ich nachher auch bei anderen einwandfrei sprechen konnte. Ich weiß, daß ich viel Energie habe. Wenn ich etwas will, so setze ich das durch.

Zu Beginn der zwanziger Jahre hatte ich Freundinnen, die aber viel wechselten. Ich war wie ein Schmetterling und flog von Blüte zu Blüte. Mit 26 Jahren lernte ich meine spätere Frau kennen. Ich hatte sie irgendwann vorher schon einmal gesehen, und sie hatte viel Eindruck auf mich gemacht. Ich begegnete ihr wieder in einer Disco. Mit 28 Jahren habe ich sie dann geheiratet, und zwar genau am 31. Oktober 1979. Ich kann Daten immer gut behalten. Wir wohnten zunächst in einer Mietwohnung.

In demselben Jahr wurde eine MS bei mir festgestellt, aber ich hatte außerhalb der Schübe so wenig Beschwerden, daß ich in dem Haus meiner Eltern eine Wohnung für uns ausbaute. Als diese fertig war, wollte meine Frau nicht mitziehen, sondern reichte die Scheidung ein. Ich habe auf die Küche und alle anderen Möbel zu ihren Gunsten verzichtet, aber sie wollte noch mehr Geld aus mir herausholen, so daß ich mir einen guten Anwalt zulegen mußte.

Ich begegnete meiner Frau vor kurzer Zeit wieder. Sie hatte wieder geheiratet und sich inzwischen auch von diesem Mann wieder getrennt, wie sie mir erzählte. Anschließend hatte sie immer Pech mit ihren Männern. Ich bin aber so ehrlich zuzugeben, daß ich mich freute, als sie mir das erzählte.

Ich habe jetzt eine sehr nette Freundin, die mich ja auch immer zu Ihnen begleitet. Als ich sie kennenlernte, ging ich schon am Stock, und obwohl meine Krankheit sich zunehmend verschlechterte, hielt sie immer treu zu mir. Ich kann mit ihr jetzt kaum noch verkehren, weil meine Potenz stark nachgelassen hat, und das bedrückt mich sehr. Sie wohnt nicht bei mir, kommt aber jedes Wochenende. Heiraten wollen wir aber nicht. Was mich betrifft, so möchte ich mich nicht binden.

Was interessiert mich außer meiner Arbeit und meinem Training? Ich handwerke gern im Haus und bastele auch. Musik interessiert mich nicht besonders. Was ich gern höre, sind Operetten. Eine besondere Liebe oder Beziehung zu Tieren kann ich nicht feststellen. Ich finde, daß sie, wenn man sie hält, immer eine Belastung sind. Ich habe auch zur Religion keine Beziehung.

Ich glaube nicht an übernatürliche Sachen, sondern nur das, was ich mit meinen beiden Augen sehe. Wütend und ausfallend kann ich kaum werden, sondern überlege vorher, was ich tue und wie ich mich verhalte.

Meine Lieblingsfarbe wäre Weiß, sagte ich beim ersten Mal. Ich habe mir das gründlich überlegt und weiß jetzt, daß sie Blau ist, und zwar die Rubrik 21A8 in ihrem Farbenbuch."

Auswertung

Hier ist es nicht schwer, das Leitsymptom zu bestimmen, denn es ist dies ohne Zweifel die Abneigung gegenüber jeder Hitze und Überwärmung und das Verlangen nach Kälte. Beides ist bei diesem Patienten so stark ausgeprägt, wie es extremer gar nicht mehr sein kann. Bei dem Gespräch mit dem Patienten fiel mir schon ein Mittel ein, besser gesagt, das Mittel mit dem ausgeprägtesten Verlangen nach Kälte und der größten Abneigung gegenüber Wärme, und dieses Mittel erwies sich später als Simillimum. Nur kommt diese Eigenschaft in den Repertorien nicht so stark zum Ausdruck, wie es sein müßte, denn es gibt kein anderes Mittel mit der Vehemenz dieser Symptomatik.

Der Patient hatte eine unwahrscheinliche Unverträglichkeit von heißem Wetter, weshalb er dann nicht vor die Tür gehen kann und sich jedes Jahr während der wärmsten Monate in einem rauheren Klima aufhalten muß. Außerdem versucht er bei allen Gelegenheiten sein Verlangen nach Kälte zu befriedigen, sei es nun, daß er sich nachts kaum zudeckt, morgens während 10-20 Minuten kalt duscht oder häufig einen Kältespray benutzt.

Die beiden entsprechenden Rubriken zeigen fünf gemeinsame Mittel (1, 2), nämlich Aloe, Bryonia, Phosphorus, Picrinicum acidum und Pulsatilla. Welches ist das zweite Leitsymptom?

Der Patient fühlt sich morgens in aller Frühe besonders schwach und hat dann Mühe, überhaupt aufzustehen. Diese Schwäche hat er in den Beinen, und so hat er Schwierigkeiten, morgens zu gehen. In der entsprechenden Rubrik „Schwäche und Schwere morgens beim Gehen" sind nur zwei Mittel aufgeführt, nämlich Nux vomica und Picrinicum acidum (3), und in der entsprechenden „um 6 Uhr morgens" schließlich nur noch Picrinicum acidum (4), in der Rubrik „Schwäche und Schwere beim Gehen" schließlich wieder Picrinicum acidum, und zwar als einziges dreiwertiges Mittel (5).

An und für sich genügt das, um einen Versuch mit Picrinicum acidum zu machen. Mich interessiert aber die weitere Repertorisation, wie viele Hinweise auf unser Mittel also noch vorliegen. Ich war überrascht, wie viele das waren.

Pic-ac. fühlt sich wohl in kalter Luft (6). Weiter ist eine allgemeine Schwäche morgens beim Erwachen (7) in seinem AMB aufgeführt, eine Schwäche der Beine (8) und der Unterschenkel (9). Ebenfalls ist es vorhanden bei der davon unterschiedenen Schwäche mit Schweregefühl (10) und im einzelnen bei derselben Erscheinung der Beine (11), der Unterschenkel (12) und der Füße (13). Dazu kommt eine Schwäche bei der geringsten Anstrengung und beim Gehen (14), sowohl der Muskulatur als auch der Nerven (15).

Schließlich ist es auch bei der „Muskellähmung" aufgeführt (16) und gesondert bei der der Beine (17). Bei Lähmung schließlich mit Wanken und Schwanken steht es dreiwertig (18).

Was die Augenschwäche betrifft, so steht auch hier Pic-ac. in den entsprechenden Rubriken, und zwar bei „Nebel- bzw. Trübsehen" (19). Auch bei der „Abneigung zu reden" ist unser Mittel aufgeführt, ferner bei seinem fehlenden Interesse und seinem Unvermögen, sich geistig zu beschäftigen (20). Schließlich gehört auch die „unwillkürliche Harnentleerung" zum AMB (21).

Besonders auffällig ist, daß das Mittel bei zwei Symptomen aufgeführt ist, die genau gegensätzlich zu den Symptomen unseres Patienten sind. Während der Patient über eine Potenzschwäche klagt, ist unser Mittel bei vermehrtem und heftigem Sexualtrieb aufgeführt (22) und bei anhaltender und heftiger Erektion (23), wobei es meist dreiwertig ist.

Die zweite gegenteilige Aufführung des Mittels ist die bei Schwäche nach dem Stuhl (24) und auch nach dem Urinieren (25), wobei es drei bzw. zwei Wertigkeiten hat, während unser Patient sich gerade danach wohl und leistungsfähiger fühlt.

Gerade die bei dem Patienten auftretende Potenzschwäche wird aber auch in dem Lehrbuch der Homöopathie nach Otto Leeser (Band A: Mineralische Arzneistoffe, S. 582) [8] aufgeführt, so daß die gegenteilige Schilderung wohl wie so oft von der Verschiedenheit der Symptome herrührt, ob es sich nun um das erste Erscheinungsbild oder um das Vergiftungsbild nach längerer Beobachtung handelt.

Arzneimittelbild der Pikrinsäure (nach Leeser [8])

Man kann bei diesem Mittel zunächst im Zweifel sein, ob man es mehr den Nitraten wie Glonoin oder den Phenolabkömmlingen wie Benzoesäure und Salicylsäure an die Seite zu stellen hat. Die arzneiliche Hauptrichtung geht aber bei Acidum picrinicum so stark auf das zentrale Nervensystem, daß die Ähnlichkeit mit den Salicylsäure-Wirkungen auf bestimmte Nervenzentren eine Einreihung in diesen

Zusammenhang berechtigter erscheinen läßt. Ein Glonoin-artiger Kopfschmerz kommt zwar bei Acidum picrinicum auch vor, aber die Gefäßwirkung ist doch der auf die Nervenzentren des Rückenmarkes, der Oblongata und des Klein- und Großhirns offensichtlich nachgeordnet.

Das Hauptgebiet für Acidum picrinicum ist die schwere nervöse Erschöpfung, so schwer, daß sie an einen Übergang in organische Veränderungen des Zentralnervensystems denken läßt. Geistige Arbeit, Lesen und Schreiben ermüden ungemein, die Gedanken können nicht mehr konzentriert werden. Es kann zu völligem Versagen der Energie und der geistigen Kräfte kommen. Kopfschmerzen „zum Bersten" beginnen im Hinterkopf, erstrecken sich nach vorn zu den Augen, werden gelindert durch Festbinden des Kopfes, sind schlimmer von Bewegung, von jeder Anstrengung, von grellem Licht, bei Sommerhitze, im warmen Zimmer, werden besser in frischer Luft und bei ruhigem Liegen.

Die Schmerzen breiten sich auch über den Nacken zum Rücken entlang der Wirbelsäule aus, und da ist ein Syndrom charakteristisch, das als „Spinalirritation" bei den älteren Ärzten eine große Rolle gespielt hat: ein Brennen und Hitzegefühl entlang der Wirbelsäule mit großer lähmungsartiger Schwäche im Rücken und in den Beinen, Taubheits- und Spannungsgefühlen an verschiedenen Stellen, namentlich an Beinen und Füßen. Die Füße sind schwer warm zu bekommen. Auch bei partiellen Überreizungserscheinungen, wie Schreibkrampf, soll Acidum picrinicum mit Erfolg angewandt werden. Nach erschöpfenden Krankheiten und nach geistiger Überanstrengung, besonders aber auch im Zusammenhang mit sexuellen Überreizungs- und Schwächezuständen ist dieses Bild der schweren Neurasthenie ein guter Hinweis für Acidum picrinicum. Schwindel und Ohrensausen erinnern bei Acidum picrinicum an Salicyl- und Benzoesäure.

Die Rückenmarkszentren für die sexuellen Funktionen sind besonders scharf getroffen: sexuelle Schwäche mit Samenergüssen, Spermatorrhoe, Reizzustände und Priapismus bei organischen Rückenmarkserkrankungen und schließlich Impotenz; bei Frauen Pruritus vulvae vor den Menses. Eine klinische Beziehung besteht zur Prostatahypertrophie, meist wird für diesen Zweck Ferrum picrinicum angewandt. Tröpfelndes Urinlassen und nächtlicher Drang sind die Symptome. Vielleicht ist die Wirkung in eine Reihe zu stellen mit der auf die Nieren und Harnwege überhaupt, denn außer Nephritis wird auch Strangurie bei Vergiftungen beobachtet. Bei subakuter Nephritis mit viel Nierenelementen, bei spärlichem, dunklem Urin wird man Acidum picrinicum wählen, wenn die Erschöpfung besonders ausgeprägt ist. Bei organischen Nervenleiden wie Facialislähmung und Paralysis agitans wird Zincum picrinicum bevorzugt, bei Prostatahypertrophie Ferrum picrinicum.

Hinweise auf das Simillimum Picrinicum acidum

1: Heißes Wetter verschlimmert (SR II 697): *Einwertig*

2: Kaltes Baden verbessert (SR II 42): *Einwertig*
Baden verbessert (SR II 41): *Zweiwertig*
Naßkalte Umschläge bessern (SR II 704): *Einwertig*

3: Schwäche und Schwere morgens beim Gehen
(K II 518): *Einwertig*

4: Schwäche und Schwere morgens 6 Uhr
(K II 518): *Einziges Mittel und einwertig*

5: Schwäche und Schwere beim Gehen
(K II 519): *Dreiwertig*

6: Kalte Luft verbessert (SR II 77): *Zweiwertig*

7: Schwäche morgens beim Erwachen
(K II 509): *Einwertig*

8: Schwäche der Beine (K II 513): *Dreiwertig*
Schwäche der Beine beim Treppensteigen
(K II 513): *Einwertig*

9: Schwäche der Unterschenkel (K II 516): *Zweiwertig*
Schwäche der Unterschenkel
mit Verschlechterung bei Bewegung (K II 516):
Nur drei Mittel, dabei einwertig

10: Schwäche und Schwere (K II 518): *Zweiwertig*
Schwäche und Schwere beim Gehen (K II 519):
Nur vier Mittel, dabei einziges dreiwertiges Mittel

11: Schwäche und Schwere der Beine
(K II 520): *Dreiwertig*
Schwäche und Schwere der Beine nach Anstrengung
(K II 520): *Dreiwertig*

12: Schwäche und Schwere der Unterschenkel
(K II 521): *Zweiwertig*

13: Schwäche und Schwere der Füße (K II 522): *Dreiwertig*

14: Schwäche durch die geringste Anstrengung
(SR II 658): *Dreiwertig*
Schwäche durch Gehen (SR II 684): *Dreiwertig*

15: Schwäche durch geistige Anstrengung
(SR II 666): *Zweiwertig*
Muskelschwäche (SR II 667): *Dreiwertig*
Nervenschwäche (SR II 668): *Dreiwertig*

16: Muskellähmung (K II 501): *Einwertig*

17: Muskellähmung der Beine (K II 504): *Zweiwertig*

18: Muskellähmung mit Wanken und Schwanken
(K II 505): *Dreiwertig*

19: Nebelsehen (K III 71): *Einwertig*
Trübsehen (K III 73): *Einwertig*

20: Abneigung zu reden (SR I 963): *Zweiwertig*
Geistesträgheit, Denkschwierigkeit
(SR I 407): *Dreiwertig*
Geistesträgheit durch geistige Anstrengung
(SR I 414): *Einwertig*

	Geistesträgheit mit Unfähigkeit, lange zu denken (SR I 417):	*Zweiwertig*
21:	Entleerung unwillkürlich (K III 675):	*Einwertig*
22:	Sexualtrieb vermehrt (K III 749):	*Dreiwertig*
	Sexualtrieb heftig (K III 749):	*Dreiwertig*
23:	Störende Erektionen (K III 736):	*Dreiwertig*
	Anhaltende Erektionen (K III 737):	*Zweiwertig*
	Heftige Erektionen (K III 737):	*Dreiwertig*
24:	Schwäche nach dem Stuhl (SR II 678):	*Dreiwertig*
25:	Schwäche nach dem Urinieren (SR II 682):	
	Zweiwertig bei nur vier Mitteln	

Therapie und Verlauf

Ich hatte Ledum, Guajacum und Cuprum gegeben, daneben auch noch die bei MS üblichen Nosoden wie MS, Distemperinum oder Morbillinum, ohne aber einen Erfolg zu sehen. Nur nach der MS-Nosode ging es für drei Wochen etwas besser. Nach der Ausarbeitung, die mich ja auf Picrinicum acidum brachte, gab ich davon die M. Potenz und zwar in Form von fünf Globuli.

Ich hatte es ihm zugeschickt, da er ziemlich weit entfernt von mir wohnt, und er berichtete nachher folgendes:

„Ich hatte es am Samstag um 8 Uhr eingenommen und wurde nach drei Stunden so müde, daß ich mich hinlegen mußte. Ich wußte dann nichts mehr, sondern nur, daß meine Eltern mich um 19 Uhr mit viel Mühe wachrütteln mußten. Am nächsten Tag war ich genauso müde und habe nur geschlafen. Ich hatte dazu vom Tag des Einnehmens an Kopfschmerzen, was ich vorher nicht kannte. Wenn ich wach wurde, war ich froh, wenn ich wieder einschlief. Der Kopfschmerz dauerte fünf Tage. Nachher ging es mir sehr viel besser. Ich konnte besser gehen und sehen und hatte keine Beschwerden mehr mit dem

Wasserlassen. Ich brauchte also nicht mehr so häufig und nicht mehr so schnell gehen. Nur mit meiner Potenz ist es noch nicht besser."

Auch die Potenz wurde etwas besser, nachdem ich sechs Monate später Pic-ac. in der 30. Potenz gegeben hatte. Sechs Monate danach gab ich noch einmal die M. Potenz und kann jetzt sagen, daß nach fast zwei Jahren der Behandlung keine Schübe und keine Verschlechterung eingetreten sind. Der Patient ist damit zufrieden, nachdem die Schule ihm gesagt hatte, daß er eine Krankheit hätte, die nicht aufzuhalten sei. Er wird natürlich nie normal gehen können und wahrscheinlich auch nicht von seinem Stock loskommen, aber man muß zufrieden sein, wenn eine sonst fortschreitende Krankheit nicht nur zum Stehen gekommen ist, sondern auch eine erhebliche Besserung zeigt.

Fazit

Der Erfolg durch die homöopathische Behandlung war auch in diesem Fall zufriedenstellend, was ich auch bei den anderen von mir behandelten MS-Fällen fast immer beobachten konnte. Doch möchte ich die Besserung nicht nur für unsere Therapie in Anspruch nehmen, sondern bin davon überzeugt, daß auch die Umstellung der Ernährung eine wesentliche Rolle spielt.

Ich muß da an die Beriberi-Krankheit denken, die in den ostasiatischen Ländern auftrat, als man begann, das Volksnahrungsmittel, nämlich den Reis, zu schälen und zu polieren. Die Krankheit zeigt Lähmungen und einen zunehmenden Kräfteverfall, weshalb die Krankheit auch so benannt wird. Die Ableitung der Bezeichnung ist nicht geklärt, kommt sie nämlich aus dem Singhalesischen, so heißt sie „Große Schwäche", kommt sie aber aus dem Sudanesischen, so steht sie für „Steifer Gang", und im Hindostanischen bedeutet bharbari wiederum „Anschwellung". In Japan schließlich hat sie eine vollkommen andere Bezeichnung und heißt Kakke. Diese Krankheit ist eine klassische B_1-Avitaminose, denn der einzige Träger des Vitamin B ist außer der Bierhefe nur die Getreideschale.

Ich erwähne Beriberi, weil ich eine große Ähnlichkeit mit MS feststelle, was nicht nur auf dem ähnlichen Erscheinungsbild beruht, sondern auch darauf, daß MS bei Beginn der Erkrankung auch durch die Umstellung der Ernährung zu heilen ist. Das hat zuerst Evers bereits in den Dreißiger Jahren festgestellt, was er auch veröffentlicht hat [11, 12]. Dazu ist auch die Evers-Klinik in Sunthern zur spezifischen Behandlung von MS bekannt.

Ich empfehle meinen Patienten weniger Müsli, als vielmehr gekeimte Getreidekörner, wofür Verschiedenes spricht, vor allem eine bessere Aktivierung von Darm, Leber und Pankreas. Da die Herstellung gar nicht so einfach ist und die anfängliche Enttäuschung die weitere Zubereitung oft verleidet, erscheint mir die Schilderung als unumgänglich notwendig, ist die Ernährungsumstellung doch ein wichtiger Faktor der Behandlung dieser in stetiger Zunahme begriffenen Volkskrankheit.

Ich will es kurz machen und jedem die individuelle Prägung überlassen: Ich empfehle vier Getreidearten, und zwar Hafer, Gerste, Roggen und Weizen bzw. Dinkel. Man benutze beim Keimen kein Spezialgerät, sondern nur ein großes Sieb, das man über zwei Nächte in frisches Wasser stellt. So kann die Schimmelbildung, worüber meist geklagt wird, vermieden werden. Nachher kann je nach Geschmack Verschiedenes hinzugefügt werden, und ich denke da an geriebenen Apfel, Rosinen, gehackte Mandeln, Bananen oder anderes Obst und Joghurt oder süße Sahne. Das Wichtige dabei ist, daß man beim Keimen die Luftzufuhr nicht einschränkt und bei Tage das Getreide offen und trocken läßt.

Picrinium acidum
MS-Fall

1.) 21 A 8
2.) 26 A 8
3.) Weiß

Verstandes- und Vernunftsmensch

Heißes Wetter ist denkbar schlecht nicht nur für das Allgemeinbefinden, sondern auch für die Geh- und Sehschwierigkeit (SR II 697), dagegen

Kaltes Klima, naßkalte Umschläge, besonders aber längeres kaltes Duschen besonders gut. (SR II 42, 77, 704)

Schwäche, Müdigkeit, Inkoordination und Lähmung nur der unteren Glieder, besonders morgens im Bett und nach Aufstehen. (K II 509, 518 etc., Schwanken K II 504, 505). Besserung neben dem kalten Duschen durch Abgabe von Urin und Stuhl. (Repertorien anders: SR 678, 682)

Verschlimmerung durch Gehen (K II 516, 519, 520), (SR II 658, 684), Treppensteigen (K II 513)

Verschlimmerung durch geistige Anstrengung (SR II 666, 667, 668).

Geistesträgheit, Denkschwierigkeiten (SR I 407, 417), schlimmer: durch geistige Anstrengung (SR I 414)
Abneigung zu reden (SR I 963)

Nachlassender Sexualtrieb und Potenzschwierigkeiten (Repertorien anders: K III 736, 737, 749)

Nebel- und Trübsehen (K III 71, 75), schlimmer bei heißem Wetter

Blasenlähmung mit Inkontinenz (K III 675), Pollakisurie

Zuverlässigkeit, Pünktlichkeit

Keine Nervosität, keine Hektik

Sonne verschlimmert besonders (nie in die Sonne!)

Stuhl dick (5 cm), lang (20-25 cm)

Fall 22

Manisch-depressive Psychose

Eine Kollegin schickt mir eine 56jährige Patientin, die seit 1983 unter einer Depression leidet. Es erscheint mir so anders als die Depression, wie wir sie gewohnt sind. Vor allem spricht sie viel und beantwortet die an sie gestellten Fragen bereitwillig.

Ich erfahre von ihr folgendes:

1983 hatte sie eine regelrechte Familientragödie, die durch ihren Sohn hervorgerufen worden war. Ihr entglitt dann die Kontrolle über ihr Verhalten, und sie mußte wegen ihres Randalierens und ihrer Aggressivität ihrem Mann gegenüber, den sie mit einem Messer angriff, in eine psychiatrische Klinik eingewiesen werden. Nach der Entlassung war sie dann sehr depressiv, was nach einem halben Jahr aber durch eine manische Phase abgelöst wurde, weshalb sie erneut eingewiesen werden mußte. Diese hypermotorische aggressive Manie wiederholte sich 1985, 1987 und 1989, wobei jeweils eine neue Aufnahme notwendig wurde. Die Berichte lege ich auszugsweise bei.

Bericht vom 18. April 1983:
Westfälisches Landeskrankenhaus, Psychiatrie Warstein

Sehr geehrter Herr Kollege!

Wir berichten Ihnen über die Pat. Frau R., die sich in der Zeit vom 13. Februar bis 31. März 1983 in unserer stat. Behandlung befand.

Rechtsgrundlage:
Akutes psychotisches Zustandsbild (vermutlich ausgelöst auf dem Boden eines alimentären Defizits, verbunden mit einer ausgeprägten Alkoholintoxikation).

Die Vorgeschichte dürfte Ihnen als langjähriger Hausarzt der Familie genauestens bekannt sein.

Anlaß zur jetzigen Aufnahme:
Im Rahmen eines psychotischen Zustandsbildes versuchte die Pat. zweimal, ihren Ehemann mit einem Messer zu erstechen. Durch diese außerordentlich bedrohliche Situation sei Herr R. gezwungen gewesen, eine Einweisung für seine Frau in das WLK Warstein zu veranlassen.

Psychischer Befund:
Die Pat. war zur Zeit der Aufnahme zeitlich und räumlich nicht vollständig orientiert, konnte jedoch alle Angaben zur Person korrekt machen. Gedanklich fielen lockere Assoziationen auf, bei gereizt maniformer Stimmungslage. Frau R. war antriebsgesteigert und zeigte gelegentlich aggressive Tendenzen. Ein sinnvolles

kontinuierliches Gespräch war zu diesem Zeitpunkt nicht möglich, zumal die Pat. wiederholt darum bat, man möge sie in Ruhe lassen, da sie müde sei.

Körperlicher Befund:
Kopf und Hals unauffällig. Knöcherner Thorax nicht verbildet, Lungen auskultatorisch und perkutorisch ohne Befund. Herzaktionen regelmäßig und rhythmisch. Herztöne rein. Abdomen: Bauchdecken weich, keine pathologischen Resistenzen, Leber und Milz nicht tastbar vergrößert, normale Darmgeräusche. Nierenlager bds. frei. Bewegungsapparat: Wirbelsäule nicht klopfschmerzfrei, Extremitäten aktiv und passiv frei beweglich.

Verlauf:
Am 16. Februar 1983 war es erstmalig möglich, mit Frau R. ein geordnetes Gespräch zu führen. Sie zeigte sich hierbei außerordentlich empört darüber, daß man sie zu Unrecht hier festhalte. Sie sei sich keiner Schuld bewußt und verwies darauf, daß eigentlich ihr Ehemann der Urheber dieser unseligen Umstände sei. Im übrigen war sie nicht imstande, den Nachmittag des 13. Dezember sowie den gesamten Verlauf des 14. Dezember zu rekonstruieren. Sie konnte sich lediglich daran erinnern, in die Küche gegangen zu sein, dort eine Flasche Aquavit aus dem Kühlschrank genommen zu haben und aus dieser Flasche hastig getrunken zu haben. Danach könne sie sich an nichts mehr erinnern. Im Verlaufe der nächsten Tage wurde Frau R. weitaus kooperativer und kritikfähiger.

Sie suchte wiederholt Gespräche, um mehr Klärung hinsichtlich der Zwischenfälle zu erhalten. In dieser Phase bekundete die Pat. mehrfach die Bereitschaft, an einer Lösung der entstandenen Probleme mitzuarbeiten und schloß auch nicht mehr aus, maßgeblich an der Verursachung der eingangs erwähnten Zwischenfälle beteiligt zu sein. In einem solcher Gespräche erwähnte Frau R. auch , daß sie in den letzten 3 Wochen sich einer Abmagerungskur unterzogen habe, die sich folgendermaßen zusammensetzte:

Pro Tag 0,25 lt. Karlsberger Salz sowie eine trockene Semmel, dazu aß sie zweimal tägl. einige Löffel Weizenflocken und in geringen Mengen Gemüse. Sie betont selbst, daß eine derartige Kur sehr anstrengend sei und sie sich mitunter nervlich auch recht angegriffen gefühlt habe.

Sie schilderte überdies, daß in den letzten Wochen verstärkt familiäre Probleme auftraten, die vor allem durch ihren Sohn verursacht wurden. Im Rahmen dieser Konflikte sei es sicherlich auch gelegentlich zu unangemessenen Reaktionsweisen ihrerseits gekommen. All diese Dinge verdeutlichten, daß Frau R. inzwischen bereit war, ihre jetzige Situation und die voraufgegangenen Zwischenfälle kritisch zu überdenken.

Diese Tendenz hielt weiterhin an, so daß wir im Einvernehmen mit dem Ehemann am 13. März einen Wochenendurlaub bewilligten. Da sich hierbei keinerlei Probleme ergaben, entschlossen wir uns, die Pat. am 21. März für 10 Tage mit dem Ziel der Entlassung zu beurlauben. Am 31. März wurde Frau R. aus dieser Beurlaubung entlassen.

Zusammenfassend ist zu sagen, daß aller Wahrscheinlichkeit nach die Ursache für diese plötzliche Dekopensation zu suchen ist auf der Grundlage der Abmagerungskur mit ihren alimentären Defiziten sowie der massiven Alkoholintoxikation. Diese Konstellation, vergesellschaftet mit akuten familiären Belastungssituationen, war offenbar Wegbereiter für eine derartige Entgleisung.

Bericht vom 21. November 1985:
Westfälisches Landeskrankenhaus, Psychiatrie Warstein

Sehr geehrter Herr Kollege,
wir berichten Ihnen über Frau R. die sich vom 21. Oktober 1985 bis zum 18. November 1985 in unserer stationären Behandlung befand.

Frau R. war zunächst freiwillig hergekommen, wollte sich dann aber nicht behandeln lassen. Sie war bereits am 19. Oktober 1985 freiwillig für kurze Zeit hier gewesen und hatte das Westf. Landeskrankenhaus auf eigenen Wunsch wieder verlassen. Schließlich wurde am 21. Oktober 1985 ein Antrag auf Unterbringung nach dem PsychKG gestellt. Bei der Aufnahme war die Patientin erheblich antriebsgesteigert und leicht reizbar. Zur Anamnese ist zu erwähnen, daß Frau R. im Februar 1983 und im Oktober 1983 jeweils wegen einer manischen Phase stationär hier behandelt wurde.

Am Aufnahmetag tobte Frau R. auf der Abteilung umher, schrie laut und schrill, zog sich aus und warf ihre Kleidung umher. Ihre Stimmungslage war aggressiv und gereizt. Zeitweilig redete sie in lehrerhaftem Tonfall. Frau R. fühlte sich den sie umgebenden Menschen weit überlegen. Insgesamt sprach sie sehr schnell und sehr viel in assoziativ gelockerter Weise.

Eine körperliche Untersuchung der Patientin war am Aufnahmetag wegen mangelnder Kooperationsbereitschaft nicht möglich, wurde aber zu einem späteren Zeitpunkt nachgeholt und war insgesamt unauffällig. Die Laborwerte waren unauffällig bis auf eine leichter Erhöhung der BSG (12/33 mm n.W.) und eine Leukozytose von 11.000/mm^3.

Therapie und Verlauf: Unter Gabe von 4 x tägl. 3 mg Glianimon, 4 x 30 mg Truxal und 4 x 1 Tabl. Akineton gewann die Patientin innerhalb von 10 Tagen allmählich Abstand zu ihrer Psychose. Am 28. Oktober 1985 wurde nach Aufklärung über Nutzen und mögliche Nebenwirkungen eine Lithium-Medikation eingeleitet. Mehrere Beurlaubungen der Patientin verliefen problemlos. Nach stufenweiser Reduktion und Absetzen der Neuroleptika wurde die Patientin am 18. Oktober 1985 mit dem Ziel der Entlassung nach Hause beurlaubt. Der Lithium-Spiegel im Serum betrug bei der letzten Bestimmung am 6. November 1985 0,75 mval/l.

Medikation bei der Entlassung: 2 Tabl. Hypnorex ret. als Einmalgabe täglich.

Wir halten eine Beibehaltung der Lithium-Medikation zur Verhinderung eines Rückfalles mindestens für mehrere Monate für notwendig. Wir empfehlen eine erneute Kontrolle des Lithiumspiegels in ca. fünf Wochen, weiterhin in vierteljährlichen Abständen. Der Lithiumspiegel sollte zwischen 0,7 und 1,2 mval/l liegen. Wir haben Frau R. die Fortführung der Lithium-Prophylaxe über ca. drei Jahre empfohlen. möchten dies aber der Entscheidung der Patientin überlassen. Frau R. hat 1983/84 bereits ein Jahr lang Lithium eingenommen und berichtet, daß es darunter zu einer spürbaren Vergrößerung der Schilddrüse gekommen sei. Um ein erneutes Auftreten dieser unerwünschten Wirkung unter langfristiger Lithium-Gabe zu vermeiden, sollte eine orale Hormongabe erwogen werden. Die hier vor Lithium-Medikation gemessenen Schilddrüsen-parameter waren im Normbereich.

Entlassungs-Diagnose:
Endogene gereizte Manie im Rahmen einer bisher nur monopolaren Verlaufsform einer affektiven Psychose. - ICD 296.0.

Bericht vom 18. Mai 1989
Westfälisches Landeskrankenhaus, Psychiatrie Warstein

Wir berichten Ihnen hiermit über Frau R., die sich vom 27. März 1989 bis zum 29. April 1989 in unserer stationären Behandlung befand.

Fau R. war zunächst freiwillig hergekommen, wollte sich dann aber nicht behandeln lassen. Ferner war Frau R. ohne besonderen Grund sehr aggressiv und beurteilte die Situationslage recht inadäquat. Daher wurde vom 28. März 1989 ein Antrag auf Unterbringung nach PsychKG gestellt. Diesem Antrag wurde mittels einer richterlichen Anhörung am 30. März 1989 stattgegeben. Frau R. wurde daraufhin für 2 Monate nach dem PsychKG untergebracht.

Bei der Aufnahme war Frau R. in allen 3 Ebenen orientiert, machte einen gepflegten Eindruck. Frau R. berichtete, sie habe in den letzten Nächten viel nachgedacht über Lösungen, Theorien. Sie fühle sich in „Topform", nur sei sie etwas schusselig. Der Ehemann berichtete, seine Frau zeige seit Mittwoch letzter Woche Konzentrationsstörungen sowie Gereiztheit. Seit 2 Jahren wolle sie kein Lithium mehr nehmen. Er würde morgen auf Dienstreise nach Schweden fahren, käme am Samstag, den 1. April 1989, zurück. Er habe Angst, daß sich der Zustand seiner Ehefrau während seiner Dienstreise verschlechtere. Auch aus diesem Grunde habe er darauf gedrängt, daß sie hierher kommen würde.

Psychischer Befund bei der Aufnahme: Stimmungsgehobene Patientin mit erhöhtem Rededrang, erhöhtem Selbstwertgefühl, gereizter Note, hypermotorisch.

Zum Verlauf: Einen Tag nach der stationären Aufnahme hier verschlechterte sich der Gesamtzustand von Frau R. erheblich. Es war kein geordnetes Gespräch mehr möglich. Frau R. kritzelte auf einem Zettel herum, schrieb Wörter auf, die der Referent sagte und die völlig aus dem Zusammenhang gerissen waren, machte irgendwelche Berechnungen, sie müsse dies tun. Ferner wollte Frau R. die Patientinnen anhalten, keine Medikamente mehr zu nehmen, sie beschimpfte die Eltern der Besucher, schlug Mitpatientinnen und versuchte das Pflegepersonal zu schlagen. Wegen der bestehenden Eigen- und Fremdgefährdung wurde ein Antrag auf Unterbringung nach dem PsychKG gestellt. Ferner leiteten wir eine Behandlung mit Imap i.m. ein. Am 30. März 1989 erfolgte die Anhörung von Frau R. Frau R. zeigte keine wesentliche Änderung in ihrem Verhalten. Das Amtsgericht ordnete die Unterbringung von Frau R. für 2 Monate an. Da Frau R. unter der medikamentösen Therapie zugänglicher wurde, konnten die Medikamente auf Haldol und Truxal umgesetzt werden. Unter diesen Medikamenten bildete sich das psychotische Erscheinungsbild von Frau R. relativ rasch zurück. Wir konnten Frau R. mehrere Male in Tagesurlaub, bzw. Wochenendurlaub im Sinne eines Belastungsurlaubes schicken. Diese Beurlaubungen verliefen problemlos. Ferner begannen wir am 11. April mit einer Lithiummedikation als Rezidivprophylaxe.

Wegen des erheblich verbesserten Gesamtzustandes von Frau R. wurde sie am 19. April für 10 Tage mit dem Ziel der Entlassung beurlaubt. Sie meldete sich mehrmals aus dem Urlaub telefonisch bei dem Referenten. Nach ihren Angaben sei der Urlaub problemlos verlaufen. Daher haben wir Frau R. am 29. April 1989 aus dem Urlaub entlassen. Zum Zeitpunkt der Entlassung war folgende Medikation notwendig: Hypnorex ret. 0-0-1 1/2 Tbl. (letzter Lithium-Spiegel vom 19. April 1989: 1,02, hierbei aber noch Hypnorex ret. 0-0-2 Tbl.).

Entlassungsdiagnose:
Manie (ICD 296.0).

Die zwischenzeitliche Depression war aber, wie sie mir erzählte, anders als die uns bekannte übliche. Sie redete dann viel und mußte unter Leute. Die Gegenwart ihres Mannes genügte nicht. Sie fühlte sich auch viel wohler, wenn sie stundenlang über die Felder ging. Im weiteren Gegensatz zur üblichen Depression wird es gegen Abend schlimmer.

Man könnte sich bei dieser Verhaltensweise fragen, ob wirklich eine echte Depression vorliegt. Für die Depression sprechen aber zwei Symptome, nämlich einmal ihr fast ständiges Weinen und zum anderen ihr immer wieder plötzlich auftretendes Verlangen, sich zu töten. Sie steht seit längerem unter einer Lithium-Therapie und nimmt Hypnorex. Sie benahm sich meist, wie ihr Mann mir mitteilte, unfreundlich, vorwurfsvoll und oft sogar aggressiv. Beleidigungen oder das, was sie als solche auslegte, vergaß sie nie.

Die Farbwahl war schwierig. Sie wählte zunächst ein Kobaltblau, nämlich die Rubrik 23 A 8, verbesserte sich bei einer zweiten Befragung auf ein blaugetöntes Türkis mit der Rubrik 24 A 8, um dann aber wieder zu Blau zurückzukehren. Schließlich entschied sie sich für ein grüngetöntes Türkis, 25 A 6, bei dem sie dann auch blieb.

Da ich keinen Termin für ein längeres Gespräch frei hatte, den Beginn der Therapie aber nicht aufschieben wollte, suchte ich nach einem Mittel und entschied mich für Rauwolfia, und zwar aus folgendem Grund:

Ich verglich die bei „Erregung im Wechsel mit Traurigkeit" (SR I 438) aufgeführten Mittel mit denen bei „Unfreundlich" (SR I 1023), wo nur fünf Mittel stehen, und bei „Grobheit" (SR I 838) aufgeführten und kam so auf dieses Mittel.

Ich gab das Mittel in der 30. Potenz. Beim nächsten Besuch sah ich außer einer gewissen Ausgeglichenheit und Aufgeschlossenheit gegenüber der Umwelt keine wesentliche Veränderung, so daß ich jetzt einen Termin zu einem längeren Gespräch festlegte.

Psychoanamnese

„Ich glaube nicht, daß Sie mir helfen können. Ich habe schon alles versucht, um von meiner Krankheit loszukommen. Ich war bei allen Nervenärzten in unserer Umgebung. Ich war bei einem Magnetopathen in Holland, obwohl ich nicht daran glaube, und auch bei einem Geistheiler in der Schweiz, obwohl ich daran ebensowenig glaube. Schließlich versucht man alles, wenn man verzweifelt ist, und auch das, an das man nicht glaubt. Ich habe auch viele Bücher gelesen, die meine Krankheit behandeln, aber nichts von dem allen hatte Erfolg. Eines Tages stand ich vor einem Praxisschild, auf dem „Homöopathische Ärztin" stand, und ich dachte, daß ich das ja auch mal versuchen könnte. Ich hatte Zutrauen zu dieser Ärztin und wahrscheinlich vor allem, weil sie so ehrlich war: Als ich ihr meinen Fall geschildert hatte, meinte sie, daß sie mir wohl nicht helfen könnte, aber jemanden wüßte, zu dem ich hinfahren sollte, und so schickte sie mich zu Ihnen.

Es wäre ein Wunder, wenn Sie mir noch helfen könnten, nachdem ich schon so vieles vergeblich versucht habe. Ich will Ihnen nun alles von mir erzählen und fange am besten in der Kindheit an. Ich wurde in einem mittelgroßen Ort an der französischen Grenze geboren. Meine Eltern waren katholisch, und besonders meine Mutter war sehr fromm. Ihre dauernden Ermahnungen und Drohungen, die sich auf Gott bezogen, haben mich abgestoßen, und ich habe erst wieder zu Gott gefunden, als ich krank wurde. Man greift dann doch nach allem, was Hilfe verspricht. Aber ich habe immer gezweifelt und zweifle auch jetzt noch. Wie kann es einen Gott von Güte geben, wenn er die Atombombe in die Erde legt? Er muß also auch ein Sadist sein.

Ich war immer widerspenstig. In der Schule war ich mit meinem Bruder zusammen in einer Klasse. Einmal wurde ich nach vorne gerufen und sollte für den Stock die Hand hinhalten. Ich tippte auf meine Stirn, sagte zu der Lehrerin, sie sollte selbst ihre Hand hinhalten, und ging raus.

Anfangs war ich ganz gerne zur Schule gegangen, aber dann hatte ich keine Lust mehr. Ich ging nur hin, um meine Zeit abzusitzen, und ich weiß nicht, wie ich das Schreiben überhaupt gelernt habe.

Es gibt ja nur zwei Sorten Mensch, den dominanten, der zum Tyrann werden, oder den diplomatischen, der zum Opfer werden kann. Ich weiß, daß ich ein dominanter Mensch bin. Wir haben vor einigen Jahren eine Segelbootfahrt von Bornholm nach Gotland gemacht, die drei Wochen dauerte. Ich war die einzige Frau auf dem Schiff, und außer mir waren noch acht Männer da. Als ein schweres Gewitter aufkam, habe ich das Kommando übernommen, und die Männer gehorchten mir. Die Männer kotzten, und die meisten gingen unter Deck, auch der Schiffsführer und mein Mann. Ich war die einzige, die die Nerven behielt. Schließlich hatte ich schon mit 13 Jahren angefangen, und Segeln war meine große Leidenschaft.

Mein Mann hatte eigentlich immer Angst vor dem Wasser und dem Segeln, und es tut mir heute leid, daß ich ihn gleichsam vergewaltigt habe. Das Lustige dabei ist, daß wir uns in einer Badeanstalt kennenlernten. Er spielte den mutigen Schwimmer, obwohl er eine Heidenangst hatte. Ich war damals 24 und er 17 Jahre alt.

Meine Eltern sind früh gestorben. Mein Vater ertrank mit 58 Jahren im See, weil er Wasser in sein Ohr bekam, das durch eine frühere Mittelohrentzündung geschädigt war. Meine Mutter starb auch mit 58 Jahren, und zwar an einem Schlaganfall. Wir wohnten dann zu fünf Geschwistern in einer Wohnung. Eigentlich habe ich außerdem noch vier, denn meine Eltern hatten insgesamt neun Kinder, und mein späterer Mann besuchte uns immer wieder. Da er so jung war und ich einen anderen Freund hatte, interessierte ich mich nicht für ihn. Er kam aber immer wieder, und ich begann, Gefallen an ihm zu finden. Was mich anzog, war die Gegensätzlichkeit bei uns und daß ich mich mit ihm über alles unterhalten konnte. Als er 21 war, haben wir geheiratet.

Beim Abschluß der Volksschule hatte ich in Mathe und Deutsch eine 2, in Erdkunde und Zeichnen aber eine 5. Es war schwer, eine Lehrstelle zu finden, aber ich fand schließlich eine als Schneiderin. Ich wollte eigentlich Geflügelzüchterin werden, aber meine Mutter hatte mir das ausgeredet.

Die Lehrstelle gefiel mir, weil ich dort vollkommen freie Hand hatte. Es kam sogar so weit, daß der Meister Ratschläge von mir annahm. Ich fühlte mich dort wohl, aber wohl weniger deshalb, weil mir die Arbeit Spaß machte, sondern weil mein Lehrherr mir gefiel.

Bei der Zwischenprüfung machte ich das beste Stück und bekam als einzige eine 1, habe aber keine Abschlußprüfung gemacht. Der Lehrer war ein unausstehlicher Diktator, und als ich einmal zu ihm gesagt hatte „du bist ein Arschloch", ging ich nicht mehr hin.

Ich ging dann in eine Strumpffabrik, wo ich acht Jahre blieb, und dann in eine andere Firma, wo ich in der Lohnabteilung arbeitete. Mir wurde das Angestelltenverhältnis angeboten, das ich aber ablehnte. Dann hätte ich meine beiden Fünfer im Schulabschluß angeben müssen und außerdem, daß ich keine Prüfung abgelegt hatte. Und so habe ich lieber darauf verzichtet.

Mit 30 Jahren bekam ich mein Kind und habe seitdem nicht mehr gearbeitet, woran später auch meine Krankheit Schuld trug. 1983 fing meine Krankheit an. In diesem Jahr brach die Welt für mich zusammen, und ich will berichten, wie es dazu gekommen ist. Vielleicht geht die Ursache bis in die Kindheit zurück. Auf jeden Fall gab es damals einiges, was mir sehr zusetzte. Bis zu meinem zwölften Lebensjahr war ich der Liebling meines Vaters. Ich durfte neben ihm sitzen, und er nahm mich oft auf seinen Schoß. Dann aber bekam ich eine kleine Schwester, und dieser Nachkömmling nahm voll und ganz meinen Platz ein. Ich fühlte mich immer mehr zurückgesetzt. Ich ahnte das schon vorher, denn als mein Vater mich mit ins Krankenhaus nehmen wollte, wehrte ich mich dagegen. Ich wollte das Baby nicht sehen. Der Vater hat das Kind so vergöttert wie keinen von uns. Es hat immer bei ihm geschlafen, und später fuhr er es jeden Tag zur Schule und holte es dort wieder ab. Ich wehrte mich gegen jede Zärtlichkeit meines Vaters und wollte nicht mehr mit ihm ins Bett. Er merkte das natürlich, und ich bekam damals, mit 16 Jahren, die ersten Ohrfeigen von ihm, als ich morgens um 3 Uhr nach Hause kam. Da war nichts mehr zu flicken, und wir beide wußten das. Bei uns war alles kaputt, und das blieb so bis zu seinem Tod.

Wenn man als Kind eine starke Liebe zu einem Menschen empfindet und wird dann vor den Kopf gestoßen, kann diese Liebe sehr schnell umschlagen und aus ihr Haß werden. Ich erlebte, daß dasselbe bei mir und meinem Sohn passierte. Als er 17 Jahre alt war, begann er mich zu hassen. Ich hatte mich bemüht, ihn nicht autoritär zu erziehen, aber schließlich lief mir die Galle über, und es kam immer mehr zu Streitereien. Dazu gab es auch viel Streit mit meinem Mann. Er akzeptierte mich als dominierende Person und lieferte mir sogar sein Gehalt ab, das ich m. E. auch gut anlegte. Ich kaufte kein größeres Boot und auch kein großes Auto, sondern benutzte es für unser Haus. Mein Mann hatte dann Schwierigkeiten in seinem Elektro-Betrieb, und darüber gab es immer mehr Auseinandersetzungen zwischen uns. Er wehrte sich dagegen, daß ich mich auch noch um seine betrieblichen Belange kümmerte und fing mit dem Alkohol an, wodurch unser Verhältnis natürlich auch nicht besser wurde.

Schlimmer war es aber mit meinem Sohn. Er hatte mit 17 Jahren angefangen zu klauen, und das wurde immer schlimmer. Eines Tages holte die Polizei ihn bei uns ab, und das hat sie ganz raffiniert gemacht. Sie kam, als ich zum Tennis war, und so konnte ich nichts gegen die Festnahme unternehmen. Er soll einen Porsche geklaut und ihn dann ausgebrannt haben, und er wurde von der Polizei als Schwerverbrecher hingestellt. Es zeigte sich dann, daß er auch in Häuser eingebrochen war, und zwar als Anführer einer jugendlichen Bande, und so bekam ich ihn nicht mehr heraus. Als mein Mann dann von Schweden nach Hause kam, wohin er von seiner Firma für drei Wochen geschickt worden war, gab es wieder Streit. Mein Mann urteilte den Jungen ab, während ich mich für ihn einsetzte. Wir hatten schon oft ähnliche Auseinandersetzungen, und ich glaube, daß einmal seine Eifersucht gegenüber dem Jungen eine Rolle spielt und zum anderen, daß er sich zwischen zwei so dominante Personen, wie wir es sind, eingekeilt fühlt. Mein Mann hat unseren Sohn nie anerkannt, ihm aber nie etwas getan, weil er wiederum Angst vor mir hatte.

Nach dem Streit legten wir uns hin, und zwar getrennt, mein Mann in der Küche und ich im Schlafzimmer. Mein Sohn mußte zurückgekommen sein, denn ich wurde durch Geschrei und Gepolter geweckt. Mein Sohn kam kreideweiß in mein Zimmer und sagte, daß sein Vater ihn hätte erwürgen wollen, es ihm aber gelungen sei, ihn im Klo einzusperren. Ich habe dann meinen Sohn weggeschickt und ihm gesagt, daß er woanders schlafen müßte. Ich schloß meinem Mann auf. Dieser holte seine Pistole, die er immer besaß und zog damit los, um unseren Sohn zu erschießen. Ich trank eine große Menge hochprozentigen Alkohol und weiß nicht mehr, was dann geschah. Ich kam erst wieder im Krankenhaus zu mir, wo man mich zur Alkoholikerin abstempelte. Ich erfuhr dann auch, was geschehen war. Ich muß mir ein Messer geholt haben und auf meinen schlafenden Mann losgegangen sein, der aber zum Glück wach wurde und mir das Messer aus der Hand schlug.

Als ich entlassen werden sollte, wollte mein Mann mich nicht mehr bei sich haben, weil er Angst vor mir hatte. Ich tat das, was mir als das Beste erschien, ihn umzustimmen und bot ihm bei seinem nächsten Besuch die Scheidung an. Er setzte sich dann auch sehr für mich ein und holte mich bald wieder nach Hause. Als ich zu Hause war, merkte ich aber, daß mein Mann dem Frieden nicht traute.

Damals fingen dann meine Depressionen an, von denen ich nicht mehr losgekommen bin. Ich wurde mit dem Leben nicht mehr fertig und hatte Augenblicke, in denen ich mir das Leben nehmen wollte. Ich hatte eine wahnsinnige Angst vor der Zukunft und allem, was auf uns zukommen würde. Ich mußte raus und über die Felder laufen und kam erst nach vielen Stunden wieder zurück. Wenn ich in der Folge meine schwere Depression hatte, mußte ich das immer wieder tun. Auch unter Leute zu gehen, bekommt mir dann gut, während ich sonst ja immer lieber alleine bin.

Ich ging schließlich zu dem Psychiater, der mich seinerzeit eingewiesen hatte, und bat ihn um Rat. Dieser riet mir nach einem langen

Gespräch, daß das Wichtigste für mich sein würde, mich von meinem Mann zu trennen, und zwar für dauernd. Ich war wie vor den Kopf gestoßen und ging natürlich nicht mehr hin, denn selbst ich wußte, daß das das Verkehrteste gewesen wäre, was ich hätte tun können. Ich war von dem Arzt, in den ich alle Hoffnung gesetzt hatte, sehr enttäuscht worden und drehte wieder richtig durch. Ich kam dann in dieselbe Klinik und wieder für etwa vier Wochen. Ich war später noch zweimal dort.

Mein Sohn war damals trotz der vielen Auto- und Häusereinbrüche mit einer Bewährungsstrafe entlassen worden, weil er erst 17 Jahre alt war. Er ging dann wieder zur Schule, wurde aber kurz vor dem Abitur wieder rückfällig. Er wurde bei einem Einbruch erwischt, konnte sich aber absetzen und floh in die Schweiz, wo mein Mann ihn nach langem Suchen aufspürte.

Er hatte einer Freundin geschrieben, und die gab den Fingerzeig an uns weiter. Er hatte dort Arbeit in einer Gärtnerei gefunden. Nur dem sehr guten Bewährungshelfer war es zu verdanken, daß er wieder mit einer Bewährung entlassen wurde. Er machte dann eine Lehre mit und kam schließlich zur Bundeswehr, wo er zu den Fallschirmspringern kam. Er ist jetzt auf einer Ingenieurschule und will Maschinenbau-Ingenieur werden.

Ich laufe auch sonst gern über die Felder. Ich habe keinen Hund dabei, weil ich Haustiere nicht mag. Sie machen zuviel Dreck. Ich bin am liebsten allein und beschäftige mich viel mit Lesen. Ich lese Sachbücher, von denen ich Hilfe erwarte. Ich bin nicht musikalisch. Ich kann sehr jähzornig werden. Ich mag den Wind und auch den Regen."

Das Gespräch lief nicht so fortlaufend und glatt ab, wie ich es geschildert habe. Sie weinte fast ununterbrochen und meinte immer wieder, daß es doch keine Hilfe mehr für sie geben würde. Ich habe selten einen so verzweifelten Menschen gesehen.

Auswertung

Bei der Gewichtung steht der schon erwähnte Wechsel von Erregung und Depression an erster Stelle. Was kommt als nächstes? Da ist vor allem die Besonderheit ihrer Traurigkeit und Niedergeschlagenheit, und das ist die Furcht und die Flucht. Sie fürchtet sich vor dem, was auf sie zukommt, und versucht, davor zu fliehen. Sie flieht auf die Felder, sie flieht unter Leute, um abgelenkt zu werden und will schließlich vor dem Leben fliehen. Sie neigt zum Selbstmord, und das Verlangen danach kommt anfallsweise und plötzlich. Als ich diese Rubriken heraussuchte, zog mich vieles wieder zu Rauwolfia. Es ist aufgeführt in „Plötzlicher Impuls, sich selbst zu töten" (4), und zwar unter nur fünf Mitteln, weiter unter „Neigung zum Selbstmord" (5), unter „Furcht vor Unheil" (6) und schließlich unter Furcht „überhaupt" (7). Sogar bei „Gehen im Freien verbessert den Zustand" (8) finde ich das Mittel. Wenn wir jetzt daran denken, daß Rauwolfia bei „Wechsel von Erregung und Traurigkeit" (1), bei „Unfreundlichkeit" (2) mit nur fünf Mitteln und bei „Grobheit" (3) aufgeführt ist, meinen wir, daß wir es doch nochmal mit diesem Mittel versuchen sollten. Nach der ersten Gabe in der 30. Potenz am Anfang der Behandlung war zwar keine wesentliche Änderung eingetreten, doch dürfen wir nicht vergessen, daß die 30. Potenz niemals bis in die tiefe neurovegetative Schicht vordringt, und zum anderen, daß sie damals und auch heute noch unter dem Einfluß von Antidepressiva steht, die die körpereigenen Reaktionen hemmen.

Rauwolfia ist das Mittel der Wechselhaftigkeit. Wenn bei ihr alles in Ordnung ist, hat sie keine Unternehmungslust, fühlt sich müde (10) und zieht sich in die Einsamkeit zurück. Beim Alleinsein fühlt sie sich dann am wohlsten (9).

Wenn sie aber in der Depression ist, muß sie ganz im Gegensatz zu dem üblichen Verhalten der Depressiven etwas unternehmen. Sie muß sich dann von der Einsamkeit lösen und entweder stundenlang über die Felder (8) oder unter Leute gehen, wodurch es ihr mit ihrer Depression besser geht.

Auch in der Rubrik der allgemeinen „Depression" wird Rauwolfia aufgeführt (11).

Hinweise auf das Simillimum Rauwolfia:

1: Erregung abwechselnd mit Traurigkeit (SR I 438):
Einwertig

2: Unfreundliche Stimmung (SR I 1023):
Einwertig bei nur fünf Mitteln

3: Grobheit (SR I 838): *Einwertig*

4:	Plötzlicher Impuls, sich selbst zu töten (SR I 664):	
	Einwertig unter nur fünf Mitteln	
5:	Neigung zum Selbstmord (SR I 951):	*Einwertig*
6:	Furcht vor Unheil (SR I 485):	*Einwertig*
7:	Furcht (SR I 461):	*Einwertig*
8:	Gehen im Freien bessert (SR II 626):	*Einwertig*
9:	Wohlfühlen beim Alleinsein (SR I 139):	*Einwertig*
10:	Müdigkeit (SR II 688):	*Einwertig*
11:	Depression (SR I 842):	*Einwertig*

Therapie und Verlauf

Etwa sechs Monate nach der ersten Gabe von Rauwolfia gab ich die zweite und wieder in der 30. Potenz, wozu mich folgende Überlegung veranlaßte:

Sie stand immer noch unter dem Einfluß von Lithium Hypnorex, und ich wollte die M. Potenz erst geben, wenn ich diese Mittel abgesetzt hatte, was nach der zweiten Gabe von Rauwolfia in der 30. Potenz auch geschah, ohne daß Komplikationen eingetreten wären.

Nicht ganz drei Monate nach der 30. Potenz gab ich schließlich die M. Potenz, und zwar in Form von fünf Globuli. Danach war der Erfolg ein vollständiger, und er blieb es auch. Sie kam bis heute, das sind über 18 Monate danach, wegen anderer Beschwerden wie einer Ischialgie oder einer Grippe zu mir, während sie von ihrer Depression vollkommen befreit ist. Sie meinte, sie sei wieder richtiggehend glücklich, wenn sie alleine wäre und lesen würde, und daran merke sie, wie gesund sie wieder ist.

Inzwischen sind wieder über zwei Jahre vergangen, ohne daß ein Rückfall eingetreten wäre. Die zu mir kommende Patientin ist gutgelaunt und lacht sogar viel. Beim letzten Mal hat sie ihren Sohn mitgebracht, ihren sehr sympathischen Sohn, der jetzt endgültig aus seinen Schwierigkeiten heraus ist.

Rauwolfia

(Symptome nach der vorliegenden Psychoanamnese)

1.) 25 A 6
2.) 23 A 8

1.2) (1= realistischer Verstandesmensch)
      (2= affektives Gemüt)

Dominant und stolz, kann sich nicht unterordnen, kann nicht nachgeben, widerspenstig

zu stolz, um (frühere) Schwäche zuzugeben (deshalb Verzicht auf Angestelltenverhältnis)
Unfreundlich (SR I 1023), grob (838)

Depression im Wechsel mit Erregung und Aggressivität (438)

Verlangen, allein zu sein (139) im Wechsel mit Verlangen nach Geselligkeit

Müde (SR II 688) mit Verlangen nach Ruhe im Wechsel mit Unternehmungslust und Bewegungsdrang im Freien (II 626)

Furcht vor Unheil (485)

Plötzliches Verlangen, sich zu töten (664, 921)

Sehr mutig (auf dem Segelboot)

Nachtragend, kann nichts vergessen

Liebt Wind und hat auch Regen gern

Fall 23

Amenorrhö, Pollinose

Die zierliche 31 jährige Bibliothekarin gab bei der ersten Konsultation eine Reihe von Beschwerden an. Da ist zunächst ihre Allergie für eine ganze Anzahl von auslösenden Stoffen, ihre chronische Nebenhöhlenentzündung, die Neigung zu Hämorrhoiden und ihr ständiges Frieren. Das Wichtigste hatte sie aber ausgelassen:

Bei der Anamnese erst erzählte sie dann von den Unregelmäßigkeiten der Regel: Vom 12. bis 18. Lebensjahr kam sie ziemlich regelmäßig, dann aber, ab 1977, und das sind 13 Jahre her, kam sie nur noch in großen Abständen. Während dieser Zeit bekam sie diese zwei- bis dreimal im Jahr und nie mehr. Sie dauerte dann meist vier Tage und war schwach, ein bis zwei Binden pro Tag. Mehr brauchte sie nie. Die Regel sagte sich vorher nicht an, sondern war auf einmal da. Sie hatte dabei keine besonderen Beschwerden. Sie kam und ging sang- und klanglos weg.

Auf meine Frage, warum sie diese doch vorrangigen Regelbeschwerden bei der ersten Konsultation nicht erwähnt hatte, meinte sie, daß sie das unterlassen hätte, weil sie sowieso nichts erwarten würde. Sie sei bei so vielen Gynäkologen gewesen, in deren Fachgebiet das ja schließlich fallen würde, ohne daß dabei etwas herausgekommen wäre. Auf meine diesbezügliche Frage meinte sie:

„Ich habe, als die Regel einige Male ausgeblieben war, einen Gynäkologen aufgesucht, der mir Hormontabletten verordnete, wodurch die Blutung wieder regelmäßig kam. Es war natürlich keine richtige Regel, denn wenn ich die Tabletten wegließ, setzte die Blutung wieder aus.

Mit 23 Jahren bekam ich Hitzewallungen, die mich sehr mitnahmen. Ich fing mit einer Frischzellenkur an, wodurch die Hitze wegblieb, ohne daß meine Blutung aber eingetreten wäre. Auch eine zweite Kur hatte keinen Erfolg und zu einer dritten kam es nicht, weil die Durchführung dieser Therapie, wie Sie ja wissen, verboten wurde. Ich bekam danach wieder Hormontabletten, sah aber darin keine Lösung und begab mich schließlich ambulant zu der zuständigen Stelle der Universitätsklinik, wo man eine Bauchspiegelung und einen Chromosomentest durchführen wollte, was ich aber ablehnte. Die darauf verordneten Hormontabletten vertrug ich nicht und setzte sie ab.

Danach habe ich mich einige Monate lang einer Neuraltherapie unterzogen, die aber auch erfolglos blieb. Dann nahm ich für fast ein Jahr wieder Hormontabletten ein, habe sie aber seit drei Monaten weggelassen."

Die weitere Befragung ergab noch einige Besonderheiten. Es war gerade Mai, und so war sie inmitten ihrer Pollinose und konnte Merkmale schildern. Sie hatte viel Niesen und Fließschnupfen, vor allem aber tränende Augen, alles im Freien schlimmer. Schmerzen in den Augen, besonders dem linken, hatte sie öfter, jetzt aber besonders stark. Es war ein stechender Schmerz, der von innen nach außen drängte.

Sie bemühte sich, ihre Arbeit in der Bibliothek gewissenhaft auszuführen. Vielleicht nahm sie alles zu schwer und dachte abends zuviel über das am Tag Geschehene nach. Sie fand nämlich im Bett keine Ruhe und hatte Schwierigkeiten einzuschlafen. Öfter war sie deprimiert, und auch das war abends schlimmer. Zum Wetter sagt sie:

„Ich habe lieber kaltes Wetter als warmes. Nichts ist schlimmer für mich als Hitze. Das erscheint mir sonderbar, da ich doch viel friere. Ich mag auch keine Zugluft."

Die Lieblingsfarbe ist Indisch-Gelb mit der Rubrik 4 A 8, die zweite Türkis mit 25 A 8.

Psychoanamnese

„Ich wurde in einem kleineren Ort bei Köln geboren und wuchs mit zwei Brüdern auf, die zwei bzw. vier Jahre jünger sind.

Zunächst beherrschte ich meine Brüder recht gut, da sie ja jünger waren. Allmählich merkte ich aber, daß sie stärker wurden als ich, und dann wuchsen sie mir immer mehr über den Kopf. Wir vertrugen uns aber nach wie vor gut, wenn wir auch viel gerauft und gestritten haben, aber wann ist es bei Geschwistern anders?

Ich muß ein stilles und schüchternes Kind gewesen sein. Auch aß ich nicht gern. Meine Mutter meint, daß sie mich immer ermahnen mußte, zuzugreifen und richtig zu kauen. Sie meinte aber auch, ich hätte nie Schwierigkeiten gemacht, sondern sei ein leicht erziehbares Kind gewesen. An Puppen soll ich kein besonderes Interesse gehabt haben, sondern mich mehr um Tiere gekümmert und mit ihnen gespielt haben, wobei es egal war, ob es lebende oder Stofftiere gewesen sind.

Auch in der Schule war ich wohl still und habe mich nicht viel gemeldet. Ich dachte damals schon ‚das Nötigste reicht, mehr brauche ich nicht! Ich hatte nie einen besonderen Ehrgeiz. In der Grundschule ging es noch gut, nicht aber, als ich zum Gymnasium kam. Meine Zurückhaltung muß nicht als Schüchternheit ausgelegt worden sein, sondern als Faulheit oder Unfähigkeit. Es stimmt, daß ich mit den Sprachen Schwierigkeiten hatte, um so besser war ich aber in Mathe und Physik.

Sprachen lagen mir nie, wie ich auch nie musikalisch war, obwohl ich Musik gern höre. Ich bewege mich gern nach der Musik und tanze auch gern, habe aber immer wieder Schwierigkeiten mit dem Takt. Ich war schon sehr früh in einem Tanzclub und tanze besonders gern Standard- und Lateinamerikanische Tänze, wobei es mir aber oft schwerfällt, den Takt zu halten. Ich brauche eben einen guten Führer.

Meine Eltern haben mich damals vom Gymnasium genommen und in eine Realschule getan, wo die Sprachen nicht so eine Rolle spielen wie die naturkundlichen Fächer. Ich habe mir schon früh überlegt, was ich werden wollte, und zunächst kam der Lehrerberuf in Frage, dann aber die Tätigkeit bei der Kriminalpolizei.

Ich wußte, daß ich für beide das Abitur nötig hatte, und so entschloß ich mich, nach Abschluß der Realschule wieder auf das Gymnasium zu gehen, und diesmal machte das Abitur mir keine Schwierigkeiten. Ich begegnete während dieser Zeit einem Aufruf der katholischen Pfarrei, in dem Mitarbeiter für die Bücherei gesucht wurden und meldete mich, und das war gut für mich: Ich entdeckte bei der Mitarbeit, daß mich nichts mehr fesselte als gerade der Umgang mit Büchern, und entschloß mich, Bibliothekarin zu werden, was ich später auch in die Tat umsetzte. Nach meinem entsprechenden Studium erhielt ich umgehend eine Anstellung bei einer Stadtbücherei, zunächst für 20 Stunden in der Woche, dann aber eine vollbezahlte Stelle. Ich bin jetzt seit sieben Jahren dort, und die Arbeit macht mir immer mehr Freude. Dieser Beruf stellt das dar, was ich mir immer erträumt habe. Er ist nicht nüchtern, wie man zunächst glauben könnte, sondern voller Spannungen und Probleme, deren Bewältigung mich voll und ganz befriedigt.

Was befriedigt mich dabei?

1. Da ist zunächst der ständige Kontakt mit den Lesern.

2. Keine Langeweile, weil ständig neue Aufgaben gestellt werden. Gerade die Fernleihe nimmt einen vollständig in Anspruch. Eine Kollegin sagte neulich, man kann süchtig danach werden, denn das ist fast spannender als ein Krimi, und dem muß ich voll und ganz beipflichten.

Da kommt jemand zu mir, der ein Buch über ein bestimmtes Thema schreibt und Literatur dazu braucht. Er kennt nur die Abkürzung einer bestimmten englischen Zeitschrift und weiß, daß diese Zeitschrift zu einem bestimmten Zeitpunkt den und den Artikel gebracht hat. Meine Aufgabe ist nun, herauszufinden, was das für eine Zeitschrift ist und wo sie aufzufinden ist, wann der betreffende Artikel erschienen ist und schließlich eine Fotokopie dieses Artikels von der entsprechenden Bibliothek, meist einer Universitätsbücherei, anzufordern.

Dabei kann es natürlich alle möglichen Schwierigkeiten geben, so, daß das entsprechende Buch schon im vorigen Jahrhundert erschien, daß die Zeitschrift nicht bei uns, sondern nur in England aufliegt und dort angefordert werden muß oder sogar, daß der Wortlaut des Artikels nicht genau bekannt ist.

Also Schwierigkeiten über Schwierigkeiten, und da ist beruhigend, daß man nicht alleine dasteht, sondern immer auf die Hilfe einer Kollegin rechnen kann. Man selbst hat vielleicht ein Brett vor dem Kopf und kommt nicht weiter, während die Kollegin den rettenden Einfall hat.

3. Die Lehrerin einer Grundschulklasse ruft an und fragt, wann sie mit ihrer Klasse vorbeikommen kann. Sie möchte, daß die Klasse in das Büchereiwesen eingewiesen wird und Vertrauen dazu gewinnt. Dieser mit Dias oder Film durchgeführte Unterricht dauert meist zwei Stunden.

4. Der Lehrer eines Gymnasiums ruft an und sagt, daß seine Klasse bei dem und dem Thema angelangt sei und bittet um Zusendung entsprechender Bücher, wofür wir dann eine Kiste zusammenstellen.

Das ist nur ein kurzer Umriß unseres Aufgabenbereichs, aber Sie ersehen daraus, daß die Arbeit bei uns gar nicht so langweilig ist, wie man an und für sich annimmt. Schießlich kommen noch Informationen, Beratungen, Entscheidungen für neue Anschaffungen, Systematisieren, das ist die Aufstellung von Katalogen, u.a.m. hinzu.

Ich möchte noch einmal betonen, daß die Zusammenarbeit mit meinen zehn Kollegen beispielhaft ist. Da gibt es weder Neid noch Mißgunst, sondern nur Hilfsbereitschaft und Unterstützung. Ein solches Zuhause zu haben, bedeutet mir viel, da ich zwar mein Elternhaus noch häufig aufsuche, aber selbst noch keine Familie habe. Die Beziehung zu Männern war für mich immer mit Schwierigkeiten verbunden.

Diese hatten mich früher nie besonders interessiert, und mir war egal, ob ich eine Bekanntschaft mit Frauen oder Männern hatte, da es mir nicht auf das Geschlecht, sondern nur auf den Menschen an und für sich ankam.

Dem sexuellen Kotakt mit Männern gegenüber hatte ich immer eine Hemmschwelle, die schwer zu überwinden war. Wenn ich Bekanntschaften hatte, habe ich sie beim geringsten Zweifel an Echtheit und Ehrlichkeit abgebrochen, weil ich nie eine Enttäuschung erleben wollte.

Mein Mißtrauen ist vielleicht zu groß und damit meine Erwartung zu hoch angelegt. Ich bin eben ein ziemlich nüchterner Mensch und überlege das Für und Wider zu lange, bis ich mich für etwas entscheide. Ich bin auch niemals jähzornig gewesen.

So geht es mir eben in jeder Beziehung. Weil mein Kiefer zu eng angelegt ist, habe ich drei Jahre gebraucht, bis ich mich dazu entschlossen hatte, mir vor zwei Jahren einen Bionator (herausnehmbare, bewährte Spange zur Kieferdehnung) zuzulegen.

Den ersten sexuellen Kontakt zu einem Mann hatte ich erst mit 23 Jahren, und mein jetziger Freund, mit dem ich aber nicht zusammenlebe, ist Engländer. Ich lernte ihn vor knapp zwei Jahren kennen.

Ich sagte schon, daß ich besonderen Gefallen am Tanz finde. Ich fing mit 15 Jahren an zu tanzen und bin bald einem Tanzclub beigetreten. Ich habe dort natürlich viele Männer kennengelernt, von denen ich mich auch gern führen ließ. Zu mehr hat es aber nicht gereicht, wenigstens, bis ich meinen jetzigen Freund kennenlernte. Auch ihn lernte ich beim Tanzen kennen, und er tanzt gut, denn er ist ein Tanzprofi.

Was liebe ich noch außer meinem Beruf? Tiere mag ich gern und besonders Katzen, aber auch Hunde und Vögel. Ich bin nicht sehr reiselustig, gehe aber gern zu Leuten und lade auch oft welche zu mir ein. Ich kann aber auch gut allein sein und habe sogar oft ein ausgesprochenes Bedürfnis dafür. Außer im Tanzclub bin ich im Badmintonclub und im Nähkurs.

Ich weine sehr leicht und auch häufig, nämlich immer dann, wenn ich mich über irgend etwas geärgert habe.

Ich bin zwar katholisch, aber nicht sehr religiös. Ich glaube auch an ein Fortbestehen der Seele nach dem Tod, bin mir aber im unklaren, in welcher Form das geschieht. Vor einem Horoskop hätte ich Angst. Ich möchte nicht jetzt schon wissen, was mich in Zukunft erwartet."

Das Gespäch hat zwar drei Stunden gedauert, doch war meine Patientin nicht sehr gesprächig, weshalb ich die Mutter um einen Besuch bat. Diese ergänzte mit einigen wichtigen Details das Bild, das ich mir machte.

„Meine Tochter", sagte sie, „muß immer in Bewegung sein. Sie hat mit ihren beiden Brüdern immer herumgetollt, und ich glaube, daß sie deswegen auch im Tanz- und im Badmintonclub ist.

Sie ist unwahrscheinlich aktiv, und ich weiß nicht, woher sie die Zeit dafür nimmt. Nicht nur, daß sie in verschiedenen Vereinen ist, sondern sie geht auch ständig in die Pfarrbücherei, wo sie damals tätig war, denn sie ist dort jetzt die Leiterin. Sie organisiert viele Zusammenkünfte, so jetzt zu Weihnachten eine Ausstellung mit einer Cafeteria. Sie hat ein ausgesprochenes Organisationstalent, und sie arbeitet schnell und genau.

Sie kann nie Ruhe halten. Schon als Kind war sie fast jede Nacht aufgestanden und stand, als wir noch im Wohnzimmer waren, in der Tür.

Das ging etwa bis zu ihrem 13. Lebensjahr so, und dafür hatte sie immer wieder ein Argument. Trotz ihrer Ruhelosigkeit und Aktivität ging sie nie gern von zu Hause fort und hatte, wenn sie weg war, Heimweh. Nachts mochte sie nie bei Verwandten bleiben, sondern mußte nach Hause zurück."

Mich interessierten noch einige Auskünfte über den „Tanzprofi", und so fragte ich die Mutter, was er denn für ein Tanzprofi sei und wie sie ihn als vielleicht künftigen Schwiegersohn akzeptieren würde.

Ich mußte diese Fragen stellen, denn einmal interessiert mich natürlich für die Einschätzung einer Patientin, was sie sich für Freunde anschafft, und zum anderen hatte ich den Eindruck, daß meine Patientin mir bewußt nicht viel darüber sagen wollte, und das hat mich neugierig gemacht.

Die Mutter sagte mir dann, daß er ein sympathischer Mann sei und sie ihn als Schwiegersohn gern akzeptieren würde. Er sei übrigens Ausbilder der Tanzpaare für die Meisterschaften, also bestimmter Gruppen für die Europa- und Weltmeisterschaft.

Auswertung

Zunächst fiel mir Gegensätzlichkeit der Symptome auf. So war nichts schlimmer für sie als die sommerliche Hitze, während sie aber viel friert. Dann aber ist sie ziemlich unmusikalisch, weshalb ihr Fremdsprachen schwerfallen. Auf der anderen Seite bewegt sie sich gern im musikalischen Rhythmus, und ich möchte annehmen, daß die Ursache dafür weniger die Liebe zur Musik ist als vielmehr der angeborene Bewegungsdrang. Schließlich kam sie auf der Schule zunächst nicht mit, was als Faulheit oder Unfähigkeit ausgelegt worden war, ist inzwischen aber eine befähigte Wissenschaftlerin geworden.

Diese auffällige Gegensätzlichkeit der Symptome fand ich nirgendwo niedergelegt, widmete mich also den Gemütssymptomen, um das Simillimum zu finden. Aber auch hier kam ich nicht weiter, was vielleicht auch daran lag, daß meine Patientin nicht gerade die gesprächigste war.

Bei den Organsymptomen war natürlich die Amenorrhö das auffälligste. Die entsprechenden Rubriken sind aber hier, wie wir gleich noch sehen werden, so groß, daß es schwirig erscheint, dadurch das Mittel zu finden.

Ich widmete mich der Pollinose, um wenigstens einen Anfang zu finden. Hier war das Auffälligste das „Tränen im Freien" (1), was ich mit dem „Stechen im Auge nach außen" (2) verglich, wobei vier Mittel beide Symptome deckten, nämlich Belladonna, Camphora, Senecio und Thuja.

Hier ist natürlich Senecio am meisten auffällig, denn es ist dies das Mittel mit besonderer Beziehung zu Regelschwierigkeiten, und darum handelt es sich bei der Patientin schließlich.

Bei dem folgenden Vergleich mit „Fließschnupfen im Freien" (K III 178) steht von diesen Mitteln nur Thuja, während beim Vergleich mit „reichliche Absonderung" (3) nur Senecio gedeckt wird, und zwar zweiwertig, was natürlich meine Vermutung, daß Senecio unser Mittel ist, verstärkt. Bei „Niesen" wird das Mittel auch zweiwertig geführt (4), bei „Verschlimmerung durch Zugluft" (5) einwertig.

Wenn ich jetzt auf die Gemütssymptome übergehe, so finde ich auch hier Senecio häufig aufgeführt, so bei „Grübeln und depressive Gedanken, die den Abend bis in die Nacht ausfüllen" (6) und sich um die „Zukunft" (7), aber auch die „Vergangenheit" drehen (8). Bei ersterem stehen sechs Mittel, bei letzterem aber Senecio alleine.

Sie ist abends und besonders nachts ruhelos und hat von sich als von einem „Nachtmensch" gesprochen (9). Sie hatte schon als Kind viel „Heimweh" (10). Schließlich kommen wir zu den Menses-Symptomen. Hier handelt es sich um eine „unregelmäßige Regel" mit verschieden langem Intervall (11), um eine „spät auftretende" (12), die zudem „spärlich" (13) ist. Sie erscheint oft „unterdrückt" (14) und „fehlt" (15).

Bei „Ruhelosigkeit" finde ich Senecio nicht in der großen Rubrik, wohl aber bei „Ruhelosigkeit nachts" (9).

		Bell.	Camph.	Senec.	Thuj.
1:	Tränenfluß im Freien: K III 30	1	1	1	3
2:	Augenschmerz, stechender nach außen: K III 53	2	2	1	1
3:	Schnupfen, reichlich: K III 170	-	-	2	-
4:	Niesen: K III 174	2	2	2	1
5:	Zugluft verschlimmert: SR II 26	3	1	1	-
6:	Traurig abends: SR I 845	-	-	1	-
7:	Gedanken über die Zukunft: SR I 978	-	-	1	-
8:	Gedanken über Vergangenheit, abends: SR I 980	-	-	1	-
9:	Ruhelos nachts: SR I 817	2	1	1	1
10:	Heimweh: SR I 560	2	-	1	-

11:	M. unregelmäßig: K III 768	-	-	2	-
12:	M. spät: K III 768	2	-	2	-
13:	M. spärlich: SR III 543	-	-	3	1
14:	M. unterdrückt: K III 768	3	-	3	1
15:	M. fehlen: SR III 503	2	-	3	2

Therapie und Verlauf

Nachdem ich Senecio D 30 als intravenöse Injektion gegeben hatte, trat etwa fünf Wochen später eine Schmierblutung ein. Ich nenne genaue Daten: Die Injektion erfolgte am 8. Mai 1991, die Schmierblutung kam am 12. Juni, worauf am 13. Juli, am 13. August und am 13. September jeweils eine Regelblutung eintrat. Es waren dies die ersten normalen Blutungen nach 13 Jahren, denn so lange erfolgten sie nicht mehr im monatlichen Abstand. Die Blutung war aber nach wie vor schwach und dauerte zwei bis drei Tage.

Zugleich kam es zu Ecchymosen, dem ich aber keine besondere Bedeutung beimaß.

Fast fünf Monate nach der ersten Gabe verabreichte ich Senecio in der M. Potenz, und zwar am 1. Oktober 1991 (peroral in Form von 5 Globuli).

Am 5. Oktober begann ein Juckreiz in den Handflächen, der sich in der Folge über den ganzen Körper ausbreitete und die Patientin immer mehr peinigte. „Der Juckreiz ist wie verrückt", sagte sie. Etwa am 15. Oktober begann ein Ikterus, der sich zunächst nur andeutungsweise zeigte, dann aber intensiver wurde und auch auf den Skleren zu sehen war.

Eine Blutuntersuchung ergab keinen Hinweis auf das Vorliegen einer Hepatitis A, B oder C und auch nicht darauf, daß eine solche abgelaufen sei.

Ich mußte die Patientin wegen des Ikterus und einer psychophysischen Erschöpfung vier Wochen krankschreiben, und zwar vom 14. Oktober bis zum 15. November 1991, denn dann ging der Ikterus immer mehr zurück.

Übrigens trat am 8. Oktober 1991 eine Regelblutung ein, die dieses Mal neun Tage andauerte, worauf für noch vier Tage eine Schmierblutung folgte, also insgesamt 13 Tage. Die Patientin fühlte sich in der Folgezeit sehr wohl und leistungsfähig wie lange nicht mehr. Die Regelblutung stellte sich alle 28-30 Tage ein, dauerte vier Tage, und mit durchschnittlich drei Binden/Tag kann ich sie zu den normalen zählen.

Ich führte die ganzen Folgeerscheinungen, und zwar die Ecchymosen, den Pruritus und auch den Ikterus, auf die Verabreichung von Senecio zurück. Dieses Mittel hat die Patientin ausgeheilt und aus ihr einen glücklichen Menschen gemacht.

Das ging gut bis Mai 1992. Dann, also sieben Monate nach der Gabe von Senecio M, wurden die Abstände wieder größer und die Blutung immer schwächer, so daß ich am 9. September 1992 eine neue Gabe Senecio M verabreichte.

Zwei Tage später, am 11. September, kam es zur Blutung, die aber nur drei Tage dauerte und ziemlich schwach war. Die nächsten Blutungen waren wieder von normaler Stärke und traten am 8. Oktober, 5. November, 29. November und 25. Dezember ein. Bis dahin dauerte meine bisherige Beobachtung.

Inzwischen ist es Oktober 1994 geworden und die Menses kommen nach wie vor regelmäßig.

Fazit

Nach Senecio D30 war es zwar zu Regelblutungen gekommen, die aber schwach waren. Eine sehr starke Reaktion mit Ikterus und einer Normalisierung der Menses trat erst nach der M. Potenz desselben Mittels ein. Fazit daraus: Man sollte, wenn man annimmt, das Simillimum gefunden zu haben, sich nicht mit einer mittleren Potenz begnügen, sondern den Mut haben, die M. Potenz zu geben.

Vielfach wird erwähnt, man sollte zuerst die mittlere Potenz geben, um eine zu starke Wirkung der M. Potenz zu vermeiden. Ich glaube nicht, daß die M. Potenz in diesem Fall als erste Gabe eine weniger starke Reaktion ausgelöst hätte.

Senecio aureus

AMB zusammengestellt nach vorliegendem Fall

1.)   4 A 8
2.)   25 A 8
2.1 = unrealistisch-esoterisch und gefühlsbeherrscht

Gegensätzlichkeit der Psyche:
   Nicht besonders musikalisch - begeisterte Tänzerin

Tat in der Schule nur das Notwendigste und ging ohne Abitur von der Schule - bestand später das Abitur ohne besonderen Aufwand (nachdem sie die Notwendigkeit eingesehen hatte)

Die sommerliche Hitze ist für sie schlimm - aber sie friert viel

Verträgt keinen Zwang

Den Unterricht in der Schule sah sie als Zwang, denn sie erkannte noch nicht die Notwendigkeit.

Sie mochte sich nie an einen Mann binden, denn sie sah auch darin einen Zwang und war deshalb sehr kritisch.

Als Kind kein Interesse für Puppen, wohl aber für Tiere, bes. Katzen.

Bewegungsdrang, bes. abends und nachts (Nachtmensch) (SR I 817) während dieser Zeit auch viele depressive Verstimmungen und Grübeleien (SR I 845), betr. Vergangenheit und Zukunft (980, 978).

Unmusikalisch, deshalb keine bes. Fähigkeit für Sprachen.

Sehr fleißig und gewissenhaft, wenn sie Interesse an der Arbeit findet.

Führungs- und Organisationstalent (Pfarrbücherei, Veranstaltungen)

Furcht, etwas über die Zukunft zu erfahren (Horoskop)

Entschlußschwierigkeit
   Heimweh (SR I 560)

Weint bei Ärger - nicht reiselustig - kein Jähzorn

Menses unregelmäßig, nur 2-3mal/Jahr (K III 768), spät (K III 768), unterdrückt (K III 768), spärlich (SR III 543), fehlen (SR III 503)

Pollinose mit Tränenfluß im Freien (30), stech. Augenschmerz nach außen (53), reichl. Schnupfen (170), Niesen (174)

Zugluft verschlimmert (SR II 26)

Fall 24

Destruktionsmanie bei Inferioritätsemotion

Der 52jährige Patient sieht finster aus und benimmt sich auch gar nicht freundlich und entgegenkommend, sondern statt dessen irgendwie abweisend. Diese schwere Zugänglichkeit des Patienten erklärt sich aber durch die Beschwerden, die er mir dann schildert.

Er hat eine Zerstörungssucht, die so aus seinem Jähzorn heraus gleichsam explodiert, daß sie von ihm nicht beherrscht werden kann. Es besteht ein Zerstörungszwang, der ihn so überwältigt, daß er selbst immer wieder erschreckt.

Andere Besonderheiten sind, daß er ruhe- und schlaflos ist, außerdem oft Selbstmord begehen wollte, und zwar durch Erhängen, wozu es aber nie kam, und schließlich, daß er nicht allein sein kann, aber ebensowenig Gesellschaft haben möchte. Es ist bei ihm wie so oft, daß noch jemand im Haus sein muß, der ihn aber nicht stören darf.

Organische Beschwerden hat er keine, die labortechnischen Untersuchungen weisen auch normale Resultate auf.

Eine Ausnahme gibt es allerdings. Er bekommt Kopfschmerzen, und zwar von hinten unten schießt es ihm in den Hinterkopf, wenn er beim Stuhl und beim Wasserlassen preßt und auch beim Orgasmus.

Psychoanamnese

„Ich wurde in einem kleineren Ort in der Nähe von Köln geboren. Ich hatte nur einen Bruder, der aber mit vier Jahren gestorben ist.

Ich erinnere mich, daß ich im Kindergarten den Wunsch hatte, alles, was die anderen Kinder mit Bauklötzen mühsam aufgebaut hatten, wieder umzustoßen.

An die Schule habe ich nicht viele Erinnerungen. Ich weiß nur noch, daß ich in den ersten Jahren eine Lehrerin hatte, an der ich sehr hing. Vielleicht lag das daran, daß sie durch ihre schwarzen Haare Ähnlichkeit mit meiner Mutter hatte und ich bei ihr die Liebe suchte, die ich bei meiner Mutter vermißte.

Es ist nicht so, daß meine Mutter nicht nett zu mir gewesen wäre. Was mich aber bei ihr störte und mich später immer verfolgte, war ihr unwahrscheinlicher Geiz. Damals genügten zwanzig Pfennig für mich, ins Kino zu gehen, aber ich kann mich nicht daran erinnern, diesen Betrag jemals von ihr bekommen zu haben, oder auf jeden Fall doch sehr selten. Besonders schlimm wurde dieser Geiz für mich, als ich zum Gymnasium gehen wollte. Ich war gut auf der Schule, und als Sohn eines gehobenen Beamten bei der Eisenbahn hätte ich meiner Meinung nach studieren müssen. Meine Mutter verstand es immer wieder, die Versetzung zum Gymnasium zu verhindern, und ich weiß auch, warum sie das tat. Wenn ich studiert hätte, hätte ich nicht so früh Geld verdient wie als Volksschüler, und sie wäre nicht in den frühen Besitz des von mir verdienten Geldes gekommen.

Den Krieg erlebte ich mit 9 bis 15 Jahren, und ich fing währenddessen eine kaufmännische Lehre an, die mir gar nicht gefiel. Mit dem Kriegsende war auch das Ende meiner Firma verbunden, und so hatte ich keine Lehrstelle mehr. Meine Mutter schickte mich als Arbeiter auf einen Bauernhof, wo ich landwirtschaftlich arbeiten mußte. Sie tat das, damit sie nach dem Krieg, als alles knapp war, etwas zu essen hatte. Wenn ich zurückdenke, hat meine Mutter mich immer nur zu ihrem Vorteil ausgenutzt, wogegen mein Vater irgendwie anders war. Er tat mehr für mich und bedeutete mir auch mehr als meine Mutter, und ich sah in ihm immer ein Vorbild.

Er sorgte dafür, daß ich nach drei Jahren Landarbeit eine neue Lehrstelle bekam, diesmal in einem Bauunternehmen, wo ich als Maurerlehrling anfing. Ich bekam dort den Wunsch, Architekt zu werden, was ohne weiteres möglich gewesen wäre, wenn ich zunächst Abendkurse an einer Fachschule belegt hätte. Meine Mutter wußte aber zu verhindern, daß das zustandekam, und sie sorgte dafür, daß ich meinen ganzen Verdienst zu Hause abgeben mußte, und das bis zu meinem 25. Lebensjahr. Ich durfte etwa fünfzig Mark Taschengeld für den Monat behalten.

Zu meinem Glück kam meine damalige Freundin in Hoffnung, und so hatte ich einen Grund, mit ihr zu meiner Schwiegermutter zu ziehen. Diese stand allein, weil mein Schwiegervater im Krieg gefallen war. Sie freute sich, als wir zu ihr zogen, und ich hing sehr an ihr, was ich auch heute noch tue. Ich verstehe mich überhaupt mit der Verwandtschaft meiner Frau sehr gut. Sie ist die jüngste und hat vier Geschwister, die schon einige Zeit aus dem Haus waren, als wir dorthin kamen. Als später das zweite Kind kam, zogen wir wieder zu meinen Eltern, weil wir dort mehr Platz hatten.

1956 machte ich ein eigenes Bauunternehmen auf, mußte es aber nach drei Jahren wieder schließen, weil ich zu wenig eigenes Kapital hatte. Ich schämte mich sehr in dem kleinen Ort, wo wir wohnten, denn alle sprachen von meinem beruflichen Versagen.

Ich suchte mir dann eine Arbeitsstelle in Köln, wo ich in einer Baufirma als Bauleiter anfing. Ich war dadurch viel von zu Hause weg, während meine Frau sich immer wieder mit meiner Mutter auseinandersetzen mußte, was sie auf die Dauer nicht aushielt. Wir suchten deshalb eine Wohnung in Köln, die wir dann auch fanden.

In meiner damaligen Firma bin ich auch heute noch. Ich bin in ihr aber nicht nur Bauleiter, sondern auch Buchhalter, und dazu kam es dadurch, daß unser damaliger Buchhalter ausfiel. Ich übernahm dessen Arbeit nur vorübergehend, aber anscheinend erledigte ich sie so zum Gefallen unseres Steuerberaters, daß dieser mich bat, sie weiterzuführen, was ich dann auch tat, und so fülle ich in dieser Firma zwei Positionen aus. Ich habe, wenn ich es vorsichtig kalkuliere, über 60 Arbeitsstunden in der Woche, die ich aber ausreichend bezahlt bekomme.

Mit der Schilderung meines beruflichen Werdegangs bin ich jetzt fertig und kann dazu übergehen, über meine nervlichen Beschwerden zu sprechen.

Soweit ich mich erinnern kann, war ich immer sehr jähzornig. Wenn mir zum Beispiel bei irgendeiner Arbeit etwas daneben geht, fahre ich aus der Haut und schlage alles kaputt. Wenn ich eine Steckdose montiert habe, und diese sitzt nur etwas schief, was einem anderen kaum auffallen würde, dann schlage ich mit irgend einem schweren Gegenstand darauf, bis sie demoliert ist, und werfe meine Arbeit hin. Später heule ich dann vor Wut, daß ich etwas zertrümmert habe, und habe nichts Eiligeres zu tun, als das wieder in Ordnung zu bringen.

Ich wollte mich schon oft aufhängen. Ich hatte diese Idee schon vor über 30 Jahren, und ich muß damals 17 oder 18 gewesen sein. Aber ich habe dann nie den Mut, das zu tun und habe bis heute keinen Selbstmordversuch unternommen.

Ich kann keinen Widerspruch vertragen, egal, von wem er ausgeht, und werde dann wütend.

Wenn ich Zahnschmerzen habe, werde ich so wütend, daß ich mit der Faust gegen meinen Kopf schlage, obwohl es dadurch auch nicht besser wird und die Handlungsweise deshalb unsinnig ist. Meine Frau kennt das schon. Sie kommt dann gelaufen und hält mir die Arme fest, denn ich tue das mit einer solchen Wut, daß ich Beulen und Platzwunden davontrage.

Oft komme ich mir zu dick vor und will abnehmen. Wenn ich in zwei Wochen merke, daß ich noch nicht abgenommen habe, dann werde ich so wütend, daß ich mir mit allen Kräften gegen den Bauch schlage.

Ich bin seit einigen Jahren in nervenärztlicher Behandlung und wurde mit Psychopharmaka behandelt. Aber es wurde dann von Jahr zu Jahr schlimmer, und ganz schlimm war es vor einem Jahr. Ich konnte nirgendwo allein hingehen, sondern mußte alles mit meiner Frau unternehmen. Wenn wir in einem Kaufhaus waren, dann erdrückten mich auf einmal die Wände, und ich mußte schleunigst raus, egal, ob wir mit unserem Einkauf fertig waren oder nicht. Ich mußte dann raus und konnte nicht zurückgehalten werden.

Morgens wollte ich nicht aufstehen und war tagelang nicht zur Arbeit gegangen. Schließlich hat mein Chef mich abholen und abends zurückbringen lassen, denn ich konnte mein Auto nicht mehr steuern, weil ich mich zu unsicher fühlte. Ich schlug zu dieser Zeit wahllos alles kaputt, so meine Brille und vieles anderes mehr.

Ich kann jetzt wieder fahren und bin etwas ruhiger geworden, aber meine Wutausbrüche sind unverändert da, und ich habe immer Angst, daß es wieder schlimmer wird.

Sie fragen mich nach Träumen, ich habe nicht viele. Aber etwas anderes muß ich Ihnen erzählen. Wenn ich mich abends hinlege, dann träume ich, während ich noch wach bin, und zwar ganz verworrenes Zeug. Ich sehe Leute und Begebenheiten, die gar nichts miteinander zu tun haben. Es ist irgendwie zusammenhanglos, an was ich dabei denke."

Auswertung

Es gibt zwei Arten von Anamnesen, nämlich solche, bei denen die Lösung sofort augenscheinlich ist, oder solche, bei denen man lange überlegen und für Wochen oder Monate sich immer wieder mit dem Fall beschäftigen muß.

Hier liegt ein ausgesprochen leichter Fall vor, weil man selten Anfällen von einer solch hemmungslosen Wut begegnet wie hier. Unser Hauptwutmittel ist Stramonium.

Das einzige, was nicht zu dieser Wut paßt, ist, daß unser Patient sich nicht gegen seine von ihm gehaßte Mutter durchsetzen konnte, bis zu seinem 25. Lebensjahr bei dieser blieb und ohne Widerstreben sein gesamtes Gehalt bis auf fünfzig Mark abgab. Ich fragte ihn später danach, und er sagte mir, daß er auch schon in seiner Kindheit eine Zerstörungssucht hatte, wie ja auch aus seinem Verhalten im Kindergarten hervorgeht, sich gegen seine Mutter aber nie durchsetzen konnte, weil diese unwahrscheinlich dominant war.

Es ist ja auch gar nicht so sonderbar, daß jähzornige und zerstörerische Menschen in der Tiefe ihres Gemüts schwach sind. Sie verpuffen ihre ganze Energie wegen Kleinigkeiten, können sich aber im großen und ganzen nicht durchsetzen. Da ist derjenige überlegen, der sich nicht so schnell verausgabt, sondern mit Zähigkeit und Ausdauer seinen Weg verfolgt. „Hunde, die bellen, beißen nicht." Gefährlich ist der Hund, der anscheinend friedlich ist, aber nur darauf wartet, zuzubeißen.

Fangen wir damit an, daß der Patient nicht die Gegenwart anderer ertragen kann, aber auch unruhig und furchtsam ist, wenn er allein ist (1).

Die wichtigsten Symptome, weshalb wir überhaupt auf Stramonium kommen, sind aber die die Zerstörung betreffenden. Er gerät ja nicht nur in Zorn und auch in Wut (2), sondern er zerstört (3), wie er eben die Steckdose wegen kleinster Kleinigkeiten zerschlägt, wodurch auch seine Pedanterie nachgewiesen ist (4), denn es genügt schon der kleinste Fehler, ihn dazu anzustiften.

Es kommt sogar so weit, daß er sich wegen seiner Wut über Zahnschmerzen so gegen seinen eigenen Kopf schlägt, daß er Beulen und Platzwunden davonträgt (5), wobei seine Frau ihn nur schwer zurückhalten kann.

Auch daß er vor Wut heult, ist auffällig, denn wer tut das schon (6), und auch hier wird Stramonium zweiwertig geführt.

Ebensolchen Zorn erregt es bei ihm, wenn ihm widersprochen wird, und er könnte dann aus der Haut fahren (7).

Er hat schon viele Selbstmordideen gehabt, diese aber nie in die Tat umgesetzt (8).

Wenn er abends im Bett liegt, überkommen ihn verworrene und zusammenhanglose Phantasien (9).

Im Kaufhaus, wenn viele Menschen da sind, hat er den Eindruck, daß die Wände zusammenfallen und ihn erdrücken (10), und er muß fliehen (11), wobei er nicht zurückzuhalten ist (12).

Als es ihm ganz schlimm ging, konnte er allein nichts mehr unternehmen und noch nicht einmal Auto fahren. Bei allen Besorgungen mußte seine Frau ihn begleiten. Dieser Mangel an Selbstbewußtsein und diese Hilflosigkeit (13) zeigen, warum er sich damals auch nicht von seiner Mutter trennen konnte, sondern ihr hilflos ausgeliefert war.

Belege für das Simile Stramonium:

1: Furcht vor Alleinsein, jedoch Abneigung gegen Gesellschaft (SR I 140): *Einwertig*

2: Heftige Reaktion (SR I 1026): *Dreiwertig*
Wildheit (SR I 1062): *Zweiwertig*
Raserei, Wut (SR I 700): *Dreiwertig*
Raserei, anfallsweise (SR I 795): *Zweiwertig*
Raserei, heftige, gewalttätige (SR I 797): *Dreiwertig*

3: Zerstörungssucht (SR I 384): *Einziges vierwertiges Mittel*
Zerreißt Sachen (SR I 791): *Einziges vierwertiges Mittel*
Gewalttätige Wahnideen (SR I 360): *Einwertig*

4: Gewissenhaft in Kleinigkeiten (SR I 171): *Zweiwertig*
Zorn über Kleinigkeiten (SR I 38): *Einwertig*

5: Schlägt seinen Kopf (SR I 937):
Einwertig bei nur drei Mitteln

6: Heulen (SR I 563): *Zweiwertig*

7: Verträgt keinen Widerspruch (SR I 175): *Einwertig*
Zorn durch Widerspruch (SR I 30): *Einwertig*

8: Neigung zum Selbstmord (SR I 951): *Zweiwertig*
Raserei mit Neigung zum Selbstmord (SR I 797):
Einwertig

9: Verwirrte Phantasien (SR I 454): *Dreiwertig*
Seltsame Phantasien (SR I 459):
Einziges Mittel und vierwertig

10: Furcht, alles fällt auf sie (SR I 487):
Einziges Mittel und einwertig

11: Versucht zu entfliehen (SR I 429): *Zweiwertig*

12: Versucht zu entfliehen und wird nur schwer zurückgehalten (SR I 430):
Einziges zweiwertiges Mittel bei insgesamt zwei

13: Mangel an Selbstvertrauen (SR I 152): *Einwertig*
Gefühl der Hilflosigkeit (SR I 558): *Einwertig*
Entmutigt (SR I 393): *Einwertig*

Therapie und Verlauf

Der Patient erhielt am 24.03.1982 Stramonium C 30 als intravenöse Injektion und kam nach drei Monaten wieder, um „dieselbe Injektion" zu bekommen, weil die erste so gut geholfen hätte, worauf ich dasselbe mit Stramonium C 200 wiederholte.

Ich wartete auf den nächsten Besuch des Patienten, der sich aber nicht mehr bei mir einstellte, worauf ich ihn abschrieb, was mir um so mehr leid tat, als ich keine Bestätigung einer endgültigen Ausheilung erhielt.

Am 3. September 1985, als ich ihn gar nicht mehr erwartete, erschien der Patient überraschenderweise wieder in meiner Praxis und teilte mir mit, daß er sich über drei Jahre nicht mehr habe bei mir sehen lassen, weil es ihm sehr gut ging. „Wozu sollte ich kommen, es ging mir doch gut?", meinte er.

Jetzt steckte er aber wieder bis über den Kopf in Problemen. Sein Chef war gestorben, und dessen Ehefrau war seine neue Chefin. Wenn er deren Absätze schon klappern hörte, war er voller Angst. Sie suchte nach Fehlern bei ihm, und jeder kleinste Fehler wurde hochgeschraubt. Er konnte nicht mehr ruhig arbeiten, wenn sie in der Nähe war.

Auch die Wutanfälle wären jetzt wieder aufgetreten, aber nicht mehr so stark und häufig wie früher. Er denke auch wieder an Selbstmord und auch wieder durch Erhängen.

Ich gab dem Patienten Stramonium M als Globuli, und diesmal kommt der Patient nach sechs Wochen wieder, um mir mitzuteilen, daß das Verhältnis zur Chefin sich eingerenkt hätte und alles in Ordnung sei. Er war dann erst 1988 wegen einer anderen Krankheit bei mir, und so konnte ich nachträglich seine Farbe erfahren. Es war Weinrot, denn er wählte in meinem Farbenbuch die Rubrik 11 E 8.

Schlußfolgerung

Bei diesem Patienten haben wir gesehen, daß auch Angst und Schwäche überwiegen können. Normalerweise verbindet man mit Stramonium die Gewalttätigkeit. Alles in diesem AMB ist eben gewalttätig, sei es nun der Husten, wovon Flury den sehr schönen Fall „Bruno" gebracht hat, sei es die gewalttätige Angst, wie sich in einem Fall einer Schizophrenie alles um die Furcht vor Vergewaltigung und anschließender Hinrichtung, drehte oder die Gewalttätigkeit gegenüber Mensch und Tier, wie ich sie bei einem dreijährigen Jungen erlebte.

In diesem Fall hier gibt es trotz der Zerstörungssucht keine eigentliche Gewalttätigkeit, denn die Zerstörung bezieht sich nur auf Steckdosen oder andere von ihm gefertigte Sachen und auf seinen eigenen Körper. Statt dessen ist der Patient unselbständig und kann sich gegenüber anderen nicht behaupten, so nicht gegenüber seiner Mutter und auch später nicht gegenüber seiner Chefin. Es gibt also auch Stramoniumfälle mit Hilflosigkeit und Inferioritätsphobie.

Fall 25

Encephalomyelitis disseminata

Der 37jährige Patient kam am 10. Juni 1986 zum ersten Mal zu mir. Was auf mich am meisten Eindruck machte, war sein Gesicht. Die Angst sprach aus ihm, Unbeholfenheit und Angst, und dieser Ausdruck war ständig, weil er starr und wie eingemeißelt erschien und sich nicht änderte.

Er machte einen sehr unsicheren Eindruck und zeigte auf eine MS hinweisende Symptome. So war wegen seines unsicheren Gangs, bei dem er hin und her wankte, seine Frau jedes Mal bei ihm. Seine Sprechweise war unbeholfen und oft zusammenhanglos, und vielleicht war er deshalb sehr sparsam im Reden. Auch fiel ihm das Artikulieren schwer und das Finden der entsprechenden Worte.

Weil ich durch die Mittel, die ich durch die Repertorisation gefunden hatte, keine ausreichende Besserung erzielen konnte, bestellte ich den Patienten schließlich zu einem eingehenden Gespräch.

Was das Sprechen anbetrifft, meinte er noch, daß er besonders dann Wortfindungsstörungen hätte, wenn er erregt wäre. Auch eine geringe Menge Bier wie etwa zwei Gläser würde schon Sprechschwierigkeiten auslösen.

Psychoanamnese

Weil es sich um einen stillen und wenig mitteilsamen Menschen handelte, bat ich den Patienten, seine Mutter anzuschreiben und sie zu bitten, mir etwas über seine Kindheit zu berichten. Die Mutter schrieb mir dann einen umfangreichen Brief, mit dem ich aber nicht viel anfangen konnte, denn sie schilderte in der Hauptsache effektive Begebenheiten und wenig über seine in der Jugend sich zeigenden charakterlichen Besonderheiten, auf die es mir ja in der Hauptsache ankam. Ich bringe Auszüge aus ihrem Brief:

„Er war immer sehr anhänglich und hat viel mit den üblichen Kinderspielzeugen wie Autos, Eisenbahnen, Baukästen usw. gespielt, meist mit seinem um ein Jahr älteren Bruder, aber auch mit anderen Kindern, wobei er sich nur selten zankte.

Mit fünf Jahren kletterte er auf einen Baum, wobei er abstürzte, weil ein Ast abbrach. Er bekam dadurch eine Gehirnerschütterung und eine ganz schiefe Nase, die dann wieder gerichtet wurde. Auch das Stirnbein soll angebrochen gewesen sein.

In der Schule war Frank anfangs gut, ließ später in seiner Leistung aber nach. Als wir von Schleswig-Holstein, wo er geboren wurde, nach Duisburg übersiedelten, war er neun Jahre alt, und ich werde nie vergessen, wie er geweint hat, als er sich von seinen Großeltern trennen mußte."

Das Gespräch mit Frank ergab dann folgendes:

„Ich bin mit meinem um ein Jahr älteren Bruder aufgewachsen, und dazu kam noch ein zweiter Bruder, als ich 13 Jahre alt war.

Geboren worden bin ich in einem kleinen Ort bei Lauenburg an der Elbe, das zu Schleswig-Holstein gehört. Als ich neun Jahre war, zogen wir nach Duisburg, weil mein Vater dort eine Anstellung als Mechaniker gefunden hatte.

Über die Schule, meine Lehrlingszeit als Automechaniker und die Bundeswehrzeit kann ich nichts berichten, außer daß ich mich bemühte, den an mich gestellten Anforderungen gerecht zu werden.

Mit 24 Jahren zog ich nach Köln, während meine Eltern in Duisburg blieben. Ich hatte eine Stelle bei einer Zweigniederlassung eines Erdölkonzerns in der Nähe von Köln bekommen. Das war 1973, und bis 1984, als meine Krankheit ausbrach, arbeitete ich in Wechselschicht. Da ich tagsüber aber nie schlafen konnte, weil ich ein unwahrscheinlich empfindliches Ohr habe und durch jedes Geräusch wach werde, reichte ich einen Antrag auf eine Änderung meiner Arbeitszeit ein, der von meinem damaligen Arzt befürwortet wurde. Der Antrag wurde genehmigt, so daß ich jetzt täglich von 5 bis 13.30 Uhr arbeite. Ich komme abends kaum vor 23 Uhr ins Bett, und deshalb lege ich mich mittags eine Stunde hin.

1984 trat meine Krankheit auf. Ich hatte vor dem linken Auge Schleier und konnte nicht mehr klar sehen. Ich muß Ihnen erklären, wie wichtig meine Sehschärfe bei der Ausübung meiner beruflichen Tätigkeit ist:

Ich bin in unserem Betrieb bei denen, die die Produktion von Benzin und Heizöl aus dem Rohöl überwachen und steuern, und zwar geht das über die in Bildschirmen sichtbaren Meßwerte, die ich natürlich klar und einwandfrei sehen muß. Als ich dann diese Schleier vor dem Auge hatte und das Bild nicht mehr erfassen konnte, und das nicht nur für Minuten oder Stunden, sondern ständig, ging ich zur

Augen-Poli-Klinik der Universität Köln. Als sich das ständig verschlimmerte und ich links schließlich gar nicht mehr sehen konnte, diagnostizierte die Klinik eine Sehnervenentzündung und verordnete Cortison. Nach 14 Tagen begann es besser zu werden, so daß ich nach drei Monaten meine Arbeit wieder aufnehmen konnte. Eine Überprüfung durch den Facharzt in unserem Betrieb ergab aber, daß ich die Feinheiten auf dem Bildschirm nicht mehr unterscheiden konnte, weshalb ich in eine andere Abteilung versetzt wurde. Dort wurde der technische Vorgang nicht mehr mit Hilfe von Bildschirmen überprüft, sondern durch automatische Kurvenzeichnung.

In der Folgezeit bekam ich immer wieder Schübe, in denen sich mein Zustand verschlimmerte und ständig neue Beschwerden hinzukamen. So bekam ich Schwindel beim Umdrehen im Bett und beim Aufstehen aus diesem, so daß ich mich festhalten mußte, ferner beim schnellen Aufrichten vom Bücken. Wenn es ganz schlimm war, schwankte ich beim Gehen wie ein Betrunkener hin und her, besonders im Freien. Ich verspürte dann einen Zug nach vorn und bin sogar öfter hingefallen.

Mein letzter Schub im Februar 1986 war besonders schlimm. Ich bekam zum schlechteren Sehen und dem Schwindel noch Taubheit und Blasenbeschwerden. Die Taubheit verspürte ich am rechten Bein, so daß ich kein Kneifen und keine Temperaturveränderung verspüren konnte. Wenn ich unter der Dusche stand, merkte ich nicht, ob das Wasser heiß oder kalt war. Vielleicht sollte ich noch erwähnen, daß ich dabei ein Prickeln und Ameisenlaufen verspürte, das bis zu den Zehen ging. Dieser Zustand hat sich bis heute nicht geändert.

Ich muß oft zur Toilette und das sehr schnell, weil ich sonst das Wasser nicht halten kann. Ich muß dann öfter so viel Wasser lassen, wie sich in der kurzen Zeit gar nicht angesammelt haben kann. Wenn es ganz schlimm ist, habe ich eigentlich dauernd Urindrang.

Diese Schübe verschlimmerten sich von Mal zu Mal. Ich bekam von meinem Arzt immer wieder Cortison verschrieben, und ich habe über dieses Mittel nichts Gutes gehört. Ich habe mir gedacht, daß es auch eine andere Behandlung geben müßte und mich erkundigt. Ich habe erfahren, daß durch die Homoöpathie diese Krankheit heilbar ist, und deshalb bin ich bei Ihnen.

Ich habe wegen dieser Krankheit besonders deshalb Sorgen, weil ein Onkel von mir mit 45 Jahren an einer Multiplen Sklerose gestorben ist. Mit demselben Namen ist auch meine Krankheit bezeichnet worden.

Außer meiner Krankheit macht mir aber auch mein Verhältnis zu meiner Frau Sorgen. Als ich im vorigen Jahr zur Kur war, lernte ich eine Frau kennen, mit der ich mich öfter unterhielt. Wir haben uns beim Tanzen kennengelernt, und außer der Unterhaltung war sonst nichts. Bei einem Telefonat erzählte ich meiner Frau davon, weil ich mir nichts dabei dachte. Ich bekam dann einen ganz schlimmen Brief von ihr, in dem sie mir eheliche Untreue vorwarf. Sie hätte schon seit langem gemerkt, daß ich anderen Frauen wohl mehr Interesse entgegenbringe als ihr und sie vernachlässige. Das war nichts Neues für mich, denn meine Frau wirft mir schon immer vor, daß ich mich zu wenig um sie kümmere. Andere Vorwürfe waren, daß ich ihr nicht genügend zuhören würde, wenn sie mir etwas sagt, und daß ich mich überhaupt zu wenig an Unterhaltungen beteilige, wenn wir mit mehreren Leuten zusammen wären.

Sie hat recht mit diesem Vorwurf. Ich bin gern mit anderen zusammen, beteilige mich aber nie gern am Gespräch, sondern höre lieber zu. Ich war schon immer ein stiller und ruhiger Mensch, der nie viel geredet hat.

Ich habe mich zu einem Kursus über „Gesundheitssicherung am Arbeitsplatz" gemeldet, der fünf Tage dauern sollte. Als die Zusage kam, drängte meine Frau mich aber so lange, bis ich absagte. Ich habe schweren Herzens abgesagt, tat es aber wegen des Friedens in meiner Familie. Meine Frau ist sehr eifersüchtig und stellt doch wohl zu hohe Ansprüche an mich. Sie nimmt mich so in Beschlag, daß ich kein Eigenleben mehr habe. Vielleicht spielt auch eine Rolle, daß ich Potenzschwierigkeiten habe, was wohl mit meiner Krankheit zusammenhängt. Meine Frau hat das aber auf sich bezogen.

Wie stellt sich meine 16jährige Tochter zu diesen Problemen in unserer Ehe? Im Brief meiner Frau zur Kur erwähnte sie, daß auch unsere Tochter sehr von mir enttäuscht sei, was sich aber nach meiner Rückkehr nicht bestätigte. Anita steht dem viel großzügiger und toleranter gegenüber als meine Frau.

Wie soll ich mich verhalten? Ich habe Angst, daß meine Frau etwas unternimmt, wenn ich nicht nachgebe, wie ich immer Angst habe vor dem, was auf uns zukommt. Am meisten Angst habe ich vor dem Fortschreiten der Krankheit. In der Klinik sagte man mir, daß sie unheilbar sei. Wie stehen Sie dazu? Andere Leute beten in einem solchen Fall und bekommen dadurch Hilfe und Trost. Ich bin aber nicht religiös, wie ich auch nicht an ein Fortbestehen der Seele nach dem Tod glaube.

Seit 1983 oder 1984 erlebe ich im Schlaf eine Explosion, meist zwei- bis dreimal in der Woche. Ich habe schon beim Hinlegen Angst davor. Ich höre im Schlaf einen lauten Knall und werde durch die Luft geschleudert, wobei ich mich nirgends festhalten kann. Anfangs habe ich dabei Feuer gesehen, später aber nicht mehr. Ich erschrecke durch den Traum sehr und wache immer auf, wobei ich oft schreie. Ich bin überhaupt furchtbar empfindlich, und zwar in vielen Beziehungen. Wenn ich laute Geräusche gehört habe, dann dröhnen diese lange in meinen Ohren nach, und zwar oft bis in die Nacht hinein, bis ich einschlafe. Daß ich Geräuschen gegenüber sehr empfindlich bin, habe ich schon gesagt. Ich bin aber auch in anderer Beziehung sehr empfindlich. So schrecke ich auf, wenn ich von hinten berührt werde, und wenn ich um eine Ecke komme und jemandem unvorhergesehen begegne, erschrecke ich. Das geschieht auch im Hausflur. Ich habe immer Angst vor einem Angriff, besonders bei einer unerwarteten Berührung. Vielleicht ist noch erwähnenswert, daß der Augenarzt bei der Untersuchung feststellte, daß ich ein größeres Gesichtsfeld habe, als normal ist.

Andere Träume sind die, daß ich oft weglaufen will, ohne aber weiterzukommen. In anderen Träumen schwebe ich wie ein Vogel durch die Luft und sehe auf viele Menschen hinab. Wie meine Frau sagt, habe ich überhaupt einen sehr unruhigen Schlaf.

Als Lieblingsfarbe habe ich Grün und finde in Ihrem Farbenbuch die ähnlichste Farbe in der Rubrik 29 A 6 bis 29 A 7. Meine zweite Farbe ist Rot, Rubrik 10 A 8."

Ich habe das Gespräch zusammenhängend und flüssig geschildert, aber so war es nicht. Der Patient war schwerfällig im Sprechen und ebenso im Denken, mußte die Antwort lange überlegen und gab sie dann kurz und nicht ausreichend und oft gar nicht der Frage entsprechend, so daß der Eindruck entstehen mußte, daß er sie nur ungern gab. Dabei hatte er auch noch Wortfindungsstörungen. Ich habe meine häufig notwendigen Zwischenfragen nicht gebracht und alles weitgehend ändern und ordnen müssen.

Es wäre sicher leichter gegangen, wenn ich seine Ehefrau dabei gehabt hätte. Sie hatte ihn jedes Mal seiner Unsicherheit im Gehen und seiner Schwierigkeit, sich auszudrücken, wegen begleitet. Ich lasse Familienangehörige dem Gespräch aber nie beiwohnen, denn oft spielen ja die Verhältnisse in der Familie und auch alles, was mit der Sexualität zusammenhängt, eine wichtige Rolle, und gerade das muß eben vom Patienten ohne Hemmungen geschildert werden.

Ausarbeitung

Bei der Behandlung einer MS ist wichtig, daß man bei der Gewichtung den für die MS spezifischen Symptomen nicht zuviel Bedeutung beimißt. Schließlich sind sie für MS charakteristisch, aber nicht für die Persönlichkeit, und sind deshalb bei allen MS-Erkrankten ähnlich oder sogar gleich. Wichtiger sind auf jeden Fall die charakteristischen Symptome des Patienten.

Hier steht bei dem Patienten die ungewöhnliche Sensibilität an erster Stelle. Es ist eine Sensibilität, die praktisch alles betrifft. Hier steht das Auffahren bei Berührung, das mit Angst verbunden ist, wiederum an erster Stelle. Warum ziehe ich dieses Symptom den anderen Anzeichen einer gesteigerten Sensibilität vor? Diese anderen kommen häufiger vor, aber dieses Erschrecken durch unerwartete Berührung kommt so selten vor, daß es schon der Besonderheit und Eigenheitlichkeit des § 153 des Organon, 6. Auflage, entspricht und deshalb ein Recht auf Bevorzugung hat. In dieser Rubrik (1) sind nur zehn Mittel aufgeführt, von denen sieben auch in der allgemeinen Rubrik des „Auffahrens" (2) enthalten sind. Ziehen wir noch das Symptom des „leichten Erschreckens" (3) und schließlich der „Furcht, verletzt zu werden" (4) hinzu, denn er hat, wie er sagte, immer Furcht vor einem Angriff oder einer Verletzung, egal, ob er angefaßt wird oder unvorhergesehen jemandem begegnet, so bleibt nur Strychninum übrig.

Daraufhin habe ich mir natürlich das AMB angeschaut und fand so viele auf die Charakteristik des Patienten hinweisende Symptome, daß ich mir einigermaßen sicher war, das richtige Mittel gefunden zu haben.

So bringe ich Auszüge aus der Materia medica von Boericke [9]:
- „Strychnin stimuliert das zentrale Nervensystem, die geistige Aktivität, schärft besonders die Sinne. Alle Reflexe werden aktiviert. Gehör sehr scharf, Dröhnen in den Ohren. Steifheit in den Gesichts- und Halsmuskeln, Gesicht blaß und ängstlich.

Verschlimmerung durch leichteste Berührung, Geräusche und Geruch."

Mezger bringt als Indikation für dieses Mittel [10]:
- „Blasenlähmung bei multipler Sklerose."

Ich fahre mit der Repertorisierung fort, die ich unterbrochen habe, um die Wichtigkeit der gesteigerten Sensibilität des Strychnin-AMB zu unterstreichen:

Da ist die Rubrik „geschärfte Sinne" (5) und „empfindlich für Geräusche" (6) bei allgemeiner „Überempfindlichkeit" (7).

Sein Schlaf ist unruhig (8). Er wirft sich im Bett hin und her (8), kann dann auch auffahren (2) und sogar schreien (9). Er hat überhaupt Angst vor dem, was auf ihn zukommt (10), eigentlich nichts besonderes bei einer so schlimmen Krankheit. Diese Angst zeigt sich ständig in seinem Gesicht (11), das starr und ausdruckslos ist, wenigstens für seine augenblicklichen Gemütsbewegungen. Dieses Symptom finde ich nicht, wohl aber diesen Ausdruck in gesteigerter Form, nämlich als „hippokratisches" Gesicht und als „Risus sardonicus" (12), ferner als sehr verzerrtes Gesicht (13).

Wir finden auf jeden Fall eine enge Beziehung des Strychnin-Bildes zur Prägung des Gesichtsausdrucks.

Auch das Verlangen nach Gesellschaft (14) gehört zum AMB.

Es folgen jetzt die durch die MS ausgelösten Symptome. Da ist zunächst die Abneigung zu antworten (15) und das zusammenhanglose Sprechen (16), wovon ich nicht weiß, ob es persönlichkeitsbezogen oder erst durch die MS verursacht ist.

Dazu kommt das stundenlange Dröhnen in den Ohren, das durch laute Geräusche, wie er sagte, Rockkonzerte oder die unerträgliche Musik auf Jahrmarktplätzen, ausgelöst wird. Wir finden Ohrgeräusche wie Brummen, Sausen und Brausen im Kentschen Repertorium (17), aber auch „Dröhnen" im Repertorium von Boericke (18).

Was die Sehschwäche betrifft, so finden wir die Rubriken „Schwachsichtigkeit mit Nebelsehen" und „mit Trübsehen" (19) und schließlich das abnorm „große Gesichtsfeld" (20), wo tatsächlich nur zwei Mittel aufgeführt sind, nämlich Fluor-ac. und Strychnin. Außerdem finden wir Strychnin noch bei der allgemeinen Schwäche der Augen (21).

Auch der Schwindel des Patienten mit seinen Besonderheiten gehört zum AMB. So finden wir es bei Schwindel besonders bei „Gehen im Freien" (22), bei der Gefahr des „Nach-vorn-Fallens" (23) und schließlich bei der Gehunsicherheit mit „Wanken und Schwanken" (24).

Weiter finden wir Strychnin bei „Taubheit mit Ameisenlaufen der Beine" (25), bei „Taubheit mit Prickeln (wie eingeschlafen) der Füße, Sohlen und Zehen" (26) und bei der „Blasenlähmung" (27). Auch die Gefahr einer „Verschlimmerung durch Überdehnung" (27) gehört zum AMB. Schließlich konnte unser Patient die Blase nie vollständig entleeren, so daß eine Überdehnung immer möglich war.

Über das Erleben der nächtlichen Explosionen habe ich nichts gefunden, auch nicht bei der Durchsicht des 40seitigen AMB im Allen [6], dessen Lesen sich lohnt, denn dadurch erkennt man noch besser den engen Zusammenhang des Strychnin-Bildes mit dem Symptom-Bild unseres Patienten.

Die Explosion als Traumerlebnis ist zu finden, und zwar im Kent III, S. 123, weist aber auf drei andere Mittel, die aber vor allem wegen einer anderen Farbe für den Patienten nicht in Frage kommen, da ich die Farbe dieser drei Mittel kenne.

Das mit dieser Explosion zusammenhängende „Schreien im Schlaf" habe ich schon erwähnt (9); Strychnin ist aber auch bei „unangenehmen Träumen" aufgeführt (28).

Vielleicht muß man noch die Schwerfälligkeit des Patienten bei der Unterhaltung erwähnen. Hier steht Strychnin bei „Denk- und Verständnisschwierigkeit" (29).

Allem Anschein nach sind es zwei Ursachen, die die Sprechschwierigkeit (30) bei unserem Patienten auslösen, nämlich einmal Denkschwierigkeiten (siehe Wortfindungsstörungen) und zum anderen eine organische Behinderung (siehe schwieriges Sprechen und Artikulationsstörungen), wobei vielleicht ein Halskrampf eine Rolle spielt. Ich will das nicht zum Faktum machen, aber doch als Vermutung erwähnen, wird doch in der entsprechenden Rubrik Strychnin mit nur zwei anderen Mitteln aufgeführt (30).

Hinweise auf das Simillimum Strychninum purum

1: Auffahren bei Berühren (SR I 931): *Einwertig*

2: Auffahren (SR I 923): *Einwertig*

3: Leicht erschreckt (SR I 534): *Einwertig*

4: Furcht, verletzt zu werden (SR I 493):
   Nur fünf Mittel, dabei zweiwertig

5: Bildet sich ein, ihm werde nachgestellt von Feinden
   (SR I 327) *Einwertig*
   Geschärfte Sinne (SR I 872): *Zweiwertig*

6:	Empfindlich für Geräusche (SR I 877):	*Einwertig*
	Überempfindlichkeit des Gehörs (K III 136):	*Zweiwertig*
7:	Überempfindlich (SR I 873):	*Einwertig*
8:	Ruhelosigkeit nachts (SR I 817):	*Einwertig*
	Sich herumwerfen im Bett (SR I 822):	*Zweiwertig*
9:	Schreien im Schlaf (SR I 893):	*Einwertig*
10:	Furcht, es könnte sich etwas ereignen (SR I 490):	*Einwertig*
11:	Ängstlicher Ausdruck im Gesicht (SR I 72):	*Zweiwertig*
	Ängstlicher Gesichtsausdruck (K II 75):	*Zweiwertig*
12:	Hippokratisches Gesicht (K II 76):	*Einwertig*
	Risus sardonicus (K II 77):	*Einwertig*
13:	Verzerrtes Gesicht (K II 78):	*Dreiwertig*
14:	Verlangen nach Gesellschaft (SR I 142):	*Zweiwertig*
15:	Abneigung zu antworten (SR I 46):	*Zweiwertig*
16:	Zusammenhangloses Antworten (SR I 47):	*Einwertig*
17:	Ohrgeräusche wie Brummen (K III 122):	*Zweiwertig*
	Ohrgeräusche wie Sausen und Brausen (K III 128):	*Einwertig*
18:	Ohrgeräusche wie Dröhnen (Boericke Rep. 54):	*Einwertig*
19:	Schwachsichtigkeit, Nebelsehen (K III 71):	*Einwertig*
	Schwachsichtigkeit, Trübsehen (K III 73):	*Einwertig*
20:	Gesichtsfeld groß (K III 76):	
		Nur zwei Mittel, dabei einwertig

21:	Schwäche der Augen (K III 27):	*Einwertig*
22:	Schwindel beim Gehen im Freien (K I 161):	*Einwertig*
23:	Schwindel mit Fallen vorwärts (K I 160):	*Einwertig*
24:	Muskellähmung mit Wanken und Schwanken (K II 505):	*Zweiwertig*
25:	Taubheit mit Ameisenlaufen der Beine (K II 536):	*Einwertig*
26:	Taubheit mit Prickeln (wie eingeschlafen) der Füße (K II 549): der Sohlen (K II 549): der Zehen (K II 549):	*Einwertig* *Einwertig* *Einwertig*
27:	Blasenlähmung (K III 685): Blasenlähmung nach Überdehnung (K III 685)	*Zweiwertig* *Einwertig*
28:	Unangenehme Träume (SR III 345):	*Einwertig*
29:	Stumpfheit, Denk- und Verständnisschwierigkeit (SR I 407):	*Einwertig*
30:	Schwieriges Sprechen (K III 208): Schwieriges Sprechen durch Halskrampf (K III 208):	*Einwertig* *Nur drei Mittel, dabei einwertig*

Therapie und Verlauf

Nachdem ich am 8. September 1987 zum ersten Mal Strychninum purum D 30 als intravenöse Injektion gegeben hatte, änderte sich alles grundlegend. Der Patient bekam fast unmittelbar danach einen Schluckauf, den er vorher nie gehabt hatte, und zwar für drei Tage.

Er wurde unruhig und gerade, als er deswegen zu mir kommen wollte, ließ es wieder nach.

Von da an wurde er in allem sicherer, was sich weiter fortsetzte, als ich am 4. Januar 1988 dasselbe Mittel in der M. Potenz, und zwar in Form von fünf Globuli gegeben hatte. Übrigens kam es kurz danach wieder zum Schluckauf, der wieder etwa drei Tage anhielt. Als der Patient Mitte 1988 zu mir kam, teilte er mir mit, daß er sich sehr wohl fühle und daß auch kein Schub mehr gekommen wäre. Das einzige, was noch zurückgeblieben wäre, sei ein gegenüber dem anderen Auge blasseres Sehen und ein noch gehäufter Harndrang, etwa alle vier Stunden, dem er immer schnell nachkommen müßte.

Im Winter 1988/1989 konnte er wieder zum Skilaufen gehen, wozu er seit 1984 nicht mehr fähig gewesen war. Seit 1982 gehört er mit seiner Frau und seiner Tochter einem Skiverein an. Die nächste und bis heute (1. Mai 1990) letzte Gabe erhielt er am 8. Mai 1989.

Er füllt seinen Arbeitsplatz nach wie vor vollständig aus. Er war vom 25. Oktober 1989 bis 28. November 1989 von der LVA aus zu einer Kur in einer Neurologischen Klinik und wurde bei der Schlußuntersuchung als vollkommen gesund und arbeitsfähig eingestuft.

Strychninum purum

1.) 29 A 6
2.) 10 A 8

Gesteigerte Sensibilität (873), Geschärfte Sinne (872)
    Auffahren bei Berührung (931)
    Leicht erschreckt (534)
    Furcht, verletzt zu werden (493)
    Bildet sich ein, ihm werde von Feinden nachgestellt (327)
    Überempfindlichkeit des Gehörs (877, K III 136)
    Großes Gesichtsfeld (K III 76)

Ruhelosigkeit im Schlaf (817, 822)

Schreien im Schlaf (893)

Furcht, es könnte sich etwas ereignen (490)

Ängstlicher Gesichtsausdruck (72, K II 75)

Verzerrtes Gesicht (K II 78)

Verlangen nach Gesellschaft (142)

Abneigung zu antworten (46)

Zusammenhangloses Antworten (47)

MS-Symptome

Ohrgeräusche wie Dröhnen (nach lauter Musik, wie Rockkonzert, Jahrmarktmusik), sehr lange nachher

Schwachsichtigkeit mit Nebelsehen (K III 71), Trübsehen (73), Augenschwäche (K III 27)

Schwindel beim Gehen im Freien (K I 161)
    mit Fallen vorwärts (K I 160)

Muskellähmung mit Wanken und Schwanken (K II 505)

Taubheit mit Ameisenlaufen der Beine (K II 536)

Taubheit mit Prickeln bis zu den Zehen (K II 549)

Blasenlähmung (K III 685)

Schwieriges Sprechen (K III 208), Stumpfheit (407)

Explosion im Schlaf mit Auffahren

Fall 26

Zyklophrenie (manisch-depressive Psychose)

Bei mir hatte sich eine 33jährige Frau mit einer schweren Gemütskrankheit angemeldet. Etwa sechs bis acht Wochen nach ihrer zweiten Entbindung hatte eine Depression begonnen, die sich so verschlimmerte, daß sie mehrmals eingewiesen und auch mit Elektroschock behandelt werden mußte.

Sie saß jetzt vor mir und sah anders aus, als ich erwartet hatte: Sie sah nicht wie ähnliche schwere Depressionen ungepflegt aus und war auch nicht still und reserviert, sondern fing bald an zu sprechen und tat dies lebhaft und eindringlich. Ich dachte mir, daß ihre Depressionen sich mit manischen Phasen abwechseln müßten, es sich also um eine Zyklophrenie handelt, und fragte sie danach, was sie auch bestätigte.

Wir hatten anscheinend Glück mit der Zeitwahl des Gesprächs. Es besteht zur Zeit keine Depression und keine ausgeprägte Manie, und beides wäre für ein Gespräch nicht gut gewesen. Der Depressive hat eine sehr starke Denk- und Sprechhemmung, während der Manische eine so gesteigerte Psychomotorik hat, daß er die Beziehung zur Realität verliert und damit keine Krankheitseinsicht hat. Wir hätten von ihm also so gut wie nichts über seine depressiven Phasen erfahren.

Hier aber handelt es sich allem Anschein nach gerade um eine Übergangsphase, einen Zeitpunkt also, in dem die Depressivität bereits abgeklungen ist und die Manie gerade beginnt.

Sie bestätigte das auch und meinte:

„Wenn ich meine gute Zeit habe wie jetzt, komme ich mit meinen Kindern gut zurecht und auch mit meiner Arbeit. Sonst aber kann es sein, daß ich entweder alles liegen lasse oder daß ich hektisch bin und mich mit der Arbeit überschlage, weil ich kein Programm aufstellen kann. Ich mache dann auch viele unbedachte Einkäufe. Am schlimmsten ist aber, wenn ich so apathisch und energielos bin, daß ich nichts bewältigen kann. Ich denke dann nur nach und auch daran, wie ich Selbstmord begehen kann. Das sind die Tage, an denen ich mich nach Hilfe und Trost sehne."

Sie sagte weiter, daß sie jedes Jahr Heuschnupfen mit Begleitbeschwerden habe, wie auch jetzt schon im April, und auch viele Beschwerden, bevor die Menses richtig durchkommen würden.

Sie habe dann eine Brustschwellung mit Schmerzen, schwere Glieder und viel Luft im Bauch.

Durch die Valsalvaprobe, die mir mehr sagt als jede Röntgenuntersuchung, jede Computertomographie oder Kernspintomographie, erfahre ich, daß eine fortgeschrittene Sinusitis vorliegt.

Als Farbe wählt sie ein blasses Gelb und sucht sich im Farbenbuch die Rubrik 4 A 4 aus.

Psychoanamnese

„Ich wurde im Bergischen Land in der Nähe von Köln geboren und bin mit einer drei Jahre jüngeren Schwester aufgewachsen. Meine Mutter hatte zwei Jahre vor meiner Geburt eine Totgeburt. Ich habe später gehört, daß es ein vollkommen ausgetragenes Kind war und ich meine, daß der Arzt Schuld daran trägt, der meine Mutter zu spät eingewiesen hat. Es war ein Junge, und ich muß immer weinen, wenn ich daran denke und darauf zu sprechen komme.

Da war noch etwas anderes: Ich habe später gehört, daß man meine Mutter mit Müttern, die ein Kind bekommen hatten, zusammengelegt hatte, und das finde ich grausam. Immer, wenn meine Mutter von einer Frau spricht, die einen Sohn hat, wird sie neidisch.

Ich habe auch keinen Sohn, wohl aber zwei Töchter. Die eine hat eine Gaumen- und Lippenspalte. Sie wurde zum ersten Mal mit fünf Monaten operiert und inzwischen noch zweimal. Ich habe neulich einen Film mit Dustin Hoffmann gesehen, der von zwei autistischen Kindern handelte, und da kam mir so recht zu Bewußtsein, daß diese meine Tochter auch eine Fehlentwicklung hat.

In meiner Kindheit war nichts Auffälliges außer, daß meine Mutter immer sagte, ich wäre aufsässig und eigensinnig und ein solches Kind würde sie mir auch wünschen. Bei meinen Auseinandersetzungen mit meiner Mutter war mein Vater nie auf meiner Seite, und das fand ich nicht richtig. Meine Eltern hatten nie Verständnis für meine Wünsche. Als ich z.B. Klavierspielen lernen wollte, haben sie mir das ebenso abgelehnt wie alles andere. Ich habe nie erlebt, daß meine Wünsche akzeptiert oder unterstützt wurden, und ich erlebte Ähnliches mit meinem Mann. Als ich ihn kennenlernte, war ich in der Lehre, und zwar bei einem Konzern für Reise- und Verkehrsunternehmen. Ich wollte nach der Lehre Betriebswirtschaft studieren, und zwar fachbezogen auf Touristik, was mein Mann mir aber ausredete. Ich hatte inzwischen die beiden Kinder bekommen, und er meinte, daß die Erziehung der Kinder durch mein Studium vernachlässigt würde, besonders, da ich dafür von Hamburg nach München hätte gehen müssen. Er meinte, als Mutter von zwei Kindern sollte ich überhaupt nicht mehr arbeiten gehen. Ich habe mich damit aber noch nicht abgefunden, sondern will das Studium früher oder später aufnehmen. Ich will unabhängig von meinem Mann werden, und zwar, weil schließlich jede dritte Ehe geschieden wird und ich mich außerdem mit meinen Schwiegereltern denkbar schlecht verstehe.

Nach der zweiten Schwangerschaft, und zwar zwei Monate danach, trat meine erste Depression auf, und dadurch ist mein Verhältnis zu meinem Mann und besonders zu meinen Schwiegereltern nicht besser geworden. Vielleicht begegnet mein Mann einer Frau, die ihm besser gefällt, oder meine Depression nimmt wieder so starke Formen an, daß mein Mann eine Trennung wünscht. Ich weiß nicht, wie meine Zukunft aussieht und was mich erwartet.

Ich habe immer einen Konflikt zwischen meiner Aufgabe als Hausfrau und der Verpflichtung den Kindern gegenüber und meinem Ehrgeiz weiterzukommen. Hausarbeit liegt mit nicht besonders und erst recht nicht die Gespräche mit Hausfrauen. Meine Beschäftigung mit den Kindern und auch das Kochen liegen mir ja noch, aber alles andere ist zuviel.

Nochmal zurück zu meiner Kindheit und Jugendzeit. Ich erinnere mich daran, daß die Bekanntschaften mit Jungen mir immer lästig fielen, weil diese sich zu sehr um mich kümmerten. Sie telefonierten viel und wollten mich zu häufig treffen. Einmal, ich war 15 Jahre alt, habe ich mich richtig verliebt. Es ging dann aber auseinander, weil ich nicht mit ihm ins Bett gehen wollte.

In der Schule waren Sprachen und Geografie meine Lieblingsfächer, aber auch Sport und Chemie. Am Schluß der Quinta mußten wir uns für Latein oder Französisch entscheiden, und ich meine heute noch, daß meine Entscheidung für Französisch nicht gut war. Weiter bedauere ich, daß ich mich nicht dafür entschieden habe, in Musik eine weitere Ausbildung zu erfahren. Ich glaube aber, daß schuld an diesen falschen Entscheidungen ist, daß ich mich von anderen beeinflussen lasse. Wenn ich einmal „nein" gesagt habe, mache ich mir Vorwürfe, weil ich nicht weiß, ob meine Ablehnung richtig war, ebenso, wenn ich einmal versäumt habe, anderen einen Gefallen zu tun. Ich möchte Harmonie haben und fühle mich nicht wohl, wenn ich einmal im Streit auseinandergegangen bin. Ich kann auch nicht lügen und erzähle nie etwas weiter, wenn man mir etwas anvertraut hat.

Mir sind immer alle Hände gebunden, und das ist schlimm, denn ich habe immer Angst, etwas zu versäumen. Mein Mann ist Offizier bei der Bundeswehr und meist fort, und dann muß ich mich um die Kinder kümmern. Wenn er aber zu Hause ist, muß ich für ihn da sein, weil ich ihn nicht enttäuschen will. Ich würde dann so gerne mit dem Fahrrad wegfahren, aber ich will ihn dann nicht alleine lassen. Er würde das auch nicht akzeptieren und mir sehr übel nehmen. Ich brauche eben einen Mann, der einen starken Willen hat, einen stärkeren als ich.

Ich wüßte aber nicht, was ich tun würde, wenn ich mit meinem Mann immer zusammen wäre. Ich kann keine Fesseln vertragen und keine Enge. Ich muß mal raus aus der Wohnung, mal unter Leute und mich dort unterhalten. Die Bindung an die Kinder und meinen Mann ist ein Zwang für mich, aber ich habe immer noch ein Gefühl der Freiheit, weil mein Mann eben so viel weg ist. Ich freue mich, wenn er zum Wochenende kommt, aber genau so freue ich mich, wenn er wieder wegfährt. Ich weiß aber, daß ich Angst vor einer Trennung habe, wie ich auch keinen Wechsel mag.

Ich bin evangelisch, aber nicht sehr fromm. Ich gehe nur alle paar Monate mal in die Kirche. Zu einem Wahrsager oder Astrologen würde ich niemals gehen, denn ich will nichts von meiner Zukunft wissen.

Ich bin sehr gerührt und weine, wenn ich einen traurigen Film sehe.

Sie wissen, daß ich 1984 meine erste Depression bekam. Es war schlimm, und ich hatte viele Selbstmordgedanken. So war ich Ende 1984 schon in einer psychiatrischen Klinik für drei Monate und 1985 erneut. Eine Besserung war nicht ersichtlich, und so ging ich 1986 nach einem diesbezüglichen Bericht in der „Bunten" zu Prof. Birkmeyer nach Wien, der mich u.a. mit Elektroschock behandelte. Danach bekam ich einen enormen Auftrieb, der zu einer ausgeprägten Manie führte. Diese klang 1987 wieder ab, wodurch eine erneute Depression auftrat, weshalb ich wieder zu Prof. Birkmeyer ging. Dieser gab mir wieder Elektroschocks, diesmal aber ohne positives Resultat. 1988 ging ich zu einem Magnetiseur nach Holland, und ich meine, daß er mir etwas geholfen hätte. Als ich mich bei Ihnen anmeldete, hatte ich wieder eine starke Depression, so stark, daß ich jetzt erst kommen konnte. Psychopharmaka oder Antidepressiva nehme ich keine, denn der Magnetiseur riet mir dringend davon ab. Ich war Anfang des Jahres wieder bei ihm, aber es wurde danach noch schlimmer. Ich hatte keinen Antrieb und keine Initiative, etwas zu unternehmen. Ich schob alles vor mir her.

Ich bin sehr empfindlich. Gestern sagte man mir, daß man sehr bedauern würde, daß ich schon wieder wegzöge. Sie wissen ja, daß mein Mann bei der Bundeswehr ist und deshalb öfter versetzt wird. Wir müssen im nächsten Monat nach Hamburg ziehen. Ich habe nicht viel daran gedacht, doch durch diese Bemerkung wurde alles in mir aufgewühlt. Ich kam dadurch in eine enorme Hektik, die sich mit Hitzewallungen und Kälteschauern vermischte. Wir ziehen soviel um, und das ist eben schlimm für mich.

Ich reise gern und bin auch kontaktfreudig, wenn ich fremden Menschen begegne, aber einen festen Wohnsitz möchte ich doch haben. Erregungen gehen mir immer aufs Herz, und so habe ich seitdem Herzklopfen und Herzenge, dazu fällt mir das Durchatmen schwer. Auch meine Blase meldet sich dann, und ich habe viel Harndrang.

Ich bin immer gern unter Leute gegangen, doch dürfen es nicht mehr als vier oder sechs sein, denn sonst verzettelt man sich. Ich bin dann nicht gern im Mittelpunkt, sondern höre lieber zu.

Ich habe aber auch gern häusliche Geborgenheit. Zeitweise musizieren wir, wobei mein Mann Klarinette spielt und ich Klavier.

Ich wandere aber auch gern, außerordentlich gern."

Ausarbeitung

Im Moment geht es der Patientin ganz gut, und sie bedarf eigentlich keiner Hilfe. Wir homoöpathisch denkenden Ärzte wollen aber nicht nur eine augenblickliche Besserung, und diese ist noch nicht einmal wichtig für uns, sondern wir wollen viel eher eine Ausheilung der betreffenden Krankheit. So denken wir bei seelischen Krankheiten wie einer Schizophrenie oder wie in diesem Falle einer Zyklophrenie, aber auch bei organischen. Beim Magenkranken wollen wir nicht, daß im Augenblick seine Säure gebunden wird und sein Schmerz nachläßt, sondern daß sein Ulkus bald abheilt und vor allem, daß keine neuen Ulzera mehr auftreten, und ebenso ist es etwa bei Asthma. Wir wollen nicht, daß er nur im Augenblick besser Luft bekommt, sondern daß seine Anfälle eben ein für alle Mal verschwinden.

Die erste Depression trat im Wochenbett auf. Nach Pschyrembel dauert das Wochenbett sechs bis acht Wochen, so daß unser Fall noch dazugehört. In der entsprechenden Rubrik werden folgende acht Mittel aufgeführt: Agnus, Aurum met., Belladonna, Cimicifuga, Natrium mur., Platinum, Pulsatilla und Veratrum album (1).

In der Rubrik „Geisteskrankheit im Kindbett" sind neben anderen dieselben Mittel aufgeführt (2).

Sie ist eine Verschwenderin. Es gibt eine Rubrik dafür (3), und dort werden nur zwei der eben aufgezählten Mittel ebenfalls genannt, nämlich Belladonna und Veratrum album.

Es handelt sich bei unserer Patientin aber nicht um eine Verschwenderin im allgemeinen Sinne, sondern sie verschwendet nur, wenn sie in ihrer Manie ist. Dann hat sie aber eine nicht nur das Geld betreffende Aktivität, sondern ist im ganzen ruhelos, und wir finden in der Rubrik „Ruhelose Aktivität" unter den nur fünf dort aufgeführten Mitteln wieder Veratrum (4).

Bei Manie im allgemeinen ist Veratrum auch aufgeführt, und zwar dreiwertig (5).

Sie ist wie alle an dieser Krankheit Leidenden gegensätzlich. Ihr Unternehmungsgeist während der Manie schlägt um in Lustlosigkeit und Apathie (6), wenn sie depressiv wird. Die ruhelose Geisteskrankheit (7) wird dann zur stillen und lustlosen (8). Es reizt sie nichts mehr, und sie ist überdrüssig zu leben (9), wobei sie auch Selbstmordgedanken hat (10). Sie fühlt sich bedauernswert (11) und hat Verlangen nach Trost.

So harmlos, wie sie sich beim Gespräch gibt, ist die Patientin nicht und nie gewesen. Das geht aus der Schilderung ihrer Kindheit hervor. Sie war unzufrieden, ungehorsam, streitsüchtig und eigensinnig (12). Bei „ungehorsam" und „widerspenstig" ist Veratrum sonderbarerweise nicht aufgeführt, wohl aber bei „respektlos" (13).

Sie sagt, daß sie die Enge der Häuslichkeit nicht allzu lange ertragen kann, sondern öfter aus dem Hause muß (14), wie sie auch sehr gerne wandert (15). Ein Domizil will und muß sie aber haben, also etwas, in dem sie wieder Zuflucht findet (16). Veratrum ist also wieder bei beiden Gegensätzlichkeiten vertreten.

Schließlich sagte sie, daß sie niemals lügen würde (17), außerdem, daß sie bei traurigen Filmen unwillkürlich weinen müßte (18).

Hinweise auf das Simillimum Veratrum album

1: Depression im Wochenbett (SR I 862): *Zweiwertig*

2: Geisteskrankheit im Kindbett (SR I 624): *Einwertig*

3: Verschwenderisch (SR I 922): *Einwertig*

4: Ruhelose Aktivität (SR I 9): *Einwertig*
Geschäftige Ruhelosigkeit (SR I 822): *Einwertig*
Geschäftig (SR I 113): *Zweiwertig*
Übergeschäftig (SR I 769): *Einwertig*

5: Manie (SR I 701): *Dreiwertig*

6: Apathie (SR I 592): *Zweiwertig*
Apathie gegen alles (SR I 597): *Einwertig*

7: Geisteskrankheit mit Ruhelosigkeit (SR I 625):
Einwertig

8: Stille Gesiteskrankheit (SR I 626):
Nur zwei Mittel, nämlich Veratrum album einwertig und Veratrum viride zweiwertig
Depression mit Abneigung zu reden (SR I 865):
Einwertig

9: Lebensüberdruß (SR I 1034): *Einwertig*
Beachtet nichts (SR I 600):
Veratrum als einziges Mittel und zweiwertig

10: Neigung zum Selbstmord (SR I 951): *Einwertig*
Neigung zum Selbstmord durch Wahnideen (SR I 952):
Nur drei Mittel, einwertig
Geisteskrankheit mit Neigung zum Selbstmord
(SR I 627): *Nur drei Mittel, dabei einwertig*

11:	Fühlt sich unglücklich und bedauernswert (SR I 1023):	
		Einwertig
12:	Streitsüchtig, zanksüchtig (SR I 783):	*Zweiwertig*
	Eigensinnig (SR I 765):	*Einwertig*
13:	Respektlos (SR I 837):	*Nur drei Mittel, dabei einwertig*
14:	Möchte das Haus verlassen (SR I 560):	*Einwertig*
15:	Will wandern (SR I 1031):	*Einwertig*
16:	Will nach Hause gehen (SR I 560):	*Einwertig*
17:	Sagt rücksichtslos die Wahrheit (SR I 1005):	*Einwertig*
18:	Unwillkürliches Weinen (SR I 1050):	*Einwertig*

Therapie und Verlauf

Nach der Gabe von fünf Globuli von Veratrum album M kam die Patientin nach zwei Monaten wieder zu mir und teilte mir folgende Reaktion mit:

Am Nachmittag desselben Tages wurde sie sehr müde und mußte sich hinlegen. Besonders waren ihr die schweren Beine aufgefallen. Am dritten Tag wurde ihr übel, was sie sich nicht erklären konnte, wozu auch noch Hitzewellen kamen. Am vierten Tag kam sie morgens gut aus dem Bett, war aber am Nachmittag total fertig.

Dann ging es ihr zusehends besser. Besonders erfreulich war, daß die Pollinose vom dritten Tag an fort war.

Nach fünf weiteren Monaten kam die Patientin wieder zu mir und teilte mir mit, daß das eingetreten sei, was sie niemals erwartet hätte: Sie sei ein total ausgeglichener Mensch geworden und von depressiven oder auch manischen Ideen könnte keine Rede mehr sein.

Dabei blieb es auch, wie die Patientin nach fast einem weiteren Jahr telefonisch mitteilte.

Zugehörigkeit der Farbe zum jeweiligen Mittel

		Wahrscheinliche Farbe
Weiß	Alum., Apoc., Arn. Crot-t. Dirc.	Aletr.
1 B 1 (hellgrau)	Rumx.	
Schwarz	Aeth., Arg-n., Bad., Cic., Con., Grind., Lycps.	Anan.
Gold	Anh.	
1/2 A 8	Agar., Cann-i., Gels., Hyos., Nux-m.	Agar-ph., Chel., Laur.
3 A 8	Anac., Bell., Clem., Puls., Sang.	Ham., Petr. (Carc?)
3 A 6	Agn.	
3 A 2	Hura.	
2/3 E 8	Bry. (2E8), Ther. (3E8)	
4 A 8	Cham., Gran., Hell., Nux-v., Psor., Senec.	Esch., Ip. (Carc)
4 A 6	Aesc.	
4 A 4	Verat.	
5-7 A/B 8	Brom., Chlol., Chlor., Hydr-ac., Manc., Ph-ac., Sulf-ac., Sumb.	Euph., Eupi., Ptel., Xan.
6 E 8	Ars., Kalm.	Helo.
6 E 6	Am-m.	

		Wahrscheinliche Farbe
7 D 7	Iber.	
7 E 8	Caust.	Card-m.
8 A 8	Calc-ar., Plat., Saroth.	
9-11 A 5-3	Aloe, Bov., Cycl., Ferr-ac., Ferr-ar., Ferr-i., Ferr-m., Ferr-pic., Ign.	
9 A 8	Lac-c., Lac-d., Staph.	
10 A 8	Apis, Bar-chl., Bar-cit., Bar-f., Bar-m., Bar-p., Calc-i., Carb-an., Chin., Chin-sal., Gamb., Jod., Sulf.	
10 B 8	Calc., Calc-s., Coloc.	Glon.
10 C 8	Fl-ac.	Calc-p.
10 D 8	Calc-br.	
10-12 E/F 8	Abrot., Calc-f., Hyper., Stram.	
11 A 7		Sabad.
12 A/B 8	Hep., Ran-g., Ran-s., Vinc.	Merl.
12 A 6	Goss.	
12 C 8	Thea	
13 A 8	Camph.	
14 A/B 8		Ant-c., Mang-ac.

		Wahrscheinliche Farbe
13/14 C-F 4-6		Physalia phys., Pyrog.
15-18 A/B 8-6	Stann. (15 A 8), Tarent. (18 A 8)	Card-m.
15-18 C/D 8-6	Aq-mar. (18 C 8), Cad-s. (18 C 6), Viol-o (18 D 8)	
19-23 A 8	Cop., Cupr-ac., Cupr-c., Cupr-cy., Cupr-s., Dios., Kali-ar., Kali-bi., Kali-c., Kali-chl., Kali-n., Kali-s., Lil-t., Lyss., Med., Pall., Plb., Plb-ph., Pic-ac., Thuj	Asperg, Coll., Led.
19-23 A 6-5	Colch., Cupr-ar., Kali-br., Kali-p., Plb-ac	
19-23 A 4-2	Asar., Bapt., Grat.	Cina
19-23 C/D 8	Ambr., Cupr., Kali-i., Pareir., Podo., Sec., Sol-n., Tub.	
19-23 E/F 8	Eucal., Hydr., Lyc., Paeon., Sep., Tell.	Caps. (20 F 8), Cast. (21 E 8)
23a* A 8	Nat-m., Nat-n., Nat-s.	
23a A 4	Nat-c.	
24 A 8	Dros., Elaps., Nat-ac., Nat-p.	Cench. (24 B/C 8)
24 A 5/4	Rhus-t.	
24 C 8		Sieg.
25 A 8	Lach., Phyt.	
25 A 6		Ail.
*Übergang 23-24		

		Wahrscheinliche Farbe
25 A 5/4	Equis., Rauw., Sin-n.	
25/26 F 7	Merc.	
26 A 8	Acon., Allox., Cinnb., Daph.	Hippoz., Ol-an., Seneg., Tarax.
26 A 5	Bufo	
26/27 D/E 8	Aur., Aur-br., Aur-i., Aur-s., Benz-ac., Cur.	Merc-c., Merc-cy.
26/27 E/F 8	Cimic., Mag-c.	Asaf.
29/30 A 8	Bism., Coff., Mag-p., Mez., Nit-ac., Ruta, Stry-ar., Stry-n., Stry-p., Zinc.	Cub.
30 A 6	Croc., Stict.	
30 C 8		Myris.
29/30 D 8	Mand-e-r.	
29/30 D/E 6/5	Iris	
30 E 8	Mag-m., Prun.	

Zu der Farbenzugehörigkeit

Meine Schüler und alle daran interessierten Leser drängen mich immer wieder, mehr über die Farbenzugehörigkeit zu schreiben. Man meint, daß ich doch über mehr als eine nur etwa 100 Mittel betreffende Farbenbeziehung verfügen würde.

Das stimmt auch, doch muß man unterscheiden zwischen der vermuteten und gesicherten Zugehörigkeit. Ich habe mich bemüht, nur dann die Farbenzugehörigkeit zu veröffentlichen, wenn wenigstens zwei erfolgreiche Fälle den Beweis erbracht hatten. Und trotzdem sind mir Schnitzer unterlaufen.

Alle, die sich schon damit befaßt haben, wissen, daß gerade die Grün-Liebhaber Schwierigkeiten mit der Bestimmung ihrer Lieblingsfarbe haben. Dazu gehören auch die Liebhaber für Türkis, was sich ja unterscheidet in Blau- und Grün-Türkis. So dauerte es ziemlich lange, bis ich die Zugehörigkeit der Natrium-Salze zur Farbe Blau-Türkis festgestellt hatte. Borax und Nat-s. gehören demnach zu dieser Farbe. Dasselbe ist bei Drosera der Fall: Die Farbe ist Türkis mit einer intensiven Blaubeteiligung.

Schließlich habe ich auch die Farben für Schlangengifte in diesem Bereich gefunden, und zwar zunächst für Elaps und Lachesis.

Seien Sie auch nicht zu streng mit der Farbenzugehörigkeit. Wünschenswert wäre, daß jeder bei derselben Nuance einer Farbe bleiben würde, aber das kommt seltener vor. Als Beispiel möchte ich anführen, daß jemand heute 6 A 8 wählt, beim nächsten Besuch aber 7 A 8, oder daß ein anderer zwischen 3 A 8 und 3 A 6 variiert. Kleine Änderungen in derselben Farbe sind also durchaus statthaft.

Ich habe die Farbrubrik angegeben, die bei einem Mittel meist vorkommt, aber haben Sie Verständnis dafür, daß ich auch einmal korrigieren muß. Schließlich wollen Sie viele Hinweise erhalten.

Literatur

[1] *Barthel, Horst* und *Klunker, Will:* Synthetisches Repertorium.
3 Bände, 1. Auflage. Karl F. Haug Verlag, Heidelberg 1973/74.
(Mittlerweile in der 3., verb. Aufl. 1987 erschienen).
[2] *Kornerup, A.* und *Wanscher, J. H.:* Taschenlexikon der Farben.
3. Auflage. Münster-Schmidt Verlag, Göttingen 1981.
[3] *Kent, James Tylor:* Kents Repertorium der homöopathischen Arzneimittel.
Neu überarbeitet und herausgegeben
durch *von Keller* und *Künzli von Fimelsberg*. 1. Auflage. Karl F. Haug Verlag,
Ulm/Donau 1960. (Mittlerweile in der 11., verb. Auflage 1989 erschienen.).
[4] *Clarke, John Henry:* A Dictionary of practical Materia Medica.
3. Auflage. Health Science Press, Essex 1977.
[5] *Jahr, G. H. G.:* Homöopathische Therapie der Geisteskrankheiten.
1. Auflage. O.-Verlag, Berg am Starnberger See 1986.
[6] *Allen, Timothy Field:* The Encyclopedia of Pure Materia Medica,
Indische Neuauflage. B. Jain Publishers, New Delhi 1982.
[7] *Gentry, William D.:* The Concordance Repertory of the Materia Medica.
6 Bände. Indische Neuauflage. B. Jain Publishers, New Delhi 1980.
[8] *Leeser, Otto:* Lehrbuch der Homöopathie, Arzneimittellehre, A:
Mineralische Arzneistoffe, 2. Auflage. Karl F. Haug Verlag, Heidelberg 1968.
(Mittlerweile in der 4., überarb. Auflage 1988 erschienen).
[9] *Boericke, O. E.:* Homöopathische Mittel und ihre Wirkungen. 1. Auflage.
Verlag Grundlagen und Praxis, Leer 1972.
[10] *Mezger, J.:* Gesichtete Homöopathische Arzneimittellehre. 3. Auflage.
Karl F. Haug Verlag, Ulm 1966.
(Mittlerweile in der 10. Auflage 1993 erschienen.)
[11] *Evers, Joseph:* Meine Therapie der Multiplen Sklerose, Monatskurse für die
ärztliche Fortbildung (Sonderdruck), Nr. 5 vom 15. Oktober 1954, S. 1-8.
Verlag J. F. Lehmann
[12] *Evers, Joseph:* Warum Evers-Diät? Karl F. Haug Verlag, Heidelberg 1967.
(Mittlerweile in der 12. Auflage 1992 erschienen.)
[13] *Kent, James Tylor:* Kents Arzneimittelbilder. 1. Auflage. Karl F. Haug Verlag,
Ulm/Donau 1958. (Mittlerweile in der 7. Auflage 1988 erschienen).